医养个案管理职业技能等级证书教材

初级

泰康珞珈（北京）科学技术研究院有限公司　组织编写

陈功　谈玲芳　段伴虬　主编

CASE MANAGEMENT

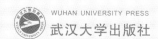

武汉大学出版社

图书在版编目(CIP)数据

医养个案管理职业技能等级证书教材:初级/泰康珞珈(北京)科学技术研究院有限公司组织编写;陈功,谈玲芳,段伴虬主编.—武汉:武汉大学出版社,2022.9

ISBN 978-7-307-23025-5

Ⅰ.医… Ⅱ.①泰… ②陈… ③谈… ④段… Ⅲ.老年人—护理学—职业技能—鉴定—教材 Ⅳ.R473.59

中国版本图书馆 CIP 数据核字(2022)第 058308 号

责任编辑:黄　殊　　　责任校对:汪欣怡　　　版式设计:马　佳

出版发行:**武汉大学出版社**　　(430072　武昌　珞珈山)

(电子邮箱:cbs22@whu.edu.cn　网址:www.wdp.com.cn)

印刷:武汉中科兴业印务有限公司

开本:787×1092　1/16　印张:19.5　字数:288 千字　插页:2

版次:2022 年 9 月第 1 版　　**2022 年 9 月第 1 次印刷**

ISBN 978-7-307-23025-5　　定价:78.00 元

《医养个案管理职业技能等级证书教材》
编委会

编写单位
泰康珞珈（北京）科学技术有限公司

主编
陈　功　北京大学人口研究所
谈玲芳　北京劳动保障职业学院
段伴虬　中国老龄产业协会

编者（按姓氏音序排列）
陈　功　北京大学人口研究所
陈　晞　泰康珞珈研究院
段伴虬　中国老龄产业协会
孔德亚　泰康珞珈研究院
廖念慈　中国台湾地区康家社会福利慈善基金会
刘淑琴　泰康健康产业投资控股有限公司
刘志刚　泰康健康产业投资控股有限公司
罗叶容　广州市老人院
马晓刚　泰康珞珈研究院
马长安　上海城建职业学院
牟红安　上海城建职业学院
尚振坤　北京市养老服务事务中心
宋剑勇　泰康健康产业投资控股有限公司
孙艳秋　沧州医学高等专科学校
谈玲芳　北京劳动保障职业学院
万思佳　泰康珞珈研究院
王佩瑶　扬州教育发展有限公司
温媛媛　山东中医药高等专科学校
印卫东　江苏老龄产业协会学术委员会
赵凌波　宁波卫生职业技术学院
朱艳梅　上海城建职业学院

PREFACE 前 言

　　医养结合是应对人口快速老龄化的重要举措，已成为我国从国家层面推动的重点工作。2013 年 9 月，国务院印发《关于加快发展养老服务业的若干意见》，正式将"积极推进医疗卫生与养老服务相结合"作为养老服务业发展的 6 大主要任务之一。2017 年 7 月，国务院印发了《关于落实〈政府工作报告〉重点工作部门分工的意见》，推动服务业模式创新和跨界融合，发展医养结合等新兴消费领域。2019 年 10 月，国家卫生健康委、民政部等 12 个部门联合印发《关于深入推进医养结合发展的若干意见》，提出应强化医疗卫生与养老服务衔接，加强队伍建设，扩大相关专业招生规模。

　　医养结合的主要内容是在养老服务中整合医疗资源，包括预防保健、急性医疗、急性后期治疗、康复治疗、缓和医疗等。如果养老服务与医疗资源割裂，会造成养老床位空置率高，照护和医疗机构床位却供不应求等不良局面。目前我国人均养老床位拥有率不仅低于发达国家的平均水平(5%~7%)，也低于发展中国家(2%~3%)。从理论上来说，养老床位应该供不应求，但养老机构床位闲置率却在 50%~60%，反观老年护理院，床位使用率常年在 95% 以上。

　　医养结合的难点在于养老、照护、医疗资源的统筹协调管理，通过对老年人进行综合评估，并根据评估结果连接可获取的资源，从而为老年人提供适当的整合照护服务。在实施长期照护制度全民覆盖的国家或地区，如美国、德国、日本以及中国台湾地区，都设有类似个案管理师的岗位来完成以上工作。此外，个案管理还具有成本控制的功能，能避免服务资源浪费和保险费过度支出。

　　我国医养结合服务发展较晚，至今对个案管理的重要性认知不足，缺乏相应岗位设置，也没有专业培养体系。泰康之家养老社区坚定打造世界一流的医养结合社区，采用

CCRC(持续照护退休社区)模式,即在一个社区中配置活力区、护理公寓和康复医院三种业态,满足老年人一站式养老、照护和医疗的需求。在国际对标和产业实践过程中,泰康之家深刻意识到个案管理对提升服务质量的重要性,推出了1+N服务体系——"1"代表个案管理师,"N"代表由医生、护理师、营养师、康复师等多学科、多领域专业人员组成的团队,即由个案管理师组织团队,为具有多重复杂问题的老年人进行综合评估、定制照护计划和目标,并监督计划执行的质量。经过多年发展,1+N服务体系已经成为泰康之家的核心软实力之一。

泰康保险集团以担当我国大民生工程骨干企业为己任,在向大健康企业转型的过程中,积极推动保险和医养康宁产业水平的提升,尤为重视培养面向未来的高素质复合型大健康人才。2020年,泰康珞珈研究院作为1+X证书试点制度下的培训评价组织,将个案管理岗位内容、职业技能和产业实践经验进行提炼,研发出符合我国职业教育教学特点和产业端岗位需求的医养个案管理职业技能等级证书及配套的学习资源,并通过了教育部批准。

本教材是依据教育部第四批1+X证书制度试点项目"医养个案管理职业技能"等级标准开发的配套教学资源,适用于中等职业院校、高等职业院校、应用型本科及社会学习者使用。本教材由国内知名相关领域学术专家、职教专家和泰康之家业务专家共同编写,以工作领域来划分教材内容,每个工作领域包括若干工作任务,通过案例学习和讨论,让使用者在完成工作任务的同时掌握必备职业技能,突出1+X职业技能等级证书培训的特色,推动能力本位课程模式的发展。

本教材分为三册,对应医养个案管理职业技能等级证书的初级、中级、高级,级别递进逻辑为:一是职业认知由浅入深且贯穿全程,二是核心能力掌握由简单到复杂,三是从单一能力运用到多种能力综合运用、具体场景运用。

为保证教材质量,编者对内容进行了反复斟酌与修改,但由于个案管理在我国仍属于新生事物,教育培养体系面临着从0到1搭建的过程,书中难免有不足之处,敬请使用本教材的广大读者谅解并给予宝贵建议。

编者

2022年3月29日

C O N T E N T S 目 录

工作领域 ①职业认知

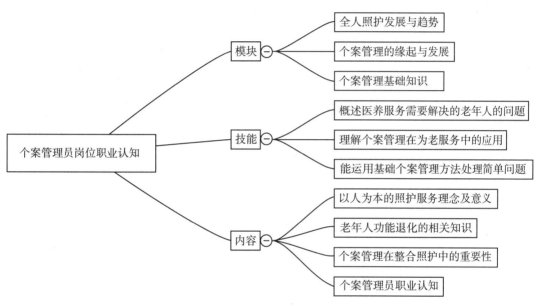

图 1-1　个案管理员岗位职业认识思维导图

个案管理员岗位职业认知
- 模块
  - 全人照护发展与趋势
  - 个案管理的缘起与发展
  - 个案管理基础知识
- 技能
  - 概述医养服务需要解决的老年人的问题
  - 理解个案管理在为老服务中的应用
  - 能运用基础个案管理方法处理简单问题
- 内容
  - 以人为本的照护服务理念及意义
  - 老年人功能退化的相关知识
  - 个案管理在整合照护中的重要性
  - 个案管理员职业认知

　　本章由全人照护发展与趋势、个案管理的缘起与发展、个案管理基础知识三部分组成，主要内容包括以人为本的照护服务理念及意义、老年人功能退化的相关知识、个案管理在整合照护中的重要性与个案管理员职业认知，并以案例说明个案管理的全过程，为后续制订个案管理计划提供基础知识准备。初级职业技能的核心是了解医养服务需要解决的老年人的问题以及个案管理基本知识，能理解个案管理方法，并能在常见的老年服务情景中实现对信息的提取、介绍和资源连接，运用基础的个案管理方法处理简单问题。

工作任务 1.1　全人照护发展与趋势

学习目标

➢ 理解"以人为本、全人照护"服务的基本理念
➢ 了解与老年人的身、心、社、灵相关的多重复杂问题的基本知识
➢ 掌握长期照护服务体系的结构与内容
➢ 认识发展医养结合的意义与重要性

能力标准

本书所讲的"能力标准"，是指学习者通过学习应当掌握的知识、技能和应当形成的基本态度(见表1-1)。

表 1-1　　　　　　　　　　　　　　　能力标准对照表

能 力 标 准	
知识	1. "以人为本、全人照护"服务的基本理念
	2. 与老年人的身、心、社、灵相关的多重复杂问题
	3. 长期护理服务体系的结构与服务内容
技能	1. 说出全人照护及长期照护服务的定义
	2. 列举老年人面临的多重复杂问题
	3. 复述我国发展医养结合的意义与重要性
态度	1. 认同"以人为本、全人照护"服务的基本理念
	2. 懂得我国发展医养结合的意义与重要性
	3. 具有团队合作意识和奉献精神

学习方法

1. 以小组形式学习文中的案例，加深对全人照护、医养结合的重要性的认识。

2. 通过阅读教材并合理利用网络学习资源，掌握全人照护理念及老年人面临的复杂问题的基本知识。

3. 通过观看视频、仿真模拟或去医养结合养老机构现场参观，掌握全人照护发展与趋势的基本内容，对基本技能形成正确的态度。

教学案例

加快推进医养结合，打造健康中国

根据国家统计局公布的第七次人口普查数据，截至2020年11月1日，中国60岁及以上老年人口达到2.64亿人，老年人口占比达到18.7%；65岁及以上老年人口1.9亿人，占比13.5%。按照这一发展趋势，到"十四五"期末，60岁及以上老年人口即将突破3亿人，老年人口占比将超过20%，我国将变成深度老龄化国家。

如果没有行之有效的解决办法与手段，老年人，特别是高龄失能老人的养老、照护等问题将成为未来经济社会发展的一大难题，成为关乎社会稳定的重要因素。因此，必须早做谋划，想方设法、千方百计规划和设计好老年人的养老问题、生活问题，解决好老年人的医疗和健康问题，让每位老年人都有一个幸福美满的晚年生活，让经济发展和社会进步的成果，能够真正惠及所有人，让包括老年人在内的所有中国人都具有获得感、幸福感。

所谓医养结合，是指面向居家、社区、机构养老的老年人，在基本生活照料服务的基础上，提供医疗卫生方面的服务。这是为了更好地适应老龄化社会的到来，更好地满足老年人，特别是高龄失能老年人需求的一项重要举措。医养结合已被纳入《健康中国2030规划纲要》《"十三五"老龄事业发展和养老体系建设规划》和《"十三五"健康老龄化规划》。从2015年启动医养结合工作以来，到目前，全国已设立了90个国家级医养结合试点市，各地也陆续出台了省级实施意见，22个省份设立了省级试点单位。截至目前，全国共有近4000家医养结合机构，医疗机构与养老机构建立签约合作关系的有两万多对，已初步形成了4种相对成熟的服务模式：①医养签约合作；②养老机构设立医疗机构；③医疗卫生服务延伸至社区、家庭；④医疗机构开展养老服务，实现融合发展。

问题讨论

什么是医养结合？我国为什么要推进医养结合？家中长辈的养老规划是什么？

基本知识

一、以人为本的理念与意义

以人为本是 20 世纪 90 年代初期由英国临床心理学教授汤姆·吉特伍德所倡导的照护理念，即站在有认知障碍的老年人的视角和立场去理解他们所面临的多重复杂问题，并为其提供适当的照顾。吉特伍德教授指出，应该修正那种以效率为优先的照顾模式，转变为以患者的"个性"与"生命历程"为焦点来提供适当的照顾。这一观点的提出对世界各国的照顾方式带来了不可磨灭的影响。

理想的"以人为本"服务模式，必须对老年人的状态有深切的观察与了解，在不同的服务环节中，都要首先考虑与服务对象的权益，重视个人价值与基本人权。因此，服务对象满意度及服务效能有时候比效率、预算、服务数字等更为重要。

梅奥医学中心创办人威廉·梅奥说："我们唯一关注的就是病人的最大利益，以病患照护与福利为首要考虑的要素。"如何提供以人为本的整合照护，在生命历程的不同阶段提供健康促进、疾病控制、失能预防与安宁疗护等连续服务，是公共政策逐渐明晰的指导方向。

二、全人照护

以人为本的照护理念发展至今，催生出现在的全人照护模式。全人照护，简单来说是以服务对象为中心，提供涵盖身、心、社、灵的持续性照护，而且除了适当的照护外，还需要关注所提供服务的便利性、安全性、实时性、接受度等，既在心理层面给予服务对象甚至家属以心理情绪上的支持，又要考虑服务对象的家庭及社会支持程度，并尊重服务对象找寻自己生命的答案。

健康照护曾经强调以预防、保健、医疗为导向，提供预防保健与医疗照护以及良好互动的医患关系。现代"全人健康照护"要落实"以人为本"健康照护的四个理念(见图 1-2)。

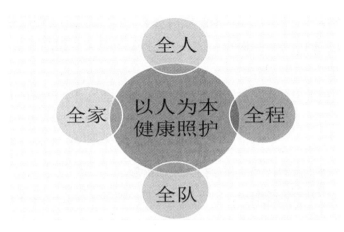

图 1-2　"全人健康照护"的理念

一是全人。全人指整合性照护，即考虑老人身、心、社、灵方面的需求，提供全人疗护，即身体方面的医疗与康复、心理方面的咨询与辅导、生活照顾与经济安全保障以及灵性与精神方面的照护。

二是全程。全程指持续性照护，包括与老人相关的预防保健、诊断治疗、长期护理及临终关怀等服务。

三是全家。全家指从家庭到社区照护，即以居家照护为主，社区照护为依托，机构照护为补充。居家是绝大多数老人认为最理想的养老方式。

四是全队。全队指跨专业团队合作照顾老人。照护是多方面的，必须有不同专业的合作，如医疗、护理、康复、社工、营养及管理等，通过专业人才提供整合性的高质量服务。

三、长期护理服务的理念

我国失能人口数量相当庞大，据 2016 年发布的《第四次中国城乡老年人生活状况抽样调查》显示，低龄老年人口（60—69 岁）占 56.1%，中龄老年人口（70—79 岁）占 30.0%，高龄老年人口（80 岁及以上）占 13.9%。但由于长期实行的计划生育政策及"421"家庭结构，导致我国人口的高龄化、空巢化趋势十分明显。本数据显示中国失能与半失能人口总数已达 4000 万人，在老年人口中占比为 18.3%，因此，所需的服务资源与长期护理服务人力相当庞大。

有关长期护理的定义众说纷纭，且随着时间变化，长期护理的定义有颇多更迭，常用的定义有如下几种：

美国长期护理学者凯恩等人对长期护理的定义为："长期护理的服务对象包括先天和后天失能者，所提供的服务包括医疗照护、个人照顾和社会性服务等一系列的照护措施，服务时间是长期的。"

有学者将长期护理定义为：长期护理是一系列服务的组合，以满足因衰弱或疾病而失去独立功能之个体的需求。这一系列服务包括对基本活动及日常生活的需求(如洗澡、预备饮食、居家清洁工作、个人卫生等)的支持与照护。同时，长期护理本身也包括对慢性疾病治疗、健康维持所需的技术性和疗护性照顾措施。

在德国与日本，有人将长期护理定义为：长期护理指对身心失能持续已达或预期达六个月以上且状况稳定者，在一段较长时间内提供包含医疗、护理、康复与生活照料的支持，目标是增进及维持其独立功能。

综合上述定义，我们可以将长期护理理解为一系列医、养、护、康服务的组合，并有系统、有规划地为身心功能障碍者提供连续性的服务，在服务输送过程中以"统整思维"来解决老年人的多重复杂需求，同时也是将不同来源的资源与跨专业人员的服务通过系统地规划与管理，整合为以需求为导向的照顾服务的过程。

总之，长期护理服务是运用个案管理方法论，统筹有效的服务资源并输送给因身体活动功能、认知功能受损而处于慢性失能，以致日常生活无法自理者，在一段较长时间内，为其提供包括医疗与生活照护的支持系统，以增进及维持个案独立生活功能。通过个案管理方法使服务质量得到保证的同时，服务成本也能得到合理的控制。

四、从以人为本理念来阐述医养结合的意义

"活得老且活得好"是每个老年人的梦想，因此，建构一套完整的全人照护服务体系已与高龄化社会的和谐发展密切相关。随着人口老龄化形势的加剧、家庭照顾功能的弱化，未来老年人尤其是高龄老年人的长期护理将成为一个突出问题。如何实现老年人"有尊严与能自主"的生活目标，不仅考验政府顶层政策设计，也直接关系着社会稳定与代际和谐。

随着中国人口老龄化的加剧，失能、失智老年人比例不断增加，老人养老与看病就医成为当前不得不面对的双重综合性难题，而医养结合在中国具有"一箭双雕"地解决当前难题的可能。

为何医养结合将有能力解决中国养老"两难"的问题？

首先从医养结合的政策背景来看，在"十三五"规划的《社会养老服务体系建设规划(2011—2015年)》中明确提出，要建立以"居家为基础、社区为依托、机构为支撑"的社会养老服务体系，其中机构养老服务建设重点之一就是老年养护机构。此类机构的主要功能

就是为失能、半失能老人提供专门服务，包括生活照料、康复护理、紧急救援等，同时，鼓励在老年养护机构中设立医疗机构，并提出应重点推进养护型、供养型、医护型老年设施建设。

此政策不仅成为我国医养结合最早的发展保障和依据，也标志着我国在构建医疗和养老整合服务体系的道路上正式起步。

表 1-2 是 2013 年以来我国有关医养结合的主要政策推进过程及要点：

表 1-2 　　　　　　　　　　　　　　**2013 年以来医养结合的政策推进**

时间	政策	发布部门	发文字号	医养结合政策要点
2015.2.3	《关于鼓励民间资本参与养老服务业发展的实施意见》	民政部	民发〔2015〕33 号	1. 支持有条件的养老机构内设医疗机构或与医疗卫生机构签订协议，为老年人提供优质便捷的医疗卫生服务；2. 扶植和发展护理性养老机构建设。
2015.3.6	《关于印发全国医疗卫生服务体系规划纲要（2015—2020 年）的通知》	国务院办公厅	国办发〔2015〕14 号	1. 发展中医药特色养老机构；2. 促进中医药与养老服务结合；3. 支持养老机构开展融合中医特色健康管理的老年人养生保健、医疗、康复护理服务。
2015.4.24	《关于印发中医药健康服务发展规划（2015—2020 年）的通知》	国务院办公厅	国办发〔2015〕32 号	1. 推进医疗机构与养老机构等加强合作，支持有条件的养老医疗机构设置养老床位；2. 支持有条件的养老机构设置医疗机构；3. 建立健全医疗机构与养老机构之间的业务协作机制。
2015.11.28	《关于推进医疗卫生与养老服务相结合的指导意见》	国务院办公厅	国办发〔2015〕84 号	1. 建立健全医疗卫生机构与养老机构合作机制；2. 支持养老机构开展医疗服务；3. 推动医疗卫生服务蔓延至社区、家庭；4. 鼓励社会力量兴办医养结合机构；5. 鼓励医疗卫生机构与养老服务融合发展。
2016.4.8	《关于做好医养结合服务机构许可工作的通知》	民政部，卫生计生委	民发〔2016〕52 号	支持医疗机构设立养老机构，支持养老机构设立医疗机构。
2016.6.16	《关于确定第一批国家级医养结合试点单位的通知》	国家卫生计生委办公厅，民政部办公厅	国卫办家庭函〔2016〕644 号	1. 确定北京市东城区等 50 个市（区）作为第一批国家级医养结合试点单位；2. 2016 年底每个省至少启动一个省级试点。

续表

时间	政策	发布部门	发文字号	医养结合政策要点
2016.6.27	《关于开展长期护理保险制度试点的指导意见》	人力资源社会保障部办公厅	人社厅发〔2016〕80号	积极鼓励和支持长期护理服务机构和平台建设,促进长期护理服务产业发展。
2016.6.24	《民政事业发展第十三个五年规划》	民政部国家发展改革委员会	民发〔2016〕107号	1.统筹医疗卫生与养老服务资源布局,支持养老机构开展医疗服务;2.重点发展医养结合型养老机构,增加养护型、医护型养老床位。
2016.10.25	《"健康中国"2030规划纲要》	国务院		1.推进老年医疗卫生服务体系建设,推动医疗卫生服务延伸至社区、家庭;2.健全医疗卫生机构与养老机构合作机制,支持养老机构开展医疗服务;3.推进中医药与养老融合发展,推动医养结合,为老年人提供治疗期住院、康复期护理、稳定期生活照料、安宁疗护一体化的健康和养老服务;4.促进慢性病全程防治管理服务与居家、社区、机构养老紧密结合;5.鼓励社会力量兴办医养结合机构。
2016.9.14	《关于确定第二批国家级医养结合试点单位的通知》	国家卫生计生委办公厅、民政部办公厅	国卫办家庭函〔2016〕1004号	确定北京朝阳区、天津南开区等40个市区作为第二批国家级医养结合试点单位。
2016.12.7	《关于全面放开养老服务市场提升养老服务质量的若干意见》	国务院办公厅	国办发〔2016〕91号	1.建立医养结合绿色通道;2.支持养老机构开办老年病院、康复院、医务室等医疗卫生机构。
2017.2.28	《国务院关于印发"十三五"国家老龄事业发展和养老体系建设规划的通知》	国务院	国发〔2017〕13号	1.完善医养结合机制,统筹落实好医养结合优惠扶持政策,深入开展医养结合试点,建立健全医疗卫生机构与养老机构合作机制;2.建立养老机构内设医疗机构与合作医院间双向转诊绿色通道,为老年人提供治疗期住院、康复期护理、稳定期生活照料以及临终关怀一体化服务。
2018.3.5	2018年政府工作报告	国务院		要求积极应对人口老龄化,发展居家、社区和互助式养老,推进医养结合,提高养老院服务质量。

2021 年 3 月 5 日，《中华人民共和国国民经济和社会发展第十四个五年规划和 2035 年远景目标纲要(草案)》公布，其中与养老相关的内容包括：加快发展现代服务业，健全多层次社会保障体系，全面推进健康中国建设，实施积极应对人口老龄化国家战略。

医养结合是中国实践养老服务发展的重要特色，其主要功能是弥补社区医疗资源不足，让入住养老机构、居家或依托社区照护的老年人都能获得方便有效的医疗服务。

医养结合是全人健康照护中的一个重要环节，是在养老过程中融入医疗资源，包括预防保健、急性医疗、急性后期(亚急性)医疗、术后康复等专业化医疗服务，来促进老年人在生活中功能恢复或失能减缓的过程。

医养结合，顾名思义，就是将医疗照护服务体系和生活照顾服务体系、长期护理服务体系有机结合起来，满足全人照护的多元需求(见图 1-3)。

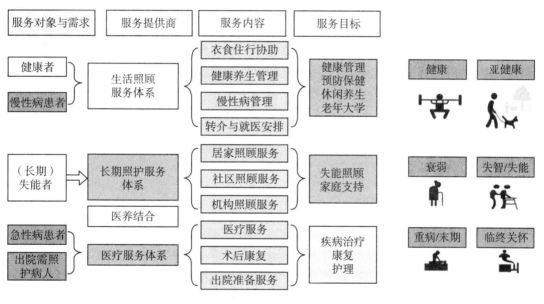

图 1-3　全人健康照护的多元服务体系

由图 1-3 可知，照护服务体系一般可分成医疗服务体系、生活照顾服务体系、长期照护服务体系三个层级，不同服务体系的服务对象与服务内容都有所区别。

生活照顾服务体系的服务对象大致以健康或亚健康老年人为主，服务内容以生活协助、健康促进、慢性病管理以及疾病就医为主。

长期照护(或称长期护理)服务体系是针对因身体活动功能或认知受损而失能，以致日常生活无法独立自理而需依赖他人者，在一段时间内提供包含医疗、护理、康复与生活照料的支持，其目标在于增进及维持服务对象的独立功能。它又可分居家、社区以及机构服务体系。

医疗服务体系负责的是疾病治疗、术后康复护理等任务。

五、老年人面临的多种复杂问题

随着我国社会的进步发展、医疗水平的提高与人民对健康的关注，人均寿命随之延长。世界卫生组织发布的《2018 年世界健康统计》报告显示：全球预期平均寿命为 72 岁，在各国预期平均寿命排名中，日本凭借高质量的医疗服务和社会福利蝉联第一，达到 84.2 岁，其中女性寿命预期为 87.1 岁，男性为 81.1 岁。中国预期平均寿命为 76.4 岁，其中男性为 75 岁，女性为 77.9 岁，排名第 52 位。1949 年中华人民共和国成立时，中国预期平均寿命仅 35 岁，到 2018 年大幅增长为 76.4 岁，显示出政府施政以来对人民福祉与生活质量的重视。

然而随着人均寿命的提高，老年人的身体机能因为老化衰弱与疾病问题而逐渐衰退，照护风险也相应提高了。根据国家卫健委发布的《2019 年我国卫生健康事业发展统计公报》显示，2019 年底我国居民人均健康预期寿命仅为 68.7 岁，平均有 8 年多带病生存时间。老年人的身体衰弱程度表现出明显随年龄增长而递增的趋势，即年龄越大，身体衰弱程度越高。

(一)衰弱分类

依据洛克伍德等人在 1990 年代提出的衰弱分类，老年人的衰弱等级可分为活力型、健康型、介助型与介护型。之后，洛克伍德等人在加拿大健康和老龄化研究数据的基础上，结合更多的老年健康信息对该分类进一步细化，定义了临床衰弱分类，将老年人按衰弱程度分为 7 类。从照护需求的视角看洛克伍德等人提出衰弱的分类，可以把轻、中、重度衰弱归类于介助与介护这两种不同的照护需求类型。活力型与健康型基本上不需要太多照护介入，应该更关注对其心理状态的支持。介助与介护服务的对象多半是日常生活功能方面存在一定依赖的人(见表 1-3)。

表 1-3 老年人的衰弱分类与照护类型的关联

衰弱等级		具 体 测 量
活力型	非常健康	强健，充满活力、精力充沛，积极、有规律的锻炼，是同年龄群体中最健康的

续表

衰弱等级		具体测量
健康型	健康	没有活动性疾病，但健康状况比活力型老年人差，精神上仍属健康型
	健康良好	患有一种或多种轻微的可控制的疾病；生活上偶尔出现焦虑情形，但不影响生活
	临界健康	没有直接的依赖，但经常被抱怨行动缓慢，有些疾病症状。出现体力上不足、焦虑频次较多的情形，但仍不影响生活
介助型	轻度衰弱	在功能性日常生活自理能力方面存在一定的依赖；疾病控制需求开始增加
介护型	中度衰弱	在功能性日常生活自理能力和日常性活动自理能力方面都需要一定的帮助；疾病控制与部分特殊护理需求出现
	严重衰弱	在日常性活动自理能力上完全依赖，或者长期患病；疾病控制与特殊护理需求高

近年来，患认知症的老年人口数量逐渐增加，且生活功能尚能自理的老年群体也可能会出现患认知症的情况。

初期认知症通常表现为能够自主(饮食、排泄等)，无不正常行为举止的状态，但开始不愿意思考。初期症状如果得不到适当的治疗与照护，很快会出现不正常行为状态，如漫游、不洁行为举止等，转变为需要更多人力照顾与约束控制的中重度认知症。

早期国际上研究精神衰弱的指数多偏向于对心理方面变量的具体量测，而对认知方面的变化测量较少。1996 年美国精神病学会正式将常出现紊乱的思维、心境或行为等症状称为认知症精神行为症状(Behavioral and psychological symptoms of Dementia, BPSD)。在BPSD 临床表现中，不同认知类别表现的精神行为症状有差异。

随着人口老龄化加剧，医疗照护人员将会接触到越来越多罹患重疾的老年患者。在某些疾病不可治愈的情况下，现有的以专科诊疗为主的医疗模式越来越难以满足预期生命有限的高龄人群的医疗照护需求。

因此"安宁疗护、临终关怀"等理念开始发展。1967 年，英国伦敦的西塞莉·桑德斯女士创办了圣克里斯托弗"安宁疗护"医院，安宁疗护、临终关怀逐渐进入现代医疗照护范畴，并作为照顾临终病人的方式。综上所述，老年人衰弱类别如图 1-4 所示。

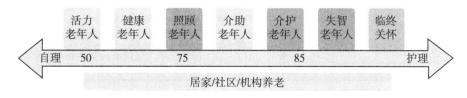

图 1-4　老年人衰弱分类

(二)老年人的多种复杂问题

良好的"功能"状态是维持老年人生活自主与生活质量的基础。"功能"通常是指在健康、精神、社会、灵性以及环境与经济方面所表现出来的能力(见图1-5)。

2015年，世界卫生组织在《关于老龄化与健康的全球报告》中指出，健康老龄化的目标是帮助人们"发展和维护老年健康所需的功能"，其中，功能被定义为"个体能够按照自身观念和偏好来生活和行动的健康相关因素"。内在能力是指"个体在任何时候都能动用的全部身体机能和脑力的组合"。WHO健康老龄化公共卫生框架的目标是在人的整个生命历程中维护其内在能力和功能的发挥。

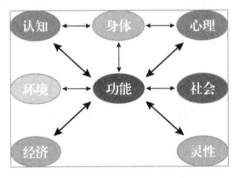

图1-5 "功能"状态的关联

1. 生理老化与病理老化

表1-4 生理老化导致功能退化的主要特征表

能力下降的特征	表 现	案 例
各器官能力下降	各器官和组织的细胞结构与功能均有一定的机能储备以应对各种紧急状况。老年人遇到一些额外负荷时，身体难以应付，从而影响了其正常的生理功能	一旦环境发生变化而处于紧张状态时，常会引发老年人心绞痛、心梗、心力衰竭
对内外环境适应力下降	人体对内环境不稳定因素的控制能力下降，如高血压、糖尿病。同时，人体对外环境的抵抗力下降	免疫力衰退，老年人的抵抗力明显下降，难以抵抗某些传染性疾病

续表

能力下降的特征	表　现	案　例
日常活动功能下降	由于身体衰老，体力逐渐衰退，老年人往往动作迟缓、记忆力衰退以及反应迟钝，行动多有不便，容易出现意外事故	跌倒、走失
生理老化主要表现的特征	人体结构成分的衰老变化、代谢平衡失调以及各器官的功能退化	

由表 1-4 可看出，生理性的老化可见于所有的器官、组织功能储量减弱的现象，再加上功能减弱会导致老年人病理性老化的发生，也就是老年病的发生(见表 1-5、表 1-6)。

表 1-5　　　　　　　　　　　　病理性老化导致疾病

器官、系统	疾　病		
精神、神经系统	老年性精神障碍：阿尔兹海默症、抑郁症	脑血管障碍	帕金森病和帕金森氏症候群
心血管系统	高血压	心律不齐(心房颤动)	缺血性心脏病 动脉硬化闭塞症
呼吸系统	慢性阻塞性肺疾病	肺炎	肺癌
消化系统	恶性肿瘤：胃、肠、肝、胆、胰	胆结石、肝炎、肝硬化	慢性胃炎、食道炎、胃溃疡
泌尿生殖系统	肾脏功能不全	肾脉硬化	前列腺癌、前列腺肥大症
内分泌、代谢系统	糖尿病	高脂血症	甲状腺疾病
肌肉骨骼系统	骨质疏松症	压迫性骨折、股骨颈骨折	关节炎(退化性)
血液系统	贫血、骨髓再生不良性症候群	白血病 多发性骨髓瘤	恶性淋巴瘤
感染症	细菌感染症：败血症、呼吸器官感染、尿道感染、胆道感染、褥疮	结核病	霉菌症、病毒感染症(疱疹等)

表1-6　　　　　　　　　　　病理性老化导致高龄者疾病的临床特征

序号	特　征	举　例
1	病情急、恶化快	心血管疾病引发脑梗、慢性阻塞性肺病(COPD)诱发肺炎、心律不齐引发心衰等。
2	罹患慢性病的概率高	三高(高血压、高血脂、高血糖)、糖尿病、冠心病等。
3	罹患多重疾病数目增加	三高、糖尿病等。
4	多重用药引起药物副作用相对升高	药物可能导致跌倒发生等。
5	患未报告疾病	尿失禁、抑郁等。
6	患隐性疾病	骨质疏松症造成压迫性骨折等。
7	临床表现不典型	高龄老人发现患有肿瘤时,事前无明显症状等。

　　病理化造成的疾病或可以通过医疗技术治愈,但生理性老化无法控制。生理性老化可见于所有的器官组织,即使健康的人的器官功能也有减弱的现象,再加上功能减退会导致老年人病理性老年病的发生。生理性老化与病理性老化的区别见表1-7。

表1-7　　　　　　　　　　　生理性老化与病理性老化的区别

特性	生理性老化	病理性老化
有害性	都对身体有害	
普遍性	所有的个体都可见	只限于部分个体
进行性	极为缓慢,具不可逆性且无法治疗与预防	相对较为快速,具可逆性且无法治疗与预防
内因性	强(内在因子)	弱(外在因子)
不可逆	生理性老化会逐渐造成不可逆的功能丧失	有可能被治愈或痊愈

　　2. 老年综合征

　　由老化与疾病交互作用引发老年人常遇到的症候群称为"老年综合征",包括失能、感觉沟通失调、跌倒、认知障碍、忧郁、焦虑、抑郁、谵妄、压疮、疼痛、尿失禁、营养不良、衰弱、吞咽困难、肌少废用症等。

　　老年综合征是随着年龄增长而出现的疾病。其发生原因大多难以判定,但仍有介入治疗的可能性。各种老年综合征均可引起严重危害,例如,跌倒导致的骨折使老人无法自理、长期卧床；卧床后引发一系列并发症，如肺部感染、泌尿系感染、压疮，进而危及生命。因此，老年综合征不仅影响老年人的生活质量，而且常常是老人开始失能的信号（见图 1-6）。

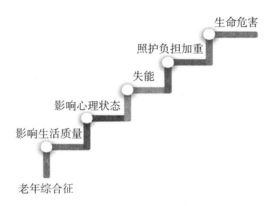

图 1-6　老年综合征的危害

3. 家庭照护功能弱化问题

由于少子化和"421"的家庭结构，我国的家庭大多与老年人的沟通不够，对老年人的照护能力不足，倘若沟通频率随着年龄老化而减弱，老年人会陷入老化后的适应不良，心理上容易感受到孤单或无安全感。

在我国，2010 年老年抚养比（每百名劳动年龄人口负担老年人的比例）为 19%，约 5 名劳动人口负担 1 名老年人，预计到 2020 年，约 4 名劳动人口负担 1 名老人，2030 年约 2 名劳动人口负担 1 名老年人，超过发达国家的平均水平（见图 1-7）。依照国际经验来看，较高的老年人口抚养比，将使国家养老金开销快速增长、医疗卫生费用支出大幅增加，严重影响国家经济持续发展。

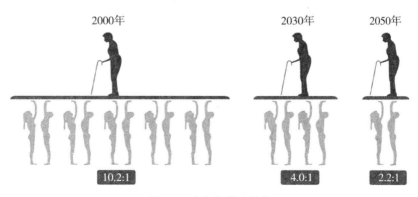

图 1-7　老年抚养比趋势

4. 社会功能的退化问题

随着人均寿命的提高，老年人可以有较长的时间享受人生，追求自我实现，但延长的生命对老年人而言并非全是快乐时光。许多老年人退休后仍可拥有二十年左右的寿命，但若不能克服生理和精神的自然衰老、家庭与社会结构的变迁、经济资源的减少、人际关系的疏离等困境，则在"长寿"的同时，亦需要忍受孤寂、贫病、社会疏离等，对老年人、家庭或社会均是沉重的负担。当前，我国有近一半的老年人未参与任何社会活动。长期不参加社会活动，可能使老年人与社会的联系越来越少，生活陷入较为封闭的状态，不仅无法享受社会经济发展带来的成果，还会影响老年人的身心健康。

5. 未富先老问题

对于老年人来说，如果没有足够的退休金或养老金，基本的物质生活就难以保障，必须依赖子女或外界资助，特别是疾病缠身时，处境就会变得更加艰难。"未富先老"成为我国面临的严峻挑战。对老年人进行长期照顾所需的经济来源，一方面是依靠家庭或个人收入，更重要的还是依赖政府的养老保障。

近年来，我国虽经济发展迅速，但人均 GDP 依然偏低，加之进入老龄化时代，出生率加速下滑与人口加速老化，将导致劳动力萎缩、医疗开支膨胀等一系列问题。由于人口红利不断消减，2017 年我国有 10 余个省份的养老金入不敷出。无子女和失独（丧失独生子女）老年人供养问题凸显，商业养老保险普及率低，养老金不足以支付民办养老机构费用，而公办养老机构等待期又过长。

6. 居家环境适老化问题

居家养老仍是我国主流养老方式，但是据第四次中国城乡老年人生活状况抽样调查表明，58.7%的城乡老年人认为住房未能考虑适老化问题，其中执此想法的农村老年人高达63.2%。超过半数的城市老年人认为，住房主要存在三大问题：没有呼叫和报警设施、没有扶手、光线昏暗。其他问题还包括厕所或浴室不好用、门槛绊脚或地面高低不平、地面易滑倒、老旧楼房没安装电梯等。这些问题不仅带来生活上的不便，也存在一定的安全隐患，可能导致居家老年人受到伤害。如何让老年人在家中安全养老，已成为社会日益关注的话题。

程序方法

第一步：国家关于医养结合相关政策的研读。

第二步：社区调查、访谈。

第三步：医养结合的意义交流（见表 1-8）。

表 1-8　　　　　　　　　　　　医养结合的意义与全人照护认知表

医养结合的概念	
医养结合的重要意义	
以人为本、全人照护的理念	

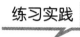
练习实践

一、小组实践

全班同学分成若干小组，以小组为单位讨论下列内容，可向优胜者颁发全人照护发展模范五颗星作为奖励(见表 1-9 和表 1-10)。

表 1-9　　　　　　　　　　　　小组练习实践表

小组	讨 论 内 容	总　　　　结
1组	如何理解以人为本的照护理念？	
2组	现代健康照护包括哪些内容？	
3组	如何认知长期护理？	
4组	老年人衰弱等级及具体测量的相关内容。	
5组	城市老年人在住房方面存在哪些问题？	

表 1-10　　　　　　　　　　　　小组练习评分标准表

序号	分值	评分项	评分标准
1	20	团队合作	发言人介绍团队组成及各自承担的任并能按时完成
2	30	海报或 PPT 制作	图文并茂、内容规范
3	20	剧本写作	内容正确、规范
4	30	语言表达能力	声音洪亮，能注意到同学的反应，表达生动，能脱稿对话
总分	100		

二、个人检测

(一)填空题

1. 照护的服务体系一般可分为(　　　)(　　　)(　　　)三个层次，不同的服务对象与服务内容有所区别。

2. 以人为本、全人照护的思想中的照护范围包括:全人、(　　　)、全家、(　　　)。

3. 由于长期实行的计划生育政策及"421"家庭结构,导致我国人口的(　　　)、空巢化趋势十分明显。

4. 长期护理的服务对象包括先天和后天失能者,所提供的服务包括(　　　)、个人照顾和社会性服务等一系列的照护措施,服务的时间是长期的。

5. 医养结合是中国实践养老服务发展的重要特色,其主要功能是弥补在(　　　)情况下,让入住养老机构、居家或依托社区照护的老年人,都能获得方便有效的医疗服务。

6. 老年人长期不参加社会活动,可能使老年人(　　　　　)、(　　　　　),不仅(　　　　),还会影响老年人的身心健康。

7. (　　　)成为我国面临的严峻挑战。老年人长期照顾的经济来源,一方面是依靠家庭或个人收入,更重要的还是依赖(　　　)。

(二)判断题

1. 生活照顾服务体系的服务目标为疾病治疗和康复。　　　　　　　　　　　(　　)

2. 长期照护服务体系的服务目标为健康管理。　　　　　　　　　　　　　(　　)

3. 医疗服务体系的服务目标为失能照顾。　　　　　　　　　　　　　　　(　　)

4. 长期护理是一系列的服务组合,以满足因衰弱或疾病而失去独立功能之个体的需求。
　　　　　　　　　　　　　　　　　　　　　　　　　　　　　　　(　　)

5. 随着人均寿命的提高,老年人的状态因老化衰弱与疾病问题而逐渐衰退,照护风险也相应提高了。　　　　　　　　　　　　　　　　　　　　　　　(　　)

6. 影响老年人生活功能的因素包括认知、环境、经济、身体、心理、灵性,不包括社会因素。　　　　　　　　　　　　　　　　　　　　　　　　　　　(　　)

7. 社区养老仍是我国主流养老方式。　　　　　　　　　　　　　　　　　(　　)

(三)多选题

1. 老年人面临的多重复杂问题包括(　　　)
　　A. 生理老化与病理老化　　　　　B. 老年综合征
　　C. 家庭照护功能弱化　　　　　　D. 社会功能的退化问题
　　E. 居家环境适老化问题

2. 老年人居家环境适老不足主要表现为哪些问题(　　　)
　　A. 没有呼叫和报警设施　　　　　B. 没有扶手

C. 光线昏暗　　　　　　　　　　　D. 卧室没有用木地板装修

E. 地面易滑倒

（四）简述题

1. 长期护理的定义？

_____

_____

_____

2. 老年综合征候群包括哪些？

_____

_____

_____

3. 健康良好的老年人具体测量包括哪些？

_____

4. 老年综合征的危害包括哪些？

_____

（五）综合题

请分析图 1-8 所示的老人居住环境中潜在的安全隐患，提出 4 个以上的适老化改造点。

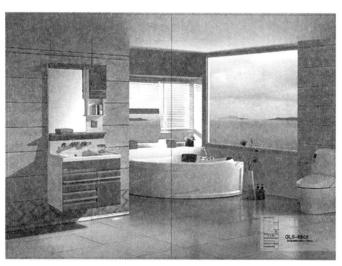

1. _____　2. _____　3. _____　4. _____　5. _____　6. _____

图 1-8　老人居住环境中的隐患

拓展学习

（一）知识链接

1. 世界卫生组织关于健康的定义：健康不仅仅是消除疾病或虚弱，而且是一种身体、精神与社会（环境）适应的完好状态。

2. 世界卫生组织关于健康的调查：与人类健康、寿命相关的因素中，个人行为与生活方式为60%，遗传基因为15%，生活环境为17%，医疗服务条件为8%。

3. 生活能力包括：ADL（Basic ADL／基本生活能力）：排泄、进餐、整容、步行等基本日常生活活动；IADL（Instrumental ADL／日常生活能力）：料理，打扫房间，购物等社会自立活动；ASL（精神的自立以及社会的自立）：参与社会生产社交活动能力。

（二）学习资源

中华人民共和国民政部网站：关注养老服务 http：//mzzt. mca. gov. cn/article/zt_zylfw/mtbd/201908/20190800019156. shtml

中华人民共和国国家卫生健康委员会网站：老年健康促进行动 http：//www. nhc. gov. cn/guihuaxxs/lnjkcj/jkzgxlist. shtml

本小节"个人检测"参考答案：

（一）填空题

1. 医疗照护服务体系、生活照顾服务体系、长期护理服务体系；

2. 全程、全队；

3. 老龄化；

4. 医疗照护；

5. 社区医疗资源不足；

6. 与社会的联系越来越少、生活陷入封闭的状态，无法享受社会经济发展带来的成果；

7. 未富先老、政府的养老保障。

（二）判断题

1. 错；2. 错；3. 错；4. 对；5. 对；6. 错；7. 错。

（三）多选题

1. ABCDE；2. ABCE。

（四）简述题

1. 长期护理是一系列医、养、护、康服务的组合，有系统、有规划地为身心功能障碍者提供连续性的服务，在服务输送过程中以"统整的思维"来解决老年人多重复杂需求的问题，同时也是将不同来源的资源与跨专业人员的服务通过系统的规划与管理，整合为以需求为导向的照顾管理服务的过程。

2. 包括失能、感觉沟通失调、跌倒、认知障碍、忧郁、焦虑、抑郁、谵妄、压疮、疼痛、尿失禁、营养不良、衰弱、吞咽困难、肌少废用症等。

3. 患有一种或多种轻微的可控制的疾病。生活上偶尔出现焦虑情形，但不影响生活。

4. 影响生活质量、影响心理状态、失能、照护负担加重、生命危害。

（五）综合题

马桶旁边扶手、紧急呼叫装置、浴缸旁边扶手、洗澡座椅、台盆下预留空间、光滑地面、地面花瓶等。

工作任务 1.2　个案管理的缘起与发展

- ➤ 了解整合照护是改善多重复杂问题的关键
- ➤ 了解整合照护成功的关键在于做好个案管理
- ➤ 了解个案管理的缘起、定义与发展背景
- ➤ 了解个案管理可以解决的照护问题
- ➤ 了解个案照护的重要性与目标

能力标准

个案管理(见表1-11)在老年人健康照护中的应用模式,目前主要有以下几种:护士主导模式、社区工作者主导模式、护士+社工双主导模式、卫生保健系统主导模式。

表 1-11　　　　　　　　　　能力标准对照表

能力标准	
知识	1. 个案管理的缘起、定义与发展背景 2. 个案管理的重要性与目标 3. 个案管理的发展趋势
技能	1. 说明整合照护是改善多重复杂问题的关键 2. 说明整合照护成功的关键在于做好个案管理 3. 传播先进的理念与模式
态度	1. 发扬团队合作精神,共同完成个案管理目标 2. 协调各种社会力量,共同关心爱护老年人 3. 具有先进的整合照护养老理念

学习方法

1. 以小组讨论、角色模拟等形式学习文中的案例，加强对个案管理缘起的认识。

2. 通过阅读教材和登录相关网站，了解所学章节可能涉及的整合照护的类型、模式等知识。

3. 通过到社区日间照料中心、不同类型的养老机构参观以及与养老行业专家座谈，加深对正式照料与非正式照料的认识。

教学案例

美国的持续性照护养老产业实践

美国作为人口老龄化程度高、经济实力强的发达国家，在持续性养老照护领域具有比较先进的实践经验。

持续照料退休社区模式（简称 CCRC，Continuing Care Retirement Community）在美国发展得较为成熟，其中太阳城养老社区是最知名的品牌之一。CCRC 社区通过为老年人提供自理、介护、介助一体化的居住设施和服务，使老年人在健康状况和自理能力发生变化后，依然可以在熟悉的环境中继续居住，并获得与身体状况相对应的照料服务。同时，较为先进的 CCRC 社区能够通过智能化信息平台，实时监控社区内老年人的健康状况，并将监控数据传输到远程健康管理平台，实现医疗健康动态管理。

泰康保险集团推出的泰康之家养老社区在国内率先使用 CCRC 模式，在同一园区内包括活力区、护理公寓和康复医院三种业态，其中护理公寓又分为协助护理区、专业护理区和记忆照护区，能满足老年人在不同生命阶段的需求。

问题讨论

什么是持续性照料社区？持续性照料社区能为老年人提供哪些服务？

基本知识

一、整合照护

随着老年人对长期照顾的需求日渐提高，机构、社区与居家照顾者面对的高龄老人照护问题的复杂程度也越来越高，而照护资源常处于碎片化的困境，使照护提供者在这种情形之下很难提供全面有效的照顾服务。因此，"整合照护"模式逐渐成为养老服务业发展的趋势。其意义在于将独立的有机个体为共同目标而组合成一个整体。"整合照护"是指通过系统地规划和管理各类资源，帮助个案在不同服务提供者之间实现无缝对接，从而获得连续性、个性化的生活照护服务。

1930 年代末，被誉为"现代老年病学之母"的英国女医生玛乔丽·沃伦开始针对因患慢性病而在医院卧床的老年人进行多项评估与康复治疗。玛乔丽·沃伦发现："融合一般医学与病史探究、理学检查、心理评估、社工评估、日常生活功能评估等跨专业的评估方式，可以厘清老年病患因多重症状交杂而形成的病因。"老年病人在接受综合评估并予以适宜照顾后，恢复健康而能自主生活的比例大幅提升。玛乔丽·沃伦强调对衰弱的老年人不能只针对单一症状用药，而应对病患进行多方面的完整的评估，制订医疗与照护计划，并由跨专业团队共同执行，目标是最大限度地恢复老年人的身体机能和自主生活能力。

如何将"养"和"医"无缝对接，在服务质量与成本间取得平衡？不仅是中国，不少发达国家及地区也都在持续进行努力和改革。改革需面对的问题主要包括：(1)罹患多重复杂疾病的个案每年花费高昂的费用；(2)复杂的健康与社会照顾问题并非单一服务可以满足；(3)医疗专科制度设计下，长期照顾服务多元零散而导致获取不易；(4)服务重复、滥用，照护体系效能低下、照护成本居高不下。

二、个案管理的缘起

整合照护的关键成功因素在于做好个案管理工作。个案管理是一种以个案主体为中心，整合不同层次的服务输送体系与跨领域专业人员，来解决个案存在的多重复杂问题的管理方法。个案管理的概念源自 19 世纪中期美国慈善委员会，该委员会以社会救济的方式来照顾贫民与患病者，鉴于这些服务对象的身心衰弱情形与社会支持系统各有不同且遭遇多重复杂问题，才开始导入个案管理的概念。

1965 年，美国联邦政府开始实施针对 65 岁以上老人的医疗保险(Medicare)和面对残疾人和低收入者的医疗补助(Medicaid)，由于医疗费用支出快速提升，美国许多州开始运用个案管理来控制医保支出。

正式使用"个案管理"这个名词是在 1970 年代中期，随着老年人口的增加，逐渐出现老年照护需求增加、服务资源缺少整合、医疗保险支出费用庞大以及老人不愿入住机构接受照护等问题，当时美国的许多州已经开始以个案管理作为实施老年人长期护理计划的主要工具。

三、个案管理的定义与阐述

个案是指服务对象，个案管理是指在服务输送过程中以系统化的思维与理论来解决个案需求的问题。系统化思维是一种整合的概念，是将不同来源的服务资源通过系统规划与管理，整合成为以个案需求为导向的服务产品。这种服务方式需要一位具备专业知识的个案管理员来执行，以达成预期的目标与效果。许多专业机构及学者对个案管理提出了不同的解释与定义。

美国个案管理学会(Case Management Society of America，CMSA)的定义：个案管理是一个合作的过程(评估、计划、执行、协调、监测与评值)，运用沟通与可用的资源，以合理的成本效益来满足保持个案健康的需求与照护质量。

学者兰兹等认为个案管理是一个资源协调与组织的过程，以整合个案实际需求，并考虑经济需求为主要目标。

从护理观点出发，美国护理协会(American Nurses Association，ANA)将个案管理定义为：个案管理是一个包括评估、计划、服务、协调及监控的健康照护系统，以符合个案的多重照护需求。

从医学观点出发，美国约翰·霍普金斯医院认为个案管理是一个多学科临床照护系统，由受过个案管理培训的护理人员，通过协调多方面资源对特定个案提供持续性的照护服务。

从实务内涵的视角出发，个案管理随着政策、理念、目标、资源及服务人群特性的不同，会有不同程度的差异，因此需要完整、清楚地描述接受个案管理服务的目的，才不会扭曲个案管理的意义。

综上所述，个案管理是一个包括"接案、评估、目标、计划、执行、协调、监控、再评估、结案与追踪"的系统性过程，通过受过个案管理训练的专业人员，对特定个案提供持续性整合照护服务，从而达到降低照护成本和提高服务质量的目的。个案管理员是接受过个案管理训练的人员，通过与跨专业团队成员及服务个案协调沟通来制订特定的照护目标与计划，确保个案按时接受所需服务，并在预期时间内达成期望目标。

四、个案管理发展的趋势

个案管理曾经在社会工作领域用于弱势或贫困群体的资源获取及服务输送。目前，医疗与机构养老是发展个案管理模式的先行者。今后，个案管理模式可以应用于居家养老、社区养老、认知症照护等不同领域。

(一)个案管理发展中要解决的四个关键问题

个案管理发展中要解决的四个关键问题为：①服务碎片化与服务资源分配不均的问题，②协调跨专业团队合作，统筹服务输送的问题，③管理照护过程而不是管理人的问题，④多重复杂需求必须连接多方面资源的问题。

个案管理作为一种较为成熟的照护模式可以为我国养老服务提供借鉴，以应对严重老龄化伴随的健康照护挑战。与国外相比，目前我国的系统化、程序化个案管理研究较少，借鉴国外先进的个案管理模式，有助于各级行政部门以及专业人员对个案管理模式在老年人群中的合理应用进行实践和研究，充分发挥个案管理的个性化照护、整体照护作用。

(二)个案管理未来的发展趋势

1. 借助远程技术帮助照护者成为个案管理员

照护者通过远程连接得到专业指导，为老年慢性病患者提供监控、用药、规范健康行为等个案管理服务，从而提升其生活质量、降低疾病复发率或再入院率。

2. 跨专业队伍对慢性病的个案管理

由于老年人常面临复杂的家庭情况(如空巢、独居、低收入等)，而且患慢性病者居多，高龄者大多处于病弱状态，依靠单一人员较难提供全面且深入的指导和帮助，需要跨专业团队通过个案管理的方式提供服务。

3. 健康保健系统支持的体系运作具有较好的长期效果

老年人往往身心状况复杂，适应力相对较差，许多照护行为较难在短期内产生明显效果。从国外的经验来看，北美地区由政府或大型医疗保险支撑的个案管理持续时间长，效果较为显著，其他国家开展的研究往往持续时间短，部分研究很难看出显著差异。因此，要在我国开展面向老年人的个案管理模式，由政府或者医疗保险出资进行规模化研究或将取得更有益的效果。

五、在长期护理中导入个案管理的重要性

长期护理是为因身体活动功能或认知受损，致使日常生活无法自理而须依赖他人者，提供一段长时间的医养服务。根据世界卫生组织在 2004 年发布的数据显示，人类长期护理的潜在需求为 7 至 9 年。

《中国长期护理政策体系建设的进展、挑战与发展方向》报告指出：老年人长期护理是介于老年人生活照料服务和专业医疗机构提供医疗服务之间的一种照料服务，旨在让那些不具备完全自理能力的老年人获得所需要的生活照料、康复护理、精神慰藉和临终关怀等服务，从而使他们能保持较高的生活质量。

长期护理不是依照医学诊断来提供制式化的服务安排，而是基于对个案的自我照顾能力及日常生活功能的评估，设计个性化的照护服务。长期护理的目标在于提升失能者的自主性和尊严，此外，还要考虑政府财政支出的控费与服务质量的监督。

长期护理应导入个案管理的主要原因有以下三点：

1. 建立整合服务资源的窗口

老年人所需要的服务横跨医疗服务与社会服务。当评估最终确定了长期护理等级与给付额度时，可导入个案管理员的工作，以其作为整合服务资源的统一窗口，全面协助个案与家庭成员做好照护计划，整合现有的有效资源为个案做好服务，将性价比最高的服务给予个案。

2. 有效协调医疗与社会服务资源，提高服务质量

优质的长期护理并不是仅仅由医疗机构独立完成的，它需要医生、护理员、社工等专业人员以及政府和社会组织全方位的配合。持续性照护计划需要持续不断的监测，并强调高质量照护和提供适当的资源。

在长期护理发展过程中，会出现由于资源分散而无法做有效连接的现象，因此，如果能够较好地运用个案管理的理念，建立一套完整的老年人照护服务管理模式，将医疗、护理、社工、志愿者等资源统筹协调起来，并整合社区各类资源，不仅可以提升健康照护质量，也可降低照护成本。推行社区个案管理服务模式来逐步建构完整的健康照护支持网络是重要的照护服务改革方向。

3. 确保长期护理保险有效实施

我国致力于在"十四五"期间建立起长期护理保障制度，这是社保体系面对人口老龄化挑战的重大突破。发达国家与地区实施长期护理保险的核心价值，就是本着"全人照护"的理念去考虑整体架构。在长期护理保险服务管理与输送过程中，个案管理员在为参保人提

供咨询、设计服务组合、整合服务计划与服务资源、监管服务质量等方面都起了很大的作用，直接影响服务对象对长期护理的满意度，一定程度上促进了照护服务品质的提升与服务成本的控制。

导入个案管理员制度就是要建立服务资源输出给个案的统一窗口，协助个案与家庭成员做好最适合的照护计划，整合有效资源为个案做好服务工作，将适当的服务以最低成本给予个案。

六、个案管理的目标

个案管理需达成的主要目标包括：①发掘需要长期护理的个案，改善个案对资源的使用；②全面评估，掌握个案的多重复杂问题；③实现就地老化，减少个案必须入住机构进行照护的问题；④减轻因不同组织间职责界限所造成的资源分散问题；⑤有效利用资源，并减少不必要的资源浪费；⑥搭建正式与非正式照护之间的桥梁，给非正式照护者提供服务；⑦注重持续性的整合照护；⑧减少医疗费用支出；⑨增加治疗与照护的遵从率，减少入院率、非预期再入院率；⑩增进个案自我照顾信念与能力，同时减少威胁个案的健康行为因素；⑪达成高质量的照护；⑫提升个案生活质量。

程序方法

学习个案管理的缘起与发展的程序可分为三步：第一步，了解发达国家和地区个案管理的先进经验，如英国、美国模式，中国台湾地区模式；第二步，走访养老社区，观察高龄老人、患长期慢性病老人的照护需求；第三步，结合相关信息，掌握个案管理的目标。

练习实践

一、小组实践

全班同学分成若干小组，阅读下面的材料，并以小组为单位，结合各自的社区调查，谈一谈"什么是机构照料?"，可向优胜者颁发全人照护发展模范五颗星。

机构照料 (institutional care-英国、residential care-澳大利亚)

　　institutional care 指在居住之家和护理之家 (nursing home，或称护理院) 中的照料。居住之家提供住宿和人身照料服务，有 24 小时雇员，提供三餐。居住之家不提供护理照料服务，不被要求雇佣专业护理人员，向当地社会服务部门注册，受地方社会服务部门监督。护理之家既提供住宿和人身照料，也提供健康护理，有 24 小时雇员，提供三餐。护理之家必须按要求雇佣专业的护理人员，向健康部门注册，受健康部门和社会服务部门联合监督。

二、个人检测

(一)填空题

　　1. 个案是指 (　　　　)，个案管理是指 (　　　　　　　) 以 (　　　) 来解决个案需求的问题。

　　2. 长期护理应导入个案管理的主要原因有 (　　　　　　)、(　　　　　　)、(　　　　　)。

　　3. 个案管理需达成的主要目标包括发掘需要长期护理的个案，改善 (　　　) 的使用。

　　4. 个案管理需达成的主要目标包括全面评估，掌握 (　　　　)。

　　5. 个案管理人员需要搭建 (　　　) 照护之间的桥梁，给非正式照护者提供服务。

　　6. 个案管理需要达成的主要目标包括减轻 (　　　　) 界限所造成的 (　　　) 问题。

　　7. 在长期护理保险服务管理与输送过程中，个案管理员在对服务对象提供 (　　　)、(　　　)、整合服务计划与服务资源、(　　　　　) 的过程中都起了很大作用，直接影响服务对象对长期护理的满意度。

(二)判断题

　　1. 整合的意义是指相互联系的个体为共同目标而合成一个整体。　　　　(　　)

　　2. 1930 年代末，英国女医生玛乔丽·沃伦开始针对急性病住院的老年人进行多项评估与康复治疗。　　　　　　　　　　　　　　　　　　　　　(　　)

　　3. 将"养"和"医"无缝对接，在服务质量与成本间取得平衡，是中国面临的主要问题，发达国家和地区已经解决了该问题。　　　　　　　　　　　　(　　)

4. 罹患多重复杂疾病的个案每年花费高昂。 （   ）

5. 正式使用"个案管理"这个名词是在 1980 年代中期，当时德国许多地方已经开始以个案管理作为老年人长期护理计划的主要工具。 （   ）

6. 美国约翰·霍普金斯医院认为个案管理是一个单学科临床照护系统，由受过个案管理培训的护理人员，对特定个案提供连续性及协调性的照护服务。 （   ）

7. 我国致力于在"十四五"期间建立起长期护理保障制度，这是社保体系面对人口老龄化调整的重大突破。 （   ）

（三）多选题

1. 美国个案管理学会定义个案管理是（   ）

   A. 一个合作的过程（评估、计划、执行、协调、监测与评值）

   B. 运用沟通与可用的资源

   C. 以合理的成本效益来满足保持个案健康的需求与照护质量

   D. 考虑经济需求为主要目标

   E. 需要完整清楚描述接受个案管理服务的目的

2. 整合照护是指（   ）

   A. 各类专业机构通过有系统的规划和管理

   B. 帮助个案在不同服务提供者之间实现无缝对接

   C. 获得连续性、个性化的健康照护服务

   D. 由专业医生、护士提供的服务

   E. 由家人、亲属提供的服务

（四）简述题

1. 个案管理发展中要解决的四个关键问题是什么？

_____

_____

_____

2. 个案管理模式可以应用于哪些领域？

_____

_____

3. 什么是个案管理？

_____

4. 为什么需要为老年人提供整合照护？

_____

_____

_____

（五）综合题

请分析下面材料中的养老机构都整合了哪些资源来为张奶奶提供整合照护服务？提出3个以上张奶奶应当接受整合照护服务的原因。

张奶奶患有糖尿病、高血压，并有脑梗塞病史，只能半卧床，她一直都由老伴照顾。可老伴没有照护慢性病老人的经验，比如依然会给患有高血压的张奶奶吃盐水鸭、盐水鹅，因此，老人的健康状况一直不佳。子女虽多次提出把张奶奶送去养老机构，其老伴就是不肯，但长期照顾另一半，难免精疲力竭。不久前，张奶奶的老伴被查出患心脏病，需要住院治疗。子女突然要照顾两位老人，被"拴"在老人身边寸步不移，很难抽身去办其他事。于是，他们找到整合照护中心，希望能让专业人士暂时接替自己，让他们腾出手先照顾医院里的老人。

张奶奶入住整合照护中心后，由全科护士、全科医生、社工、康复师、护理员组成小组，根据她的具体病情制订服务方案，为其提供整合照护。医生定期检测张奶奶的生命体征及血糖值，预防糖尿病并发症的发生，提醒她定时服药；护士和护理员则会在餐后半小时搀扶她行走，每天两次，维持半小时运动量，以控制胰岛素分泌；护理员每天帮她按摩四肢，防止肌肉萎缩。一段日子后，不仅张奶奶的精神面貌发生了好的变化，来探望她的家人看到老人的近况后也都松了口气。

（1）整合资源：1. _____ 2. _____ 3. _____ 4. _____
（2）三个原因：1. _____ 2. _____ 3. _____

拓展学习

（一）知识链接

正式照料与非正式照料

（1）非正式照料（Informal care）
非正式照料一般是指由非正式照料者——配偶、同住者、家庭户中的其他人、亲属、朋友和邻居、志愿者等人员提供的照料。非正式照料是基于感情和人伦的因素而提供的无偿照料服务，因此非正式照料的一个重要特点是不付费。虽然提供非正式照料的人可能因此而得到收入，甚至这份收入有可能来自被照料的人，但是重要的是它与正式的购买服务有本质的不同。根据这种标准，志愿者提供的照料属于非正式照料，受雇于志愿组织（非营利组织）的工作者提供的服务则是正式服务。

（2）正式照料（Formal care）

正式照料是指由收费的照料者（通常是基于某种形式的契约）提供的照料。正式照料包括机构中的照料，也包括在老人家中提供的照料；既包括护士、照料助理等受过正规训练的照料者提供的照料，也包括由没有受过训练的普通护工提供的照料。提供照料的人可以受雇于公部门、志愿部门或私部门，也可以直接受雇于被照料者。正式照料和非正式照料之间最根本差异不在于提供什么照料服务，而是照料由谁提供。

如果说正式机构的照料是大血管、是大路的话，而非正式照料就是更多的毛细血管、是小路。两者结合起来，才能更完整、更好地为老年人及家庭提供支持和服务。

（二）学习资源

养老网：https：//www.guojiayanglao.com/

微信公众号：老龄参考

本小节"个人检测"参考答案：

（一）填空题

1. 服务对象，在服务输送过程中、系统化的思维与理论；

2. 建立整合服务资源的单一窗口；有效协调医疗与社会服务资源，提高服务质量；确保长期护理保险有效实施；

3. 个案对资源；

4. 个案的多重复杂问题；

5. 正式与非正式；

6. 因不同组织间职责，资源分散；

7. 咨询，设计服务组合，监管服务质量。

（二）判断题

1. 错；2. 错；3. 错；4. 对；5. 错；6. 错；7. 对。

（三）多选题

1. ABC；2. ABC。

（四）简述题

1. 解决服务碎片化与服务资源分配不均的问题；解决协调专业团队合作，统筹服务输送的问题；解决管理照护过程而不是管理人的问题；解决多重复杂需求必须连接多方面资源的问题。

2. 可以应用于慢性病管理、长期护理、居家照护、社区照顾、认知症照护等不同领域。

3. 个案管理是一种以个案为中心，整合不同层次的服务输送体系与跨领域专业人员，来解决个案存在的多重复杂问题的管理方法。

4. 老年人对长期照护的需求日渐提高，机构、社区与居家照护者所面对高龄照护问题的复杂度越来越高，而照护资源常处于碎片化的困境，使照护提供者在这种情形之下很难提供全面有效的照护服务。

（五）综合题

(1) 全科护士、全科医生、社工、康复师、护理员。
(2) 家中缺少照护人员、专业知识缺乏、张奶奶多病共存、非正式照护者精力不足。

工作任务 1.3　个案管理基础知识

学习目标

➢ 通过案例理解个案管理工作开展的基本流程

➢ 了解个案管理员从事照护服务的工作内容

➢ 建立正确的为老服务价值观

能力标准

担任个案管理员需要具备一定的技术，才能充分发挥功能，而在不同地点担任个案管理员，其主要技术是不同的。

表 1-11　　　　　　　　　　　　　　能力标准对照表

能 力 标 准	
知识	1. 个案管理的基本步骤与工作内容
	2. 个案管理的应用范围
	3. 个案管理员的基本特质
	4. 初级个案管理员岗位的重要性及工作岗位说明
技能	1. 理解个案管理员的岗位要求与职责
	2. 描述个案管理各环节的主要工作内容
	3. 正确分析个案管理典型工作案例
态度	1. 树立助人为乐、服务他人的观念
	2. 保持对养老服务工作的热忱，愿意付出努力
	3. 遵章守纪，具有良好的纪律观念

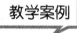

学习方法

1. 以小组讨论、角色模拟等形式学习文中的教学案例，加强对个案管理在不同情境中应用的认识。

2. 通过阅读教材和登录相关网站，了解所学章节中有关个案管理工作步骤、工作内容、工作要求等相关知识，熟悉不同类型的个案管理工作。

3. 通过到医院、社区为老服务中心、养老社区、家庭走访调查以及开展医疗护理、养老行业专家座谈，加深对个案管理工作步骤及个案管理岗位的认识。

教学案例

个案管理模式在糖尿病护理中的应用

个案管理模式是护理模式的一种，是现行整体护理模式的一种拓展与延续。近年来，在传统护理模式的基础上，个案管理模式被广泛应用于糖尿病患者出院后的延续护理中，取得了明显的效果。

糖尿病是一种特别常见的代谢性疾病，其临床特征是高血糖，主要原因包括胰岛素分泌缺陷和胰岛素作用障碍。截至 2015 年，全球有 4.15 亿人患糖尿病，预计到 2040 年，患病人数将超过 6.42 亿。个案管理员由长者、医生、护士、社工、家庭成员和社区医护人员等共同组成并相互协助，与服务对象进行有效的沟通和协调，从而实现持续性护理，最终让服务对象恢复最佳健康状态。个案管理在糖尿病护理的应用模式包括糖尿病专科护士主导的个案管理模式、社区个案管理模式、护士+社工双主导模式、政府职能机构主导模式。

糖尿病个案管理的实施必须通过团队协作完成，团队成员主要包括糖尿病专科护士、糖尿病专科医生、营养师、运动康复治疗师和心理医生等，其中糖尿病专科护士承担最重要的角色。糖尿病的个案管理需要严格执行选择合适的患者、评估、计划、实施和评价这 5 个步骤——包含医疗和护理的整个过程，通过团队协作为患者制定合理的、系统的、个体化的自我管理和诊疗方案，并根据患者的病情变化来调整方案，以满足患者的需求。

问题讨论

个案管理在糖尿病护理中取得了哪些效果？糖尿病个案管理的团队成员有哪些？

基本知识

一、个案管理的基本步骤

个案管理的基本实施步骤包括：①接案：即获得案主的基本资料、建立专业关系等；②评估：即评估老年人的多重复杂问题；③目标：即确定个案管理的短期、中期、长期目标；④计划：即制订符合目标及需求的个案管理计划；⑤执行：即将个案管理计划付诸行动的过程；⑥监控：即通过对个案管理过程的监控，以确保达到预期效果；⑦再评估：即再次评估老年人存在的问题及照护的最初目标所达到的成效；⑧结案与追踪：即结束服务关系的过程。

二、初级个案管理员的岗位要求与职责

初级个案管理员需通过医养个案管理职业技能等级考核，取得职业技能等级证书(初级)。其工作职责包括：①依照接案标准界定个案；②梳理个案的基本资源；③评估个案需要处理的复杂问题的范围；④参与跨专业团队会议共同拟定照护目标；⑤沟通协调个案与跨专业团队之间的关系；⑥填写个案管理记录；⑦个案遵从性偏离的辅导与质询；⑧结案后的追踪辅导。目标是实现老年人回家自主生活。

三、个案管理各环节的主要工作内容

个案管理可能会因服务对象的具体情况或所在的服务场所而有所变化，可分为居家照护个案管理、社区慢性病照护个案管理、急性医疗照护个案管理、养老机构长期护理个案管理等，但基本的流程大致相同。个案管理是一个从接案、评估、目标、计划、执行、协调、监控、再评估(效)、结案与追踪的过程，对特定个案提供持续性服务的整合并兼顾照护成本与服务质量。个案管理基本实务的运作步骤如图1-9所示。

个案管理基本实务的运作步骤

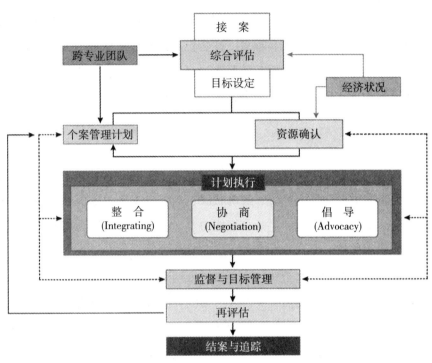

图 1-9　个案管理基本实务运作步骤

个案管理本身可视为一种"系统"的操作，是一套指定程序，可依其步骤的先后顺序来完成。在心理卫生、医疗保健、老人照顾等各个服务领域，个案管理员经常从事一套共同的、反复进行的服务活动以满足案主的需要，这种服务活动就是个案管理基本过程或实务过程。

(一) 接案

当潜在个案提出照护需求申请时，即是服务组织准备与潜在的个案共同解决问题的开始。接案可以从筛选和界定个案两个层面去探讨。

1. 筛选

筛选是对潜在个案进行判定的过程：着重辨别需要个案管理服务或排除可能不需要个案管理服务的对象；谨慎选择个案管理的对象，聚焦具有多重问题、高风险的个案；根据服务组织的服务功能与目标，必须建立一致的筛选标准。

筛选指标包括年龄、衰弱的程度、疾病的控制、认知或精神功能的障碍、社会功能的退化、临终关怀、住院频次、经济问题等。

2. 界定个案

界定个案是与筛选后的个案初步接触，互相熟悉并建立关系的过程，包括清楚地了解彼此的期待，初步厘清个案目前的问题难点(这些问题将会在评估阶段做更明确的界定)；取得个案的基本信息，了解个案的病理史、社会史，同时也须评量个案的财务状况等，来确定个案是否符合接案单位所提供服务的要求；当个案符合接案的条件且个案同意接受服务即成为案主；成为案主后，服务机构会指派个案管理员提供服务。

(二)评估

评估是指运用专业的标准化评估工具，精准确认个案的问题及照护需求。评估内容包含但不限于案主的身体、精神、社会、经济状况、独立自主能力及所处环境等，属于诊断复杂问题的过程，具体涵盖疾病、生活自理能力、老年综合征、行为表现、医疗系统使用频次、支持照护的资源等。

基本上，评估量表包括针对个案与主要照顾者两大部分。个案指需要长期照护服务的身心失能者，主要照顾者指平日照顾失能者最多的家人或亲友。个案的身心状况从基本数据、感知觉沟通能力、短期记忆评估、日常活动功能量表、一般医学与身体状况、特殊复杂照护需要、居家环境和社会参与、情绪及行为形态八个方面去了解，而主要照顾者可从身心负担以及工作与支持方面去分析(见图1-10)。个案管理在评估过程中必须确认三件事：

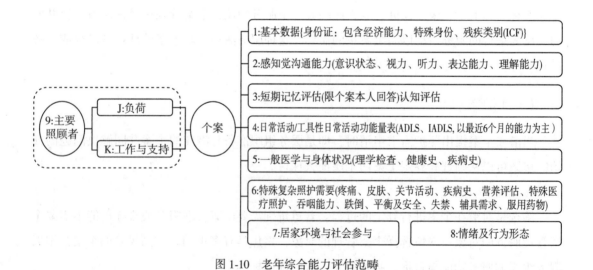

图1-10 老年综合能力评估范畴

第一，个案管理员需记录评估的结果，进一步分析并确认个案的优势、劣势、机会、风险等。

第二，熟悉老年综合性评估（Comprehensive Geriatric Assessment，CGA）的内涵。因为CGA对多重复杂性问题，如老年综合征、行为表现异常、医疗系统使用频次高、支持照护资源贫乏等，有很好的评估效果，常被医养个案管理服务采用。

第三，评估可用做照护等级鉴定或制定照护计划的依据。

（三）目标

目标设定要以案主需求做导引，个案管理员的工作之一就是协助案主做具体的目标设定（案主是目标设定的主体）。通过老年综合性评估来了解案主的问题或需求（评估是目标设定的基础），再由个案管理员召开会议，与跨专业团队开会讨论并与案主沟通后，识别个案短期、中长期及持续性照护需求，继而制定符合需求的目标。目标的先后顺序可依照个案特征不同而有所调整，如自己下床、不使用尿不湿、跌倒改善、疾病康复完成率、满意度提升、减少急诊就医、主动参与社交活动、褥疮治愈，或问题改善、完成时间提前、成本下降、服务质量提升等。

（四）计划

设定的个案管理计划必定是能解决多重问题的、"跨专业合作"的整合照护计划。计划中必须针对案主的特征、面临的问题以及造成障碍的原因进行详细记录，同时还要记录照护措施具体开始与完成的时间和每项措施的负责人，每项服务措施期望达成的短中期目标也需对应，以便个案管理员查核。整体计划要通过个案管理员及跨专业团队合作，才能有效地实现，做好整合照护。总之，拟订个案管理计划必须说明个案的问题特征、需求的优先级、计划目标、服务措施及确认可用服务形态与资源。

照护计划是个案管理员与案主的服务契约，应包括下列五个要点：①评估案主的数据信息；②个案管理员与案主同意服务目标；③个别目标及整个服务方案的时间限制，特殊情况下双方可同意延长时间来达成服务目标；④个案管理员与案主要同意彼此分担完成目标的责任；⑤双方要承担服务方案失败的结果并加以反思和讨论。

（五）执行

计划的执行由跨专业团队授权个案管理员负责，是将个案管理计划付诸行动的过程，其中目标管理是计划执行的核心任务，为确保目标如期、如实完成，个案管理员在执行计划时应掌握以下策略：

一是整合。整合是个案管理员的重要工作，要充分整合可协助个案解决问题的资源——这些资源来自个案的潜在能力、机构内部服务能力，以及一些外部正式与非正式的资源，但这些资源是分散的，必须加以整合，产生最高的效益。整合资源的重要意义在于一方面提供多元的服务，另一方面考虑内部服务成本控制。

二是协商。协商本身就是求平衡、妥协，在协商的过程中案主可能会产生情绪，尤其是其期待与专业服务人员的计划不一致时。个案管理员参与协商是为了增进案主与服务提供者之间的相互了解，从而改善配合程度。

三是倡导。当外部环境因素对于个案具有很大的威胁性，或资源无法提供时，个案管理员必须确保个案享有的必要的权利、应有的资源或者优质的服务。

(六)监控

监控即监测检查，是为了确保个案管理过程中的各项计划和措施均能获得预期的成果，"监控"是个案管理中不可或缺的重要工作之一。监控是个案管理员与案主及其家庭成员和跨专业团队保持经常接触，以保证所提供的服务可以满足案主的需要。监控的内容包含个案接受服务的遵从性、个案可能改变的情况、达成目标的进展状况、所确认问题的改善状况如何等。个案管理员关注的是预期成果是否已达成、参与者的观点和态度是否有改变、计划是否做了修正、个案是否应予以结案等。

(七)再评估

再评估是依照所订的计划或目标来检视个案的状况、功能与照护成效。再评估需要视个案状况与需求来定期执行，有时候要重复部分初期评估的工作，或对个案的状况作具体的检查，以便清楚了解长期个案管理的效果。如果是处理高危人群的个案，则需以较短时期间隔进行复查，而对于比较稳定的个案，以每半年复查一次为宜。

(八)结案与追踪

结案代表服务关系的结束，或视情况而退出服务，任何一位进入个案管理的服务对象，都将会在某时间点上结案。结案时，各方都期望有正向改变，让个案可以满意地回顾所达成的成就。

结案的原因包括个案和个案管理员皆同意案主可结案，个案去世或迁离，补助个案服务的经费停止以及个案不再接受该项服务等。

结案需要避免助长个案的依赖与错误期待。同时，结案也可以为下一个接案做准备，因为老年人老化与衰退是一个动态发展的过程。持续追踪的目的除了解个案的改善情形之外，也是一种很重要的服务延伸措施，如将机构的服务延伸到个案的居家社区内。

因此，个案管理服务并非永久性的。在结案时，案主应该可以独立应付生活环境中的种种问题，或被安排到机构及家庭中照顾。在解除服务前，个案管理员要争取案主与家庭照顾者的配合，进行全面评估，结案的决定应该是双方都同意的，这样专业服务关系也就结束了。

四、个案管理案例分析

（一）急性医疗个案管理案例

针对一位在门诊被诊断为前列腺癌的老年个案，请运用个案管理照护模式为个案提供住院手术期间以及返家后的持续性照护。

本案例中的个案管理可分为以下几个步骤（见表 1-13）：

表 1-13　　　　　　　　　　　　　急性医疗住院个案管理案例

急性医疗住院个案管理案例	
流程	说　　明
接案	重大疾病高危险患者，可能存在住院天数长、医疗费用高、心理压力大等问题。案主对医疗效果与照护质量要求较高，希望早日返家
评估	重点在于案主手术前后的疾病、心理压力、复能及居家环境改善的问题； 组织跨专业团队，包括外科医生、放射科医生、护理员、心理咨询师、肿瘤个案管理员、康复师、社工
目标	由跨专业团队与个案管理员共同拟定目标，如降低医疗风险、降低住院天数、降低住院医疗费用、提高治疗遵从率、增加治疗成效、康复与出院准备等
计划	肿瘤个案管理员利用整合资源拟订卫教计划、关怀计划、癌症诊疗质量保证计划，确保医院提供优质的癌症诊断与治愈服务
执行	个案管理员训练案主的自主排尿能力、安排成功病友分享抗癌经验、转介心理咨询师、安排参与健康宣教活动等
监管	提升治疗遵从度、服务质量，进行满意度调查等
再评估	术后尿失禁改善、心理舒压、日常活动功能恢复等
结案与追踪	化疗或放疗有成效（癌指数下降）、生活自理能力提升、定期追踪检查、提醒与咨询

(二)慢性病个案管理案例

薛爷爷，73岁。老人用热水泡脚后开始出现右足疼痛，以右足第5趾根外侧的疼痛较严重，行走后疼痛加剧，之后逐渐出现破溃，并有加重趋势。半个月后，家属带老人到医院住院治疗，经诊断为下肢动脉硬化闭塞症(右足)、趾动脉粥样硬化性坏疽(右足)。出院后来照护机构进行入住咨询。

本案例中的个案管理可分为以下几个步骤(见表1-14和表1-15)：

表1-14　　　　　　　　　　　　　　**慢性医疗住院个案管理案例**

慢性医疗住院个案管理案例	
流程	说　明
接案	获得案主基本资料、病理学检查、伤口、行动能力专业关系等
评估	医生、护士、社工、康复师、个案管理员等专业人士根据自身专业特色共同参与，为期7天，评估内容包括身体健康状况、感知觉状况、情绪状况、行为表现、社会支持网络、经济来源、自身优势资源
目标	短期目标：一周内帮助老人适应机构，一周内血糖降低并维持在正常范围内； 中长期目标：三个月后日常生活能力评估可达到自我照顾的能力，同时老人掌握糖尿病相关基础知识，并能自行监测和控制血糖
计划	根据短、中、长期目标拟定照护措施

表1-15　　　　　　　　　　　　　　　　　**照护计划表**

问题	目标	照护计划	执行人
血糖偏高	一周内将血糖降低并维持在正常范围内	监测血糖，调整胰岛素	医生
		控制饮食，安全用药	护士
		控制饮食，观察并防止低血糖的发生	护理员
感染风险	照护期间无感染发生	抗感染治疗	医生
		控制血糖，定期换药，观察伤口	护士
抗拒入住	一周内帮助个案适应机构	健康宣教，强化回家的期望	个案管理员
		发掘兴趣，转移注意力，心理疏导	社工
		与家属沟通，一周回家一次	个案管理员

续表

问题	目标	照护计划	执行人
跌倒风险	照护期间无跌倒发生	伤口护理，尽快愈合	医生
		监测血压及血糖	护士
		加强巡视，教导按铃	护理员

流程	说　明
执行	在服务方面，做好血糖偏高、伤口有感染风险、抗拒入住养老机构、跌倒风险等问题的对应的计划执行。同时，对接长期护理保险的服务支付项目与医保资源。
监控	在监测血糖的过程中，个案管理员发现老人的情绪焦躁、不配合监测，经常表示要回家，一度导致血糖监测工作无法顺利进行。个案管理员了解情况后，发现是因为每天血糖测试频次过高（一天七次），于是与医生沟通后改善措施，调整为一天三次，并且安抚老人，告知其只要坚持接受治疗，病就能好，病好了就能回家。通过上述调整，老人开始配合服务人员的照护措施
再评估	照护计划进行了五个月后，个案管理员对老人进行了再次评估，发现其生活自理能力大幅改善。照护目标基本达成
结案与追踪	结案：老人伤口痊愈，血糖降低并控制在正常范围，情况平稳，且老人希望回家。与家属沟通后，办理了出院手续，个案结束 追踪：老人回家一个月后，个案管理员打电话给家属，询问老人目前的状况。家属表示目前老人的足部状况良好，伤口愈合。老人已学会自己注射胰岛素，且已经形成了健康意识，能规律饮食和睡眠。个案管理员随后会定期电话咨询卫教情况与门诊安排

（三）长期护理个案管理案例

王爷爷，85岁，独居，有一子。因中风长期卧床，完全依赖鼻胃管及导尿管生存，近期因反复性尿路感染住院3次，回家已经2个月了，目前处于稳定恢复中。居家护理师近日家访时发现病人的体重明显下降，脸色苍白，评估进食状态后才知道是因为经济因素，使用配方奶太贵，遂按照家属要求，改为牛奶灌食并给予足够水分，小便看起来很正常。在王爷爷入院期间，个案管理员评估发现其儿子的生活因此而有一定的经济压力，立即通过转介，转为居家护理，每月去其家中协助更换鼻胃管及导尿管，在居家护理师及儿子的照顾下老人的病情维持稳定。但由于儿子的经济支持有限，且难以承担日常照顾重任，导致王爷爷的精神上有很大压力。

为减轻案主的儿子承担照顾工作的辛劳，通过王爷爷的居家个案管理员，连接并利用社会资源系统，协助其申请长期护理保险服务资源，经过长期护理险的第三方评估，同意了他的申请，由保险服务提供每周 3 次、每天 2 小时的居家照顾服务，服务内容包含环境清洁、协助床上沐浴、穿换衣服、口腔清洁、鼻饲喂食及简单的肢体活动。居家护理员除了照顾个案外，也协助整理个案的居住环境，包括洗涤换洗衣物。这样一来，即使他的儿子短时外出，也无后顾之忧。个案管理员要求居家护理员到其家中除了更换管路外，还要不定时利用其他个案家访服务时间，顺路提供居家关怀服务，并转赠志愿者捐赠的纸尿裤，以减轻其经济压力。除了探视个案外，个案管理员还倾听其儿子表达照顾老人的难处，让他抒发情绪、减轻心理压力，也通过整合、连接长期照顾资源，支持他的长年照顾工作。本案例中的个案管理可分为以下几个步骤(见表 1-16)：

表 1-16 **长期护理居家个案管理案例**

长期护理居家个案管理案例	
流程	说　　明
接案	汇总案主的基本资料，包括多重疾病衰弱、长期失能卧床、家庭照顾支持弱、有经济压力等。安排申请长期护理保险
评估	长期护理保险的第三方评估，确定评估等级，以及服务支付标准、问题清单
目标	提供照顾，协助整理个案的居住环境、减轻其经济压力
计划	移除导尿管训练、辅具支持，确定居家护理服务、家事服务、喘息服务等内容，减轻照顾者的压力，案主局部复能或康复等
执行	连接资源，包括长期护理保险服务、社区志愿者家政服务等
监管	目标达标率、服务质量提升率、满意度调查等
再评估	营养评估、尿失禁评估、日常生活能力评估
结案与追踪	实现了计划中拟订的目标

（四）整合照护与个案管理案例

独居的退休教师陈奶奶在家不小心被倒塌的家具压倒，躺在地上一天才被邻居发现，紧急送医后，经医生诊断，其下肢受伤严重，分析陈奶奶有可能接下来必须卧床一段时间，行动只能靠轮椅代步了。陈奶奶很可能将因缺乏运动，肌肉快速流失，变为长期卧床，需要 24 小时照顾。老人唯一的女儿认为人衰老了就是这样。陈奶奶的病情稳定之后，就准备出院，接下来的照护衔接工作就交给了居家个案管理员。

　　个案管理员在陈奶奶情况稳定准备出院时，接手这个案子，开始思考陈奶奶从医院离开回到家以后，生活要如何重新开始。他知道陈奶奶习惯自己独立生活，如果就此失去生活能力，心情将非常沮丧。因此，个案管理员将"站起来走路、恢复独立自主生活的能力"作为陈奶奶整个照护计划的目标。通过全面性评估和观察，发现陈奶奶不仅有下肢损伤的问题需要解决，还需要解决营养摄取、个人清洁与排泄、肢体活动功能恢复、预防不动症候群并发症等问题，还有其他非医疗的需要，如文书和家务协助、陪同外出就医等。

　　计划应从最核心的伤口护理开始，到陪同就医与接送，甚至还包括药师提供用药指导服务。个案管理员与其所在社区的社会服务团队共同制订了"三阶段复能计划"：

　　第一阶段，因伤口还在，康复师主要指导上肢运动、日常生活的正确姿势与技巧、位置转移技巧及注意事项、居家无障碍环境评估及改善建议；

　　第二阶段，开始教导其正确坐姿、站姿，以及姿势矫正、坐姿及站姿平衡训练、下肢承重功能训练；

　　第三阶段，练习使用助行器走路。个案管理员一边统筹护理员、药师、居家康复师等专业人员提供整合性的服务，一边耐心地陪伴陈奶奶，给予她心理支持，有效地执行照顾计划。出院 17 天后，陈奶奶就可以在有人陪同的情况下，做自己最喜欢的事情——走路到农贸市场买菜。

　　本案例中的个案管理可分成以下几个步骤（见表 1-17）：

表 1-17　　　　　　　　　　　整合照护居家个案管理案例

整合照护居家个案管理案例	
流程	说　明
接案	案主丧夫多年，独居，生活自主能力高、知识水平高，性情开朗。常参加小区的广场舞，育有一女已出嫁，无经济压力等。出院后准备转介居家个案管理员
评估	全面了解案主的医疗、身体、精神、社会功能恢复及居家环境改善的情况
目标	"站起来走路、恢复独立自主生活"；组织跨专业团队，包括康复师、居家护理员、家政服务员、个案管理员、药师、营养师
计划	根据目标完成包括三个阶段的整合照护计划
执行	连接资源包括长期护理保险服务、社区志愿者家政服务，连接医疗保险、辅具供货商等
监管	目标达标率、服务质量提升率、满意度调查等
再评估	日常生活能力评估
结案与追踪	一个月后，个案管理员电话访问陈奶奶，得知她已经可以自立生活，目标实现

五、个案管理员的职业应用

(一)个案管理应用范围

个案管理的工作方法被应用于心理卫生、启智教育、慢性精神疾病、身心发展障碍、老年人长期照顾以及儿童福利机构等多个领域。个案管理的范围分为"围墙内"和"围墙外",前者指个案管理活动是在医疗机构内进行的,而后者是指在医院外开展,如社区照护。

在理论上,个案管理员可使用任何有效的方法来协助案主——不论是通过转介,还是开发服务资源,都可用于满足案主的需求,而个案管理员自己也能提供那些现有社会机构无法提供的特别服务。个案管理在照护服务方面的应用范围包括急性医疗个案管理、医养结合个案管理、慢性病个案管理、长期护理个案管理、居家照护个案管理、社区康复个案管理、认知症照护个案管理等不同领域,尤其是在医养结合管理模式得以大力推动的前提下,可以运用个案管理的方法来解决医保控费与长期护理保险落地的问题。

(二)临床医疗照护个案管理员

临床医疗照护主要针对在医院中少数医疗资源使用偏高且照顾复杂度高的患者,如急性脑梗死、心力衰竭以及肿瘤病患等个案。2014年世界卫生组织发表报告指出:10%的患者在治疗中受到伤害,20%~40%的医疗支出来自低质量照护。这种现象应通过管理医疗质量与效率来进行改革,而个案管理实为改革的主要工具,也是提升医护人员对病患照护活动质量的主要方法。医院导入个案管理的动机,不外乎经济因素、保证医疗质量、提升病患满意度等,通过个案管理的推行,医院可以达到提高照护质量及控制成本的目的。

(三)慢性病个案管理员

慢性病全称是慢性非传染性疾病,不是特指某种疾病,而是一些早期无症状,病程长且不易治愈,缺乏确切的传染性生物病因证据,病因复杂,有些尚未完全被确认的疾病的概括性总称。

在人口老龄化时代,老年人的生活形态改变,卫生医疗技术进步,有些疾病由"急性"转为"慢性",对医疗照护需求由"治疗"转为"治疗与照护并重"。我国慢性病发病率近年来呈现快速上升的趋势,如心脑血管疾病(高血压、冠心病、脑卒中等)、糖尿病、恶性肿瘤、慢性阻塞性肺部疾病(慢性气管炎、肺气肿)、初期肾脏病、末期肾脏病、气喘、乙丙肝等。

慢性疾病不具有传染性，但长期积累会形成疾病形态的损害，一旦防治不及时，不仅会对人体健康造成危害，也带来经济方面的损失。国家对慢性病防治提出了重要指标，中共中央、国务院在《"健康中国 2030"规划纲要》中提出，到 2030 年，慢性病过早死亡率要下降 30%。

慢性病个案管理是指对个案可能预见的风险因素进行定期检测、评估与综合干预管理的行为及过程，主要包括慢性病早期筛查、慢性病风险预测、预警与综合干预以及慢性病人群的整合性管理、效果评估等。

欧美国家在数十年前就已发展出慢性病照护管理模式，但仅限于对单一种类慢性病的追踪及照护。而老年人常常患有多种慢性疾病，特别是大多伴随病理性的退化，因此，原来的慢性病照护模式应调整为整合照护模式。患有多重慢性病的老年人除了门诊医生提供长期处方药物及监测指标外，还需要有一个跨专业照护团队，包括老年医学医生、个案管理员(可由专科护理师兼任)、临床药师、康复治疗师、临床心理师及社区医疗资源统筹者。

专属的个案管理员与病人联系并做评估，除了原有疾病状况评估外，还会针对老年症候群症状做全方位评估，制定个性化的整合照护计划。个案管理员可作为病人与原门诊医生的沟通桥梁，将病人的需求及临床状况及时告知医生。当照护计划开始执行后，照护团队会定期开会讨论照护计划的效果并有针对性地提出改进方式，以期提供更符合个人需求的照护服务。

有别于传统医疗以病人为中心，慢性病个案管理模式需要针对每个病人的实际状况并将老年症候群的症状纳入其中，必要时还会汇集其他专科医生，做更有效的医疗资源整合与利用。如果每位老年人都能有专属的个案管理员，就可以统筹门诊看病、住院及出院回家后的照护流程，减少转介过程中时间与资源的浪费。

(四)长期护理个案管理员

在长期护理中，被照护者需要的是多元化服务，是横跨医疗服务与社会服务，并兼顾急性病、慢性病等多种需求的服务。长期护理个案管理员要以系统性思维看待长期护理保险中的个案管理，多站在服务对象的角度去考虑，协助个案与家庭成员做好最适合的照护计划，整合有效资源为个案做好服务工作。

六、个案管理员的职业素养

个案管理员的专业价值观是个案管理工作顺利推动的基本前提。个案管理员的职业素养不仅包括专业技能，还应具备以人为本的服务情怀。

（一）重视生命价值

很多老年人因生理、心理与社会互动进入退化阶段，常对生命产生焦虑、不安的情绪，有时候感觉自己处在生命的低潮时期，觉得自己不是必要存在的、也不被需要时，生命就会失去安全感与归属感，很容易不再珍重自己的存在，以为世界上没有人在乎自己，甚至怀疑存在的意义与价值。事实上，人的生命价值是无限的，必须在生活中去体验。对老年人而言，生命的价值在于生活中感受喜悦与尊重，并获得心灵上的成长。个案管理员应认为每一位老年人都有其存在的生命意义，存在本身就是一种价值。有句话是这么说的："我们照护老年人，不只是让他们活着而已，更要让他们能愉悦地生活！"

（二）具有责任心

责任心是具有责任感的心态，指个人对自己和他人、对家庭和集体、对国家和社会负责任的认识、情感和信念，以及与之相应的遵守规范、承担责任和履行义务的自觉态度。它是一个人应该具备的基本素养，是健全人格的基础，是家庭和睦，社会安定的保障。一般地说，责任就是义务，工作责任心就是工作中应承担的职责与义务，它是靠外在的行为规范力量来推动的。

个案管理员的目标就是让案主能尽快地改善面临的困境，虽往往会遇到许多阻碍，如案主的身心受创后对生命失去安全感、被弃养后经济能力不足、内部机构的资源不足以支撑案主的照护，等等，个案管理员应以坚持不懈的、负责的态度去克服。如果一位个案管理员是对工作有责任心的人，他会表现出对工作的积极性，工作效率也比较高。具有工作责任心的个案管理员，应具备以下行为特质：①保持高度热忱，为完成工作而愿意付出额外努力；②自愿做一些本不属于自己职责范围内的工作；③遵守组织的规定和程序；④赞同、支持和维护组织的目标。

（三）具备服务热忱

成功的个案管理员一定要具备愿意贡献所长来积极服务他人的热忱。有热忱的人会热爱自己的工作，会带给案主很高的信任感。激发热忱的方法就是要培养积极进取的人格特质。下列四种表现即属具备服务热忱的行为特质：①有强烈的目标意识，且能克服困难、奋勇向前；②热爱工作，全心投入；③多做事，敢表现自己的才能，有自信；④不说丧气话，不自怨自艾，且能激励他人。

（四）具备专业的老年照护知识

一位合格的个案管理员应具备的老年照护知识包括：①医疗保险与长期护理保险中医疗与长照服务给付的法律和规章；②老年人的生理、心理与社会发展等相关的专业知识；③个案的照护咨询与拟订照护计划的专业知识；④与自己工作场域相关的各种服务与资源的知识；⑤所在机构的政策与核心价值的知识；⑥团队合作学习的相关知识；⑦沟通/协调技巧的知识；⑧运用个案管理流程的知识。

七、初级个案管理员岗位说明

（一）个案管理员的重要性

随着消费观念发生变化、疾病出现多样性趋势、照护质量提升与成本控制等多层面需求的增加，长期护理人员的角色也日趋专业化与多元化。个案管理人员在长期护理过程中所扮演的角色，已逐渐成为未来长期护理机构发展的重要组成部分。

个案管理员岗位可由专业的医生、护士、社工、康复师、心理咨询师、营养师、健康管理师等人员担任，同时必须经过个案管理教育与训练。

随着个案照护需求的增加与照护质量要求的提升，未来个案管理员职业必定朝向认证制度发展，因此个案管理员在进行职业生涯规划时，必须将职业认证列为必要的条件之一。

（二）初级个案管理员岗位说明

初级个案管理员应具备个案管理的基本认知，包括其概念和定义，同时还要了解个案管理的工作流程，以便熟练地开展工作（见表1-18）。

表 1-18　　　　　　　　　　　　**初级个案管理员岗位说明**

个案管理员岗位说明			
岗位名称	个案管理员(初级)	岗位编号	
工作内容			
1. 工作概述			
在跨专业团队的指导下负责老年人的评估、沟通与协调、资源连接并落实个案管理计划中的一般性工作。			
2. 工作职责			
①依照接案筛选标准界定个案。		②梳理个案的基本资源。	
③评估与个案相关的复杂问题的范围。		④参与跨专业团队会议,共同拟定照护目标。	
⑤沟通协调个案与跨专业团队之间的关系。		⑥填写个案管理记录。	
⑦对个案遵从性偏离的辅导与质询。		⑧对结案的个案做后续追踪辅导。	
工作关系	内部关系	部门跨专业团队、各部门。	
	外部关系	个案与家属、相关政府长期护理保险与社会福利部门、合作单位、志愿者。	
专业及培训	符合岗位的学历要求,获得 1+X 医养个案管理职业技能等级证书(初级)。		

程序方法

学习个案管理的步骤、基本过程和个案管理员的岗位要求与职责:

第一步:学习发达国家以及中国香港、台湾的个案管理先进经验。

第二步:研读个案管理中各环节的主要工作内容。

第三步:结合相关信息,填写个案管理员在整合照护居家个案管理案例中针对陈奶奶采取的"三阶段复能计划"(见表 1-19)。

表 1-19　　　　　　　　　　**整合照护与个案管理"三阶段复能计划"**

1	伤口未完全愈合	康复师的工作内容:
2	指导客户生活	指导的具体内容:
3	辅具使用练习	个案管理员的工作内容:

练习实践

一、小组实践

全班同学分成若干小组,阅读下面的材料,并以小组为单位就个案管理模式在国内外的研究现状进行比较，可向优胜者颁发全人照护发展模范五颗星。

随着人口老龄化的不断深入，老年慢性病患者的数量逐年增加，给社会和家庭所带来的经济负担也越来越沉重。为促进患者康复、降低医疗成本，各国均进行了积极探索。个案管理作为一种创新策略被人们推崇，其目的是促进患者改善生活质量，减少住院天数，减少医疗资源的过度消耗，并提高患者和医疗专业人员的满意度。目前国内也进行了一系列相关研究，并且取得一定效果。

第一，个案管理模式的类型。个案管理模式的类型有很多，其中 Bedell 等将个案管理模式分为三种类型：①全面服务模式，为患者提供临床性和支持性服务，以满足患者的需要；②经纪人模式，主要任务是通过联络以帮助患者获得所需要的服务；③混合模式，它是前两种模式的结合。有学者按照工作场所将个案管理模式分为三种类型，如医院的、医院到社区的(过渡期)、社区的，也有学者按照疾病种类来发展特定的个案管理，如糖尿病个案管理模式、腹膜透析个案管理模式、乳腺癌个案管理模式等。个案管理模式多种多样，其选择主要取决于所应用的对象、场所和机构。

第二，国外研究现状。目前国外已有多个领域的个案管理研究，并且取得了较好的效果。其主要实施者为专科护士或以护士为主导的多学科医疗团队，其主要干预内容包括评估患者的需求；及时与患者、照顾者和医疗团队进行沟通协调以满足患者的需求，并为患者制订个体化的护理计划；定期对患者进行随访，以确保达到预期目标；及时评价患者的病情进展并给予反馈，进而修改原定照护计划，如增加随访次数等。较多研究表明，其专科护士的要求是已注册护士，具备一定的慢性病相关知识，且有长期临床工作经验。

第三，国内研究现状。目前国内对于个案管理研究主要内容包括乳腺癌、慢性心率衰竭及腹膜透析等。

与国外相比，目前我国所进行的系统化、程序化的个案管理研究较少，所涉及的专科领域较窄，专科护士培养还处于探索阶段，尚缺乏相关的专科护士。因此，进一步扩展研究领域，深入探索适合我国国情的个案管理模式十分有必要。

二、个人检测

(一)填图题

1. 请将个案管理的步骤填入下列对应的图形中：

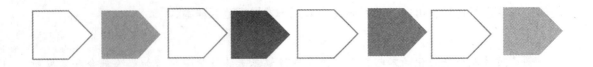

（二）填空题

1. 个案管理目标设定要以（　　　）做导引，个案管理员角色是（　　　）案主做具体的目标设定，（　　　）。

2. 个案管理员在工作中的行为特质可用以下来说明：重视（　　　）、具备（　　　）、具备（　　　）以及专业完整的老年照护知识。

3. 在个案管理计划中，初级医养个案管理员的工作职责中对个案的遵从性偏离的辅导与咨询，属于（　　　）环节。

4. 个案管理本身可视为一种"系统"的操作，是一套指定程序，可依其（　　　）去完成。

5. 界定个案是指与筛选后的个案（　　　），互相熟悉，进而建立关系的一个过程。

6. 个案管理在评估过程中必须确认三件事：（　　　　　　　　）、熟悉老年综合评估（CGA）的内涵，（　　　　　　　）。

7. 计划的执行由跨专业团队会议授权个案管理员负责，是将（　　　　　　　），其中（　　　　　　　）是计划执行的核心任务，确保目标（　　　　　）。

（三）判断题

1. 结案是一种服务关系的结束，也是一种视情况而退出服务的过程，任何一位进入个案管理的服务对象，都将会在某时间点结案。（　　　）

2. 个案管理的范围分为"围墙内"和"围墙外"，前者指个案管理活动是在高端养老机构内，而后者是指在三甲医院内。（　　　）

3. 在人口老龄化时代，老年人的生活形态改变，卫生医疗技术进步，有些疾病形态由"急性"转为"慢性"，对医疗照护的需求由"治疗"转为"治疗与照护并重"。（　　　）

4. 慢性疾病不构成传染，但长期积累会形成疾病形态的损害，一旦防治不及时，会造成健康和经济方面的危害，需要做好管理工作。（　　　）

5. 欧美国家在数十年前就已发展出慢性病照护管理模式，但仅限于单一种类慢性病的追踪及照护。（　　　）

6. 在长期护理中，被照护者所需要的是单一化的服务，这种服务是横跨医疗服务与

社会服务的。　　　　　　　　　　　　　　　　　　　　　　　（　　）

7. 随着个案照护需求的增加与照护质量的提升，未来个案管理员必定朝向认证制度发展，因此个案管理员在进行职业生涯规划时，必须将职业认证列为必要的条件之一。

　　　　　　　　　　　　　　　　　　　　　　　　　　　　（　　）

（四）多选题

1. 初级个案管理员的工作职责包括(　　)
   A. 依照接案标准界定个案；梳理个案的基本资源
   B. 评估个案需要处理的复杂问题的范围；参与跨专业团队会议共同拟定照护目标
   C. 沟通协调个案与跨专业团队之间的关系；填写个案管理记录
   D. 个案遵从性偏离的辅导与咨询；结案后的追踪辅导

2. 个案管理的评估内容包括但不限于(　　)
   A. 案主的身体、精神、社会、经济状况
   B. 案主的独立自主能力及所处环境
   C. 个案评估属于一种诊断复杂问题的过程
   D. 个案评估可以用在诸如疾病、生活自理能力、老年综合征、行为表现异常情况、医疗系统使用频次等方面
   E. 个案评估属于一种诊断简单问题的过程

（五）简述题

1. 个案管理员应重视生命价值。请举例说明重视生命价值的意义。

_____
_____
_____

2. 个案管理模式可以应用于哪些领域？

_____
_____

3. 什么是个案管理？

_____
_____

（六）综合题

请分析以下案例中的老王出现了哪些问题？

老王是一位70多岁的老人，退休前是工厂里一名技术工人，性格开朗，家里有两处房产，总价值达300多万元，另外还有一些存款，育有两儿一女，大儿子是水管工，小儿子硕士研究生毕业，女儿在农村，老王过去一直觉得生活很幸福。但最近72岁的老伴因突发脑出血去世了，大儿子又因投资失败，骗光了老人所有存款，并且想方设法私自修改了房屋所有权人，二儿子毕业后在大城市刚落户，生活紧张，用卖老宅的钱购买了自己的结婚住房。两个儿子都不愿意赡养老王，由于小女儿自幼就送人了，老王不愿意去女儿家里养老，无奈之下选择住进了养老院。过去一直积极乐观的老王变得郁郁寡欢，闷闷不乐，一下子苍老了许多，看上去像80多岁的人，身体情况也每况愈下，觉得生无乐趣，活着没有意思，白天发呆，不愿意参加社区的活动。

1. _____ 2. _____ 3. _____ 4. _____

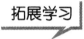

（一）知识链接

医养介护士(师)的素质要求

医养介护士(师)的职业素质主要包括业务素质、心理素质和身体素质。

第一，业务素质要求医养介护士(师)掌握与职业相关的理论知识和职业技能。

（1）医养介护士(师)职业理论知识，包括基本法律知识以及日常生活照料、生活技术照护、疾病症状观察、突发事件应对、康复保健指导、心理照护知识等。

（2）医养介护士(师)职业技能，包括日常生活照护操作技能、异常生理功能观察技能、常见病症照护技能、心理照护技能、康复保健指导技能、突发事件应对技能、老人闲暇活动策划与组织技能等。

第二，心理素质是指医养介护士(师)应具备本职业所要求的心理状态和特点，包括观察力、记忆力、情绪与情感、判断力、性格和表达力。

（1）观察力。观察力是人们对客观事物进行有目的的认知能力。老年人随着年龄增加，会出现感知觉功能减弱、反应迟缓、记忆力下降等生理改变，给生活带来各种困难。尤其是因病致残，可能使他们的语言表达能力受限，难以清楚地表达自己的意愿。为了及时掌握老年人的情况，医养介护士(师)必须学会观察技能。因此，观察力对医养介护士(师)相当重要。

（2）记忆力。记忆力是人脑对过去经验或知识的保持、再认识或回忆的能力。良好且准确的记忆是保证工作顺利完成的重要条件，也是每名医养介护士(师)必须具备的能力。老年人的照护工作涉及衣、食、住、行和医疗保健等多方面的繁杂工作。为此，医养介护士(师)应采取科学的记忆方法，对于需要较长时间记忆的事情，可以使用文字记录等办法来帮助记忆。

(3)情绪与感情。情绪与感情是人们对客观世界的特殊反映形式，是人对事物是否符合自己的需要而产生的体验。人的情绪可以通过渲染而互相影响。因此，医养介护士(师)要通过自己积极乐观的情绪来感染老年人，帮助他们树立乐观、积极向上的情感。

(4)判断力。判断力是人们对客观事物进行分析、综合并做出判断的能力。而面对老年人的各种情况，医养介护士(师)应能经过综合分析，迅速对老年人是否存在异常情况及可能产生的不良后果进行估计和判断，及时、合理地解决出现的问题，保证医养介护士(师)工作顺利进行。

(5)性格。性格是个人对客观现实的稳定态度及与之适应的习惯化的行为方式。医养介护士(师)应具备良好的性格，包括尊重他人、宽厚待人、热爱生命、正直纯朴、勤劳无私、真诚热情、积极进取、行为端正，对老年人富有同情心，愿意为老年人奉献爱心。

(6)表达力。表达力是人们在与他人的交往过程中运用语言表达自己意愿的能力。正确使用语言，恰当地表达自己的意愿，是医养介护士(师)必不可少的基本技能。

第三，身体素质是指人的身体健康状况。医养照护工作既要运用照护理论和相关技能，也需要付出一定的体力。因此，医养介护士(师)要想圆满完成养老照护工作，具备健康的体魄是前提。

(二)学习资源

《医养介护士(师)培训教材》，中国老年保健医学研究会老年医养服务促进会组织编写，主编：许景峰，戴世英，中国医药科技出版社于 2016 年出版。

本小节"个人检测"参考答案：

(一)填图题

接案，评估，目标，计划，执行，监控，再评估，结案与追踪。

(二)填空题

1. 案主需求，协助、案主是目标设定的主体；
2. 生命价值，服务的责任心，服务热忱；

3. 监控;

4. 先后次序;

5. 初步接触;

6. 个案管理员需记录评估的结果,进一步分析确认个案的优势、劣势、机会、风险;评估可用来做照护等级鉴定或照护计划的依据;

7. 个案管理计划付诸行动的过程,目标管理、如期如实完成。

(三)判断题

1. 对;2. 错;3. 对;4. 对;5. 对;6. 对;7. 对。

(四)多选题

1. ABCD;2. ABCD。

(五)简述题

1. 老年人对生命易产生焦虑、不安、抑郁的情绪,处于生命的低潮时期,要主动与老年人交流,引导关注生命的价值,分享自己的看法。每个老年人都有其存在的生命意义,存在本身就是一种价值,每位案主美好的生活是我们追求的目标。

2. 可以应用于慢性病管理、长期护理、居家照护、社区照顾、认知症照护等不同领域。

3. 个案管理是一种以个案为中心,整合不同层次的服务输送体系与跨领域专业人员,来解决个案存在的多重复杂问题的管理方法。

(六)综合题

1. 退休后老人的职业角色丧失,造成了人际交往减少,社会地位下降;

2. 老伴的去世,造成了家庭角色的部分丧失,给老人带来了很大冲击;

3. 两个儿子不孝顺,老人的心理更加脆弱;担心自己疾病缠身,又不能给女儿带去负担,愧对女儿,使得老人选择去养老院;

4. 以上这些因素制约了老人的活动,老人不愿意与他人交往,产生心理落差,造成老人悲观失望、失落孤独的心理。

工作领域 ② 医养照护服务管理体系

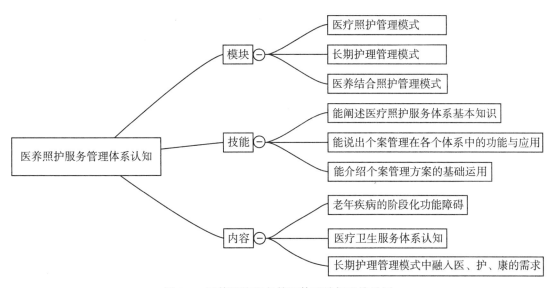

图 2-1　医养照护服务管理体系认知思维导图

　　"医养结合"就是将医疗照护服务体系的资源与长期护理服务体系有机结合起来，满足人们多元的、持续性的照护需求。其内容包括老年疾病的阶段化分层障碍、医疗卫生服务体系认知、急性医疗出院准备衔接照护资源、急性后期(亚急性)医疗照护衔接长期护理、长期护理管理模式中融入医、护、康的需求等。初级职业技能的核心是掌握医疗照护服务体系、生活照顾服务体系以及长期护理服务体系中医养结合资源的基本知识，能理解个案管理在各个体系中的功能与应用，能掌握个案管理方法的基础运用，在常见的老年服务情景中能实现对信息的提取、转介和资源连接。

工作任务 2.1　医疗照护管理模式

➢ 了解老年疾病各阶段的功能障碍情况
➢ 了解医疗卫生服务体系与老年个案管理的关联
➢ 熟知亚急性期(急性医疗后期)照护的基本目的
➢ 熟知出院准备与亚急性期照护衔接的基本流程
➢ 掌握医疗照护中个案管理的运用

能力标准

表 2-1　　　　　　　　　　　　　能力标准对照表

能 力 标 准	
知识	1. 老年疾病各阶段的功能障碍情况 2. 医疗卫生服务体系的组成 3. 亚急性期照护的目的和出院准备
技能	1. 明确亚急性期(急性医疗后期)照护的基本目的 2. 遵守出院准备与亚急性期照顾衔接的基本流程 3. 能在医疗照护中进行个案管理
态度	1. 遵守企业的各项规章制度 2. 善良、富有同情心、责任心 3. 珍惜生命、关注生命质量

学习方法

1. 以小组形式学习我国医疗卫生服务体系的组成。
2. 通过阅读教材和网络学习资源，掌握老年疾病状况及功能障碍的基本知识。
3. 通过观看视频、与家中长辈交流或走访社区综合为老服务中心来了解本地老龄化现状，并调研当地亚急性期照护的现状。

教学案例

张爷爷，87岁，晚间独自洗澡时不慎摔倒，导致左股骨颈骨折，随后去医院治疗。由于正值新冠肺炎疫情期间，医生建议在家卧床休养，观察病情变化，暂时无需手术。一个月后到医院拍片复查，发现情况没有明显好转且疼痛加剧，医生建议张爷爷住院接受"左侧人工股骨头置换术"。手术后，张爷爷因年龄偏高，身体功能衰退严重，生活不能自理。医院针对他的病情和身体状况、生活照料需求、生命体征做了整体评估后，建议家属为他办理出院，但家属希望通过专业的术后康复让张爷爷能够再次独立行走。于是，医院启动了出院准备计划，并按家属的期望与医院的个案管理员协调，安排衔接照护资源。

问题讨论

作为个案管理员应如何帮助张爷爷协调照护资源？

基本知识

一、老年疾病状况与预防

（一）十大致命疾病与老年期的关联

世界卫生组织公布的 2016 年全球 5690 万例死亡案例中，半数以上（54%）由 10 个原因导致（见图 2-2）。

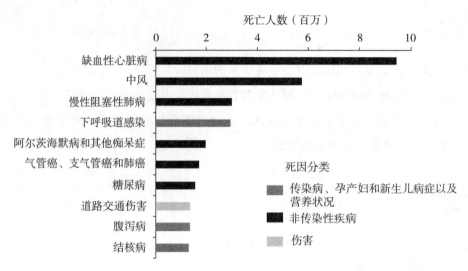

图 2-2　WHO 公布的 2016 年全球前十位死亡原因

　　缺血性心脏病和中风是最大的杀手，这两种疾病在过去 15 年中一直是全球人口死亡的主要原因；慢性阻塞性肺病(COPD)夺走了 300 万人的生命，排名第三；肺癌在 2016 年(包含气管癌和支气管癌)造成 170 万人死亡；糖尿病在 2016 年导致 160 万人死亡。值得关注的是，阿尔茨海默病及其他认知症导致的死亡在 2000 年至 2016 年间增加了一倍以上，死亡原因排名也由 2000 年的第 14 名上升为 2016 年的第 5 名。每年衡量死亡人数和死亡原因是评估一个国家卫生系统有效性的最重要手段之一，此外，还要了解造成死亡的疾病影响人们的方式及其伤害。一个国家如果在几年内由某种疾病导致的死亡人数迅速上升，则极有必要开展针对该疾病的预防规划，如针对阿尔茨海默病的预防保健、健康照护等政策规划与医疗服务体系建设。

　　中国疾病预防控制中心与美国华盛顿大学健康测量及评价研究所(IHME)合作完成了一项关于中国人口健康的全面研究报告，即《1990—2017 年中国及其各省的死亡率、发病率和危险因素：2017 年全球疾病负担研究的一个系统分析》发表于《柳叶刀》。该报告从 282 类致死原因中找出了 2017 年中国人的十大死亡原因，分别是：①中风；②缺血性心脏病；③呼吸系统疾病(气管、支气管、肺)；④慢性阻塞性肺病；⑤肝癌；⑥道路交通伤害；⑦胃癌；⑧阿尔茨海默病及其他认知症；⑨新生儿疾病；⑩高血压性心脏病。

　　从 2016 年世界卫生组织公布的全球前十位死亡原因以及 2017 年全球疾病负担研究的系统分析看，导致过早死亡的主要疾病，如中风、糖尿病、缺血性心脏病、癌症、呼吸系统疾病、慢性阻塞性肺病、阿尔茨海默病及其他认知症等，基本属于非传染性的慢性病，其中大多是老年人常患的疾病。

(二) 从疾病到死亡的阶段化功能障碍

老年人经历从疾病到死亡的过程中存在阶段化的障碍问题，也就是说在老年人医疗照护的过程中，功能的丧失是逐步形成的(见图 2-3)。

进程 1——疾病：某种病理状态引发一组不正常的症状。

进程 2——损害：不正常的症状经过一段时间治疗后，身体器官仍有某种程度的损伤，造成障碍。

进程 3——失能：当这些损害、障碍在经过完全治疗后，身体器官仍无法恢复原先的功能时，即发生失能。

进程 4——残障(残疾)：在所处环境中因身体功能丧失而产生各种限制。

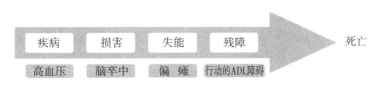

图 2-3　阶段化功能障碍(以高血压为例)

(三) 老年疾病的发展与预防

身体健康是老年人保持独立生活能力的关键所在，在家庭和社区生活中发挥着至关重要的作用。促进健康长寿和疾病预防活动可以预防或延迟非传染性疾病和慢性病发作，诸如高血压、糖尿病、心脏病、中风和癌症等。如果这些疾病能预防得当或者在早期能被发现和治疗，就可以防止负面后果的发生，也可以减轻沉重的医疗负担。随着社会的发展，人们愈加体会到健康的重要性以及单纯的医学治疗对现代疾病治疗的限制，从而由最开始消极的治疗疾病转变为目前积极的疾病预防与健康管理。三段式的疾病预防观念在 20 世纪 40 年代被提出，将预防医学以疾病三角观念，即"宿主、环境、病原/致病因子"为出发点，衍生出三个阶段的公共卫生预防流程。我国的健康管理也以此为基础，提出三级预防策略(见表 2-2)。

表 2-2   疾病发展与三级预防

第一级预防 (病因预防)		第二级预防 ("三早"预防)	第三级预防 (临床与康复)
促进健康	特殊防护	早期发现、早期诊断、 早期治疗	康复与长期照护
1. 卫生教育 2. 注重营养 3. 良好的行为与生活方式 4. 合适的工作、娱乐、休闲环境 5. 性教育 6. 定期体检	1. 疫苗接种 2. 培养个人卫生习惯 3. 改进环境卫生 4. 避免职业伤害 5. 预防意外事件 6. 化学预防 7. 消除致癌物质	1. 定期体检,以便早期发现糖尿病、高血压等慢性疾病。 2. 特殊体检,以便早期诊断癌症或阿尔茨海默病等特殊疾病。 3. 早期治疗,以便遏制疾病恶化并避免进一步的并发症和续发症。	1. 生理、心理和机能的康复 2. 提供适当的康复医院、设备 3. 提供限制残障和避免死亡的设备 4. 医院的作业治疗 5. 疗养院的长期照顾

第一级预防是指促进健康、完成特殊保护。包括糖尿病、高血压预防等各式卫教,以及老年人体检、疫苗注射(肝炎疫苗、流感疫苗、肺炎疫苗、德国麻疹疫苗)等,主要目的在增进身心健全,以期抵抗各种病原侵袭,并针对特定疾病,实行各种干预措施,以避免或减少该疾病发生。

第二级预防是指早期发现、早期诊断、早期治疗。在疾病开始的"症状期"、甚至"无症状"的黄金期,就通过筛检获得早期诊断结果,进而接受早期治疗,如个人疾病诊断,包括高血压、糖尿病、骨质疏松、痛风等。第二级预防目的在于治疗和预防疾病恶化、避免疾病的蔓延、避免并发和续发症、缩短残障期。当病情加重时,我们仍能通过临床治疗来限制残障或在逐渐恢复的病程中进行康复治疗。

第三级预防是指以适当治疗来遏制疾病的恶化,避免残障发生,以及防止进一步并发症和继发疾病,并提供限制残障和避免死亡的设备。第三级预防的康复包含心理和生理的作业康复与护养机构的长期护理,但病情至此通常会导致医疗成本攀升,对于病人及其家属造成极大的心理负担。

二、老年慢性病照护与个案管理

对于健康照护资源的连接,在初段与次段照护服务环境中,一般可由护理人员担任联系、沟通服务的角色。通过实证文献研究，比较出院后返家的老年病患与居家照护质量的结果发现：社区护理师或个案管理员主导的跨领域团队合作模式能显著改善慢性病个案的健康照护情况，尤其在提供居家卫生宣教及特定症状处理中，更是为老年病人与相关照护服务单位之间搭建了桥梁。

前文介绍过，个案管理是针对高风险的老年人进行诊断与治疗，以具有复杂且多重照护问题的老年人或家庭为管理对象，通过整合、协调与合作的过程，评估其照护需求，追踪慢性病老年个案的管理计划，提升其自我照顾能力，再通过沟通与资源的恰当运用，确保老年病人获得必要的照顾。运用个案管理模式为患慢性病的老年人提供个性化的照护，即通过护理师或个案管理员拟订照护计划，并将服务范围扩大至社区，以此来满足老年人的照护需求，再将个案管理的角色功能延伸到社区环境中，持续追踪老年病患返家后的照护进展，并与相关医护团队共同讨论后提供个案服务。

许多研究已经证实个案管理在老年人照护中可以产生的效益包括：个人的自我照顾能力改善(包括认知水平、身体能力、健康功能状态)、病人照护质量提升(包括缩短住院天数、减少再入院率、降低医疗费用及成本)、服务满意度提高(包括增加病患对出院服务满意度、增进医护人员工作满意度)等。

三、医疗卫生服务体系的组成

个案管理很重要的一项任务是资源整合，特别是对医疗卫生服务资源的整合。因此必须全面掌握医疗卫生服务体系中可利用的资源，以便在疾病预防与照护过程中，帮助老年人及时获得恰当的医疗照护资源。老年人的医疗目标为：克服疾病所造成的损害，增强老年人日常生活活动能力(Activity of Daily Living，ADL)，维持并提升其生活质量。医疗卫生领域有四大体系，即公共卫生服务体系、医疗服务体系、医疗保障体系、药品供应保障体系。

(一)公共卫生服务体系

1. 公共卫生服务的定义与内涵

公共卫生服务是指组织社会力量，通过共同努力以达到预防疾病和促进人民身体健康的目的。为了区别于医疗服务，可从服务提供主体、服务类型等方面对公共卫生服务内容进行界定，包括传染病预防和控制、慢性病管理和控制、卫生防疫应急和监测、地方病和环境相关疾病的预防和控制、妇幼保健、计划生育、健康教育、血液采集、卫生监督以及基层卫生机构提供的基本公共卫生服务项目。

2. 公共卫生服务机构

公共卫生服务机构分为专业公共卫生服务机构和基层医疗卫生服务机构。专业公共卫生服务机构包括疾病预防控制中心、传染病预防和控制机构(结核病医院、寄生虫病研究所等)、妇幼卫生保健机构、健康教育所、血站和卫生监督部门等。基层卫生服务机构是同时具备公共卫生服务和医疗服务功能的基层机构,包括城市地区的社区卫生服务中心/站、农村地区的乡镇卫生院和村卫生室。

3. 公共卫生服务项目

公共卫生服务项目包括居民健康档案管理、健康教育、老年人健康管理、慢性病患者健康管理(包括高血压患者健康管理和2型糖尿病患者健康管理)、严重精神障碍患者管理等。基本公共卫生服务项目所规定的服务内容由国家为城乡居民免费提供,所需经费由政府承担,居民接受服务项目内的服务不需要再缴纳费用。基本公共卫生服务可以为老年人提供免费体检、接种疫苗、建立健康档案、健康管理(饮食与运动)等服务;重大公共卫生服务项目可为老年人实施癌症早诊早治,脑卒中和心血管病高危人群筛查干预、糖尿病健康管理。

此外,加强老年人康复和护理,积极推进医养结合,将慢性病防治管理服务和养老服务紧密结合,加强公共卫生与临床医学整合,将有利于护航老龄健康。

(二)医疗服务体系

1. 医疗服务体系分类

医疗服务体系主要包括医院、基层医疗卫生机构。其中,公立医院分为政府办医院(根据功能定位主要划分为县办医院、市办医院、省办医院、部门办医院)和其他公立医院。县级以下为基层医疗卫生机构,分为公立和社会办两类。公立医院是我国医疗服务体系的主体,应坚持维护公益性,充分发挥其在基本医疗服务提供、急危重症和疑难病症诊疗等方面的骨干作用。公立医院承担医疗卫生机构人才培养、医学科研、医疗教学等任务,承担法定和政府指定的公共卫生服务、突发事件紧急医疗救援、援外、国防卫生动员、支农、支边和支援社区等任务。社会办医院是医疗卫生服务体系不可或缺的重要组成部分,是满足人民群众多层次、多元化医疗服务需求的有效途径。社会办医院可以提供基本医疗服务,与公立医院形成有序竞争;可以提供高端服务,满足非基本需求;可以提供康复、老年护理等紧缺服务,对公立医院形成补充。

2. 医疗机构的分级与分等

1989年11月29日,中国卫生部发布《综合医院分级管理标准(试行草案)》,将医院分级与分等,医院按功能、任务不同划分为一、二、三级,其中一级医院是直接向一定人口的社区提供预防、医疗、保健、康复服务的基层医院、卫生院；二级医院是向多个社区提供综合医疗卫生服务和承担一定教学、科研任务的地区性医院；三级医院是向几个地区提供高水平专科性医疗卫生服务和执行高等教学、科研任务的区域性以上的医院。各级医院经过评审，按照《医院分级管理标准》确定为甲、乙、丙三等，三级医院增设特等，共三级十等。

1994 年 2 月，国务院以第 149 号令发布了《医疗机构管理条例》，同年 9 月 1 日正式实施。该条例第 41 条提出"国家实行医疗机构评审制度"。依据该条例，卫计委于 1995 年发布《医疗机构评审办法》，进一步规定了医疗机构评审的基本结论是"合格"与"不合格"，对医院等医疗机构在每个级别内分为"甲等""乙等""丙等"，达到"合格"即为"丙等"。

3. 医疗服务体系与养老服务体系的结合

首先，在医养结合方面，推进医疗机构与养老机构等加强合作，建立健全医疗机构与养老机构之间的业务协作机制，鼓励开通养老机构与医疗机构的预约就诊绿色信道，协同做好老年人慢性病管理和康复护理；推动二级以上医院与老年病医院、老年护理院、康复疗养机构、养老机构内设医疗机构等之间的转诊与合作；增强医疗机构为老年人提供便捷、优先优惠医疗服务的能力，推动中医药与养老结合，充分发挥中医药"治未病"和养生保健优势；支持有条件的医疗机构设置养老床位。

其次，在养老服务中充分融入健康理念，加强医疗卫生服务支撑。支持有条件的养老机构设置医疗机构，统筹医疗服务与养老服务资源，合理布局养老机构与老年病医院、老年护理院、康复疗养机构等，研究并制定老年康复、护理服务体系专项规划，形成规模适宜、功能互补、安全便捷的健康养老服务网络。

最后，发展社区健康养老服务。提高社区卫生服务机构为老年人提供日常护理、慢性病管理、康复、健康教育和咨询、中医养生保健等服务的能力，鼓励医疗机构将护理服务延伸至居民家庭。同时，推动开展远程服务和移动医疗，逐步丰富和完善服务内容及方式，做好上门巡诊等延伸健康服务。

（三）医疗保障体系

1. 医疗保障体系现状

医疗保障是减轻群众就医负担、增进民生福祉、维护社会和谐稳定的重大制度安排。基本医疗保障制度既是社会保障体系的重要组成部分，是民众的安全网、社会的稳定器；作为医疗费用的主要支付方，又是医药卫生体系的重要组成部分。

基本医疗服务费用主要由基本医疗保险基金和个人支付。国家依法多渠道筹集基本医疗保险基金，逐步完善基本医疗保险可持续筹资和保障水平调整机制。

中国基本上已建成以城镇职工基本医疗保险、城乡居民基本医疗保险、新型农村合作医疗为主体,医疗救助托底,公务员补助、企业补充保险、特殊人群、商业保险为补充的医疗保障制度。按照中央的要求,医疗保障工作的基本思路是:坚持"广覆盖、保基本、多层次、可持续"的基本方针,加快建立和完善以基本医疗保险为主体,其他多种形式补充医疗和商业健康保险为补充,覆盖城乡居民的多层次医疗保障体系,逐步实现人人享有基本医疗保障。

截至 2019 年底,全国医疗保险覆盖超过 13 亿人。我国医疗保障体系框架已形成,从制度上实现对城乡居民的全面覆盖,形成多层次医疗保障体系(即图 2-4)。

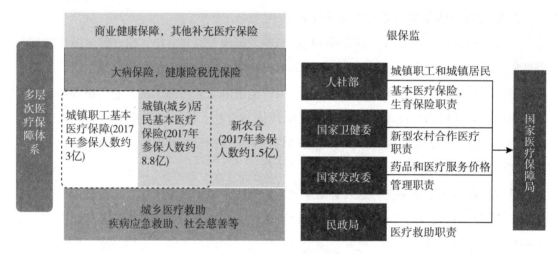

图 2-4 多层次医疗保障体系

根据《国务院关于深化医疗保障制度改革的意见》,到 2025 年,我国医疗保障制度更加成熟定型,基本完成待遇保障、筹资运行、医保支付、基金监管等重要机制和医药服务供给、医保管理服务等关键领域的改革任务。到 2030 年,全面建成以基本医疗保险为主体,医疗救助为托底,补充医疗保险、商业健康保险、慈善捐赠、医疗互助共同发展的医疗保障制度体系,待遇保障公平适度,基金运行稳健持续,管理服务优化便捷,医保治理现代化水平显著提升,实现更好保障"病有所医"的目标。

2. 医疗保障体系存在的问题

目前,国内医疗资源仍然不足,定点医疗机构更少,且不同级别医院的医疗设施与医疗水平存在较大差距。为了获取优质医疗资源,大医院往往人满为患,患者就医缓慢低效;小医院则门庭冷落,医疗资源闲置浪费。

医疗保险目前还只停留在医疗救治层面的保障,远没有达成集疾病预防、可治愈性医疗与不可治愈性医疗保健照护于一体的完整的、系统的健康保障体系。因此，医保的福利性不仅仅应体现在政府补贴的多寡上，还应体现在对医疗资源的有效管理与充分利用上，只有管理得当，福利才能充分地被群众享用。

（四）药品供应保障体系

"保供稳价"是国家实践药品供应保障的目标。自 2015 年国家放开药品定价以来，除涉及人民群众公共安全的麻醉用药、精神药品等的价格仍由政府定价，其他定价由市场自发形成。近年来，国家推动体制机制改革，取消公立医院药品加成，实行零差率销售，通过财政补助和调整医疗服务价格，解决医院合理收入等问题，对上游药品的生产起到了正向引导作用。

在保供方面，国家卫健委建立了覆盖公立医疗机构的短缺药品信息直报系统，对药品短缺实行监测预警。但短缺药品采购和储备政策仍需进一步完善。在市场机制失灵时，需要发挥政府的主导作用，药品的常态化储备力度要进一步加大。

四、亚急性期(急性医疗后期)照护管理

（一）亚急性期照护的基本目的

过去在医疗体系中服务的大多数医生认为只要把病人的疾病治疗好或控制好，病人就会回家，然后自己逐渐康复。医院为了有效管控医疗费用，以及急性医疗病床的有效运用，支持住院患者病情稳定后便可出院。但是，越来越多的患者，尤其是老年人，在急性医疗后可能出现失能的情况，给医疗体系、家庭及社会照顾带来巨大压力和照顾成本。亚急性期照护是在急性医疗之后，为方便病人顺利返回社区所提供的跨专业整合照护模式，具有提升病人身心功能的特点(见图 2-5)。

建立亚急性期照护服务的目的在于：

一是急性医疗之后为方便病人顺利返回社区，提供跨专业整合照护，可以提升病患的身心功能。

二是确立亚急性期照护的完整性及有效性，对处于治疗黄金期的病人给予积极的整合性照护，使其恢复功能或减轻失能程度，减少后续再住院的医疗支出。

三是完善急性期、亚急性期、长照期的垂直整合转介系统，提升病人照护需求的连续性，最终实现"医养结合"。

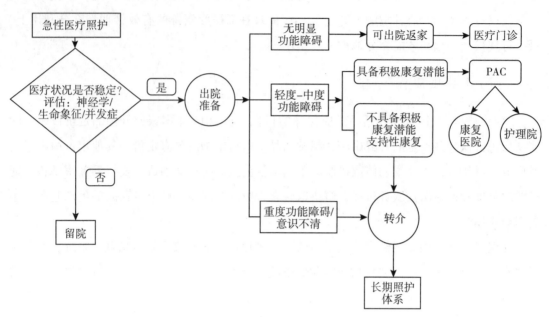

图 2-5　亚急性期(急性医疗后期)照护接续急性医疗的架构图

(二)出院准备与亚急性期照护的衔接

不同的国家或地区对亚急性期照护有不同的称呼,如中期照护、亚急性照护或称为衔接照护等,服务内涵也不尽相同,主要体现在急性临床治疗医疗处置方面,如术后康复或特殊护理阶段。亚急性期照护的主要治疗重点在于重视病患在疾病治疗中的整体身心功能恢复以及恢复自我照顾能力的程度。

病人在治疗期间虽然可能有很多的康复需求,但同时也要考虑慢性病管理、用药调整、营养支持、身体功能康复、心理状况支持以及出院后的居家支持等复杂问题,必须做好出院准备与后期照护的衔接,由跨专业团队共同合作,运用个案管理的方法来保证照护质量与成本控制。急性医疗后期治疗多半以病人"恢复自我独立生活能力"作为治疗成功的评估标准,而不是一般的临床指标。

个案管理理念与过程可应用在为出院患者制定服务策略与成效评值方面,为医院行政主管提供解决出院准备服务困境的方法,进而提升服务质量,达到医疗团队的整合与持续性照护、有效的团队沟通以及照护成效评价的目标。因此,个案管理在医疗环境及服务模式的转型中,发挥了提升出院准备服务成效的重要作用,值得医疗服务界关注。

1. 出院准备计划

由医院做好出院准备及出院后追踪咨询服务,重视病人的持续性照护,提升出院照护的质量，减少出院病人短期内再急诊及再住院的状况发生。主要服务对象包括但不限于：
①高龄老年人（≥80岁）；②有后续照护需求（如居家医疗、康复、安宁疗护、长期照顾
等）需转介者；③出院时仍留存管路/造口，偏瘫/全瘫/截肢，压疮伤口（三级以上），以
及衰弱导致生活无法自理且居家照护能力不足者；④独居、卧床生活无法自理或缺乏支持
性系统者（如住院期间无人照顾、家属照护能力不足、经济困难等）；⑤滞院或超长住院
（住院天数≥21天）者；⑥14日内发生非计划性再住院者；⑦其他各科认定的特殊个案。

　　当病人入院开始治疗时，医疗机构会针对病人的特殊疾病状况讨论临床治疗路径与后
续面临的照护及生命质量问题。一般提供出院准备服务的医疗机构都设有出院准备服务小
组，小组成员应由跨专业领域人员组成，如个案管理员、营养师、康复治疗师、心理咨询
师、社工等专业人员。跨专业团队进行沟通并形成共同决策之后，通知病人及其家属，开
始准备出院。由个案管理员整理和提供后续医疗或社会资源的相关信息、院内专责部门的
联系方式，并与后续照护服务单位建立转介合作关系（见图2-6）。

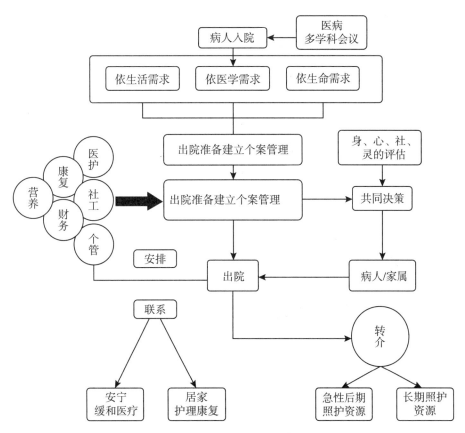

图 2-6　出院准备流程与照护资源衔接

(三)急性医疗出院准备与亚急性期照护的衔接

建构亚急性期模式与病人垂直整合的转介衔接系统,可根据病人的失能程度,在治疗黄金期内立即给予积极性的整合性照护,一方面可以使病人恢复功能(复能),减少后续再住院医疗费用、减轻家庭及社会照顾的负担,另一方面也可以提高急性医疗资源分配效率,与长期护理服务无缝接轨,达到多赢的目标。亚急性期属于医疗照护过程,因此费用应由年度医疗保险给付。

亚急性期照护方式主要可以分成两类:

1. 急性后期整合照护的居家模式

该模式适用于经专业评估仍有积极康复潜能但无法接受住院的患者。通过提供一段时间的居家康复治疗,可以增进患者的日常活动功能。具体服务内容可包括:①居家康复需求评估与计划拟订;②康复治疗师(物理治疗师、作业治疗师、语言治疗师)至家中提供持续的整合性居家康复治疗;③运用简易器材、就地取材及通过家属健康宣教等方式,增进病人的日常活动能力;④居家物理治疗,包括被动关节运动、摆位、床上活动及转位训练、肌力及耐力训练、平衡训练、行走训练、心肺功能训练、疼痛物理治疗、慢性伤口辅助治疗、辅具评估/使用训练及指导、环境改善评估与咨询、照顾者及服务对象的教育与咨询等;⑤居家作业治疗,包括日常活动功能及社区参与的促进与训练、手部功能训练、辅具的需求评估/设计/制作/使用训练及指导、认知知觉功能训练、照顾者及服务对象的教育与咨询等;⑥居家语言治疗,包括语言理解/表达障碍的评估与训练、吞咽障碍的评估与训练、沟通障碍辅助系统的评估与训练、照顾者及服务对象的教育与咨询等。

2. 急性后期整合照护的住院模式

由区域康复医院或地区护理院以住院方式提供急性后期整合照护的模式,包括跨专业团队整合照护、康复治疗等。服务内容可包括:①个性化的整合治疗与照护计划;②跨专业团队整合照护(医疗、护理、物理治疗、作业治疗、语言/吞咽治疗、心理治疗、社工、营养、医疗咨询及卫教);③复能治疗(生理、心理及社会资源链接);④后续居家照护及技巧指导;⑤共病症、并发症预防及处置;⑥定期团队评估。

五、医保支付体系变革与个案管理应用的关联

近年来,许多学者对医疗保险将出现当期收不抵支的现象提出了警示。当然,医疗总

费用和城镇职工医保费用的上涨，不完全是人口老龄化所致，但老龄化是最主要的影响因素，这是毋庸置疑的。医疗保险实施之后，住院医疗的花费会不断增加，尤其是 60 岁以上老年人住院报销的比例(见图 2-7)，在某种程度反映了老年人住院频率之高。许多重症慢性病老年人把医院当成养老院，成了"常住户"。老年人"押床、以医代养"的状况加剧了医疗资源的紧张度，使真正需要住院的人住不进来。

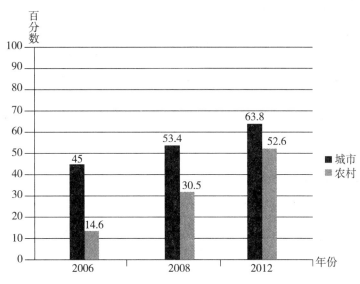

图 2-7 60 岁及以上人口住院费用报销比例

1983 年，美国老人医疗保险改为采用按病种付费的 DRGs 制度(Diagnosis Related Groups)。医疗机构面对支付制度的改变，为了节约医疗费用、维持医疗质量及病历书写完整性，广泛推行管理式的健康照护，即 DRGs 个案管理制度。1985 年，美国医疗机构设立了有个案管理员的管理照护系统，以护理人员为主要实施者，其成效获得了相关研究的证实。

程序方法

学习老年病不同时期的医疗服务模式，以及急性期医疗、亚急性期医疗、慢性病管理及长期照护的定义。

第一步：学习老年病不同时期的医疗服务模式。

第二步：讨论老年病急性期医疗、亚急性期医疗、慢性病管理及长期照护的定义。

第三步：结合不同时段的个案分析不同时期适合的医疗服务模式及适合的医养照护机

构(见表2-3)。

表2-3　　　　　　　　　　老年病不同时期适合的医疗服务机构

1	老年病急性期医疗服务机构名称	
2	老年病亚急性期医疗服务机构名称	
3	老年病长期照护医疗服务机构名称	

(答案：1——大型综合医院、专科医院，2——大型综合医院、康复医院、老年医院、社区医疗中心，3——养老院、护理员、社区机构长期照护病房。)

练习实践

一、小组实践

全班同学分成若干小组，阅读本节中的教学案例，并以小组为单位完成下述案例任务，可向优胜者颁发全人照护发展模范五颗星。

在本案例中，家属希望通过专业的术后康复让张爷爷能够再次独立行走。因此，个案管理员可与医疗机构、家庭成员共同商议，在居家康复和康复医院两种形式之间进行选择，原则上取决于张爷爷的所选医院与康复资源的便利性。如果张爷爷期望能在家中康复，在条件允许的情况下可以考虑居家康复，个案管理员应在张爷爷出院前做好出院准备计划，同时，必须掌握以下的信息与资源：

第一，康复治疗师至家中提供持续的整合性居家肢体康复治疗的评估；

第二，做好三级预防工作，与合适的康复医院的服务型人力资源结合以及提供所需设备；

第三，可运用简易器材、就地取材及通过家属健康宣教等方式，增进张爷爷的日常活动能力；

第四，在医疗护理方面，个案管理员需考虑在照护计划中对伤口护理、用药以及心理方面与医疗体系和医保体系资源的对接；

第五，在照护过程中，个案管理员能安排家庭成员或链接社会服务以支持对张爷爷的生活护理及家事服务。

本案例是标准的医养结合个案管理的整合照护计划。图2-8为基本医养结合个案管理照护服务概念图。

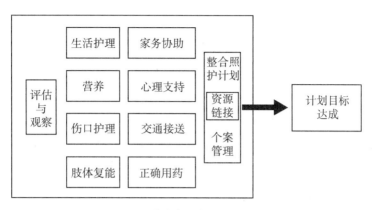

图 2-8　医养结合个案管理照护服务

请各小组对照表 2-4 中的任务内容及评判标准进行评断。

表 2-4　　　　　　　　　　　　学习内容对照表

序号	任务实施成果	评判标准	是/否
1	掌握基本医疗服务体系资源	是否能阐述医疗服务体系如何为老年人提供健康支持	
2	初步掌握出院准备计划在衔接照护管理过程中的运用	是否能阐述急性后期整合照护中居家与住院两种形式的异同点	
3	运用疾病发展与三级预防理论	是否能将疾病发展与三级预防理论应用在具体个案管理案例中	
4	完成出院准备中的个案管理工作	是否能阐述在出院准备环节中个案管理的功能与角色	

二、个人检测

(一)填空题

1. WHO 公布 2016 年全球 5690 万例死亡中,半数以上(54%)由 10 个原因导致。这十类原因包括:缺血性心脏病、(　　　　)、慢性阻塞性肺病、下呼吸道感染、(　　　　)、

(   )、(   )、(   )、腹泻病、结核病。

2. 基本公共卫生服务可以为老年人提供(   )、(   )、(   )、健康管理(饮食与运动)。重大公共卫生服务可以为老年人实施癌症早诊早治,脑卒中和心脑血管高危人群筛查干预、糖尿病健康管理。

3. 亚急性期照护是在(   )之后,为方便病人顺利返回社区所提供的(   ),具有提升病人(   )的特点。

4. 个案管理理念与过程可应用于为出院患者制定服务策略与(   )方面,为医院行政主管提供(   ),进而提升(   ),达到医疗团队的(   ),有效的团队沟通以及照护成效评价的目标。

5. 近年来,许多学者对医疗保险将出现(   )的现象提出了警示。

6. 在医养结合方面,推进医疗机构与养老机构等加强合作,建立健全医疗机构与养老机构之间的(   ),鼓励开拓养老机构与(   )的预约就诊(   ),协同做好(   )。

7. 老年人经历从(   )的过程中存在阶段化的障碍问题,也就是说在老年人医疗照护的过程中,(   )是逐步发展的。

(二)判断题

1. 随着社会的发展,人们愈加体会到健康的重要性,单纯的医学治疗对现代疾病治疗的限制,由最开始消极的治疗疾病转变为目前积极的疾病预防与健康管理。(   )

2. 第三级预防的康复包含心理和生理的作业康复与护养机构的长期护理。(   )

3. 老年人的医疗目标为:克服疾病所造成的损害,增强老年人日常生活活动能力,维持并提升其生活质量。(   )

4. 医疗卫生领域有四大体系,分别是公共卫生服务体系、三甲医院的治疗体系、医疗保障体系、药品供应保障体系。(   )

5. 提高社区卫生服务机构为老年人提供日常护理、慢性病管理、康复、健康教育和咨询、中医养生保健等服务的能力,鼓励医疗机构将护理服务延伸至居民家庭(   )

(三)单选题

1. 医疗保障是减轻群众就医负担、增进民生福祉、维护社会和谐稳定的重大(   )安排。

    A. 制度   B. 体系

    C. 财务   D. 技术

2. 目前，国内医疗资源仍然不足，定点医疗机构(　　)，且不同级别的医院医疗设施与医疗水平存在(　　)差距。

　　A. 更多、较大　　　　　　　　B. 充足、较大

　　C. 更少、较大　　　　　　　　D. 更少、较小

（四）简述题

1. 试从本节的案例中，总结个案管理员在住院医疗服务中的基本工作职责。

_____

_____

2. 在疾病发展与三级预防过程中，康复的内容包括哪些？

_____

_____

3. 个案管理在老年人照护中可以产生哪些效益？

_____

_____

（五）综合题

请谈谈你对急性病后期整合照护的住院模式的认识。在本节的案例中张爷爷因骨折住院，在后期整合照护期间，个案管理员的服务内容包括哪些？

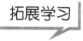

（一）知识链接

（疾病)诊断相关分类

DRGs(Diagnosis Related Groups)中文翻译为(疾病)诊断相关分类，它根据病人的年龄、性别、住院天数、临床诊断、病症、手术、疾病严重程度、合并症与并发症及转归等因素把病人分入 500~600 个诊断相关组，然后决定应该给医院多少补偿。

其定义一般包括以下三部分内容：第一，它是一种病人分类的方案。作为一种病例组合方法，DRGs 的核心思想是将具有某一方面相同特征的病例归为一组，以方便管理。第

二,DRGs 分类的基础是病人的诊断。在此基础上考虑患者的年龄、手术与否、并发症及合并症等情况的影响。第三,它把医院对病人的治疗和所发生的费用联系起来,从而为付费标准的制定,尤其是预付费的实施提供了基础。

DRGs 是当今世界公认的比较先进的支付方式之一。DRGs 的指导思想是:通过统一的疾病诊断分类定额支付标准的制定,达到医疗资源利用标准化,有助于激励医院加强医疗质量管理,迫使医院为获得利润主动降低成本,缩短住院天数,减少诱导性医疗费用支付,有利于费用控制。

(二)学习资源

国家医疗保障局:http://www.nhsa.gov.cn/

微信公众号:健康中国

本小节"个人检测"参考答案:

(一)填空题

1. 中风,阿尔茨海默病和其他认知症,气管癌、支气管癌和肺癌,糖尿病,道路交通伤害;

2. 免费体检、接种疫苗、建立健康档案;

3. 急性医疗、跨专业整合照护模式、身心功能;

4. 成效评价、解决准备服务困境的方法、服务质量、整合与持续性照护;

5. 当期收不抵支;

6. 业务协作机制、医疗机构、绿色通道、老年人慢性病管理和康复护理;

7. 疾病到死亡、功能的丧失。

(二)判断题

1. 对;2. 对;3. 对;4. 错;5. 对。

(三)单选题

1. A;2. C。

(四)简述题

1. 在张爷爷的案例中,个案管理员的工作职责包括在出院前做好出院准备计划,同时必须掌握以下的信息与资源，如康复治疗师至家中提供连续的整合性居家肢体康复治疗的评估；做好三级预防工作，与适当的康复医院人力服务资源结合以及提供设备，健康宣教，开展伤口护理、用药以及心理方面能与医疗体系和医保体系资源对接，能安排家庭成员或链接社会服务支持，为张爷爷的生活护理及家事服务。

2. 康复的内容包括①生理、心理和机能的康复；②提供适当的康复医院、设备；③提供限制残障和避免死亡的设备；④医院的作业治疗；⑤疗养院的长期照顾。

3. 许多研究已经证实个案管理在老年人照护中可以产生的效益包括：个人的自我照顾能力改善（包括认知水平、身体能力、健康功能状态）、病患照护质量提升（包括缩短住院天数、减少再入院率、降低医疗费用及成本）、服务满意度（包括增加病患对出院服务满意度提高、增进医护人员工作满意度等。

（五）综合题

急性病后期整合照护的住院模式是由区域康复医院或地区护理院以住院方式提供急性后期整合照护的模式，包括跨专业团队整合照护、康复治疗等。

个案管理员的服务内容包括：①个性化的整合治疗与照护计划，②跨专业团队整合照护，③复能治疗（生理、心理及社会资源链接），④后续居家照护及技巧指导，⑤共病症、并发症预防及处置，⑥定期团队评估。

工作任务 2.2　长期护理管理模式

学习目标

➤ 了解我国长期照护三级服务的模式
➤ 了解长期照护服务的复杂性与跨专业的特质
➤ 了解个案管理在长期照护中的运用

能力标准

表 2-5　　　　　　　　　　能力标准对照表

	能 力 标 准
知识	1. 长期护理服务的三级服务模式
	2. 长期照护服务的复杂性与跨专业特质
	3. 个案管理在长期照护中的运用
技能	1. 说出长期护理服务的三种模式特点
	2. 能在长期护理服务中运用个案管理
	3. 能分析长期护理与急性医疗之间的差异
态度	1. 尊重老人、富有同理心、细心
	2. 善良、富有同情心和爱心
	3. 独立、善于思考、有耐心

学习方法

1. 以小组形式学习我国长期护理管理模式的特点。

2. 通过阅读教材和网络学习资源，掌握长期护理的三种不同模式。

3. 通过走访企业和社区社工，了解在养老机构、社区养老、居家养老的长期护理管理过程中个案管理的运用。

教学案例

陈奶奶，女，82岁，丧偶，经常说自己丢了东西，怀疑有人进了她房间，觉得冰箱内存放的食物被人动过，有人要害她，每日惶恐不安，极度缺乏安全感。家人认为老人糊涂了，未予重视。两年后，老人脾气越来越暴躁，偶尔出现攻击行为，与人沟通较少，不愿意出门，外出活动明显减少。家属试图带老人外出就医，被老人拒绝。三个月前老人不慎跌倒，导致左髋部骨折，根据老人的整体状况，医生建议采取保守治疗。老人目前活动受限，长期卧床，不能自行进食，如厕困难。

老人是事业单位退休干部，育有两子，平日独居。两个儿子的工作较为繁忙，偶尔会回家看望老人，老人的日常生活由保姆照顾。现保姆因长时间休息不好，不堪重负，提出辞职。老人居住的小区公共设施完善，距离老人居所 1 千米内，有一所日间照料中心，往南 5 公里内有一家高端养老机构。其儿子认为老人需要 24 小时照护，希望把老人送到养老机构。

问题讨论

作为个案管理员，首先要求能够判断陈奶奶目前存在的主要健康问题有哪些？通过学习长期护理服务的模式等基础知识，说一说如何为陈奶奶做好基本的长期护理服务？

基本知识

一、长期护理服务模式

长期护理与急性医疗的目标与需求是非常不同的——急性医疗服务主要针对"疾病"，目的为"治疗"，而长期护理的个案需求比较复杂，主要针对生活"功能"受损状况，目的为"改善或延缓失能"。长期护理的目标就是提升被照顾者日常生活或活动的功能。当日常生活能力提升，依赖就降低了。因此，长期护理涵盖的内容，包含身体、家政服务、辅具的应用、居住环境的改善以及社区营造等，是一项高度跨专业的、整合的服务。

随着我国人口老龄化进程加快，亟须照护的老年人不断增加。老年人由于身体功能的下降，疾病自愈能力降低，健康受损和罹患疾病的风险加大。同时，老年人的健康状况直接关系到整个社会的照料负担和医疗费用支出。传统家庭的养老功能受到经济、文化和制度等因素的影响而逐渐弱化，长期护理通过社会化养老服务模式实现的需求日益增加。养老服务组织是社会化养老服务的主体，是可以为老人提供集中居住、膳食供应、生活照顾、医疗护理、康复保健、紧急救援、精神慰藉、文化娱乐等专业服务或综合服务的组织。而将医疗体系与长期护理"无缝衔接"，对于应对老年疾病所带来的医疗费用剧增以及老龄化社会对医疗体系的冲击是非常重要的。通过二者有效对接，可以达成在全人照顾的基础上提高照护质量、降低照护成本的目标。

二、个案管理在长期护理服务中的运用

需要长期护理的个案，基本上有着多重复杂的需求，包含身体功能提升、家政服务、心理慰藉、辅具的应用、居住环境的改善和社区氛围营造等，需要高度跨专业的整合的服务。个案管理员要让老年人根据自己的意愿来选择想要的生活方式，支持他们做想做的事，并且尽可能地维持原本的生活习惯。因此，无论是社区照护还是机构照护，个案管理员都必须依照个案的问题特征与照顾需求，以及个案和家属的期望，运用个案管理的方法，做好个案照护管理计划。

三、长期护理的三种模式

2019 年 12 月 27 日，国家统计局第 15 次常务会议通过的《养老产业统计分类(2020)》的分类方法，将我国的养老照护服务分为居家养老照护服务、社区养老照护服务和机构养老照护服务。

无论是哪一种服务类型，长期护理服务是整合一系列的医疗、护理、康复以及生活照顾的支持性服务，目的在于使个案及其家属的生活质量得以提升。在照护理念上，急性医疗重视疾病治疗的效果，而长期护理则重视个案在生理、心理、社会、灵性、经济各层面上能达到最适当的功能状态，并能与疾病相互共存。

通常，需要长期护理服务的个案都面临着多重复杂问题，因此，照护团队的组成相当多元，需由医疗、护理、康复、社会及心理等多种专业的人员共同提供综合性服务。服务对象除个案外，还包括家属及主要照顾者，在提供全方位服务时，也要调动社区资源，合理利用政策福利。

因此，个案管理员需要扮演多元的角色，其照护服务也必须要与其他专业人员充分合作与整合。长期护理的重要核心价值就是要尽可能提升个案日常生活或活动功能，即提升老人的生活质量，让老人过上他想要过的生活。

长期照顾(护)服务体系可分成机构、社区与居家三种模式：

(一)以住宿型机构为基础的长期照顾(护)服务

根据投资主体的不同，可以将养老机构分为公办养老机构和民办养老机构。公办养老机构主要由政府投资兴办。公办养老机构(社会福利院、敬老院、光荣院等)一般登记为事业单位法人，其工作人员一部分为定岗定编的事业编制；民办养老机构主要由民间投资兴办。还有一些养老机构不是单纯的公办或者民办，而是公办民营或者民办公助。公办民营是指政府委托民间来经营管理，以公共权力兴办的设施和事业；民办公助是指民间组织或机构兴办的事业和设施，政府给予一定的财政补助。

它们的主要区别在于设施或事业的产权主体是政府、民间机构还是组织。随着社会的发展，养老机构的运营模式也会呈现多样化的趋势。

养老机构的性质决定了其运营主体、服务对象、提供服务的范围以及服务水平等。住宿型养老机构根据服务对象不同可以分为两类：

1. 一般赡养型

服务对象为高龄或者患有慢性病的老年人，但无重大疾病，生活可以自理。机构提供居住、保洁、餐饮、日常照料、精神慰藉、休闲娱乐等基本服务。

此类机构类似于传统公寓，但相比之下会更多考虑老年人的身心特征，如无障碍设计和更安静的环境等，同时给予住户一种社区的感觉。例如，养老地产开发的养老设施，老年人通过购买或租赁房间及公共设备的方式，获得永久使用权，以及向有自理能力和经济实力的老年人提供独立或半独立家居形式的老年公寓。

由于老年人的身体会逐年老化，对医养结合照护服务的需求愈来愈迫切，使得养老公寓除提供居住的功能之外，也逐步开始导入医护康养的照护服务，形成了持续照料退休社区(CCRC)，将过去的养老地产概念转化成养老服务的产品。老年人患多重慢性病的盛行率逐年攀升，住在养老机构的老人，如果没有做好慢性病管理，则很容易发展成为急性病甚至失能。既然称之为"慢性病"，顾名思义其病程与所需疗护的过程，必定也是缓慢而漫长的，长期护理服务就是在这种需求下逐步形成的。

在长期护理的过程中，老年人的生理与心理问题、服务人员的专业能力与服务态度都是很重要的。想要让生命的旅程仍能"流光溢彩"，必须解决五件事：①免于担心生命的恶化——看病医疗的便利；②免于造成生命的遗憾——意外的及时处置；③免于失去生命的尊严——以人为本的服务；④免于感叹生命的无奈——孤独寂寞的排解；⑤免于惧怕生命的结束——正向心灵的寄托。

能解决以上五个问题，基本上就实现了全人照护的理念。慢性病个案管理与整合性照护是极为重要的努力方向。老年人慢性病控制管理通常涉及身心问题，需要有专业的团队定期监控慢性病患者的健康状况，受理个案的意见反馈，记录与健康相关的指标变化，引导患者在生活当中做到自我健康管理，个案管理员则随时与跨专业的团队联系，以促进患者与医疗服务团队之间的沟通，让患者能够保持健康状态，提升生活质量。在服务过程中，个案管理员通过初期评估以及了解其疾病史来确定其现实情况，再与跨专业团队讨论后，根据个案的需求来拟订慢性病健康管理计划。

2. 护养型

护养是指为自理有困难或者无自理能力的老年人提供居住、医疗、保健、康复和护理的配套服务与设施，这种服务包括特定的技术护理，服务对象包含中重度失能与失智以及临终关怀老年人。护养型机构的服务对象对医疗服务的需求属于"刚需"，所以需要优先在养护院中实现医养结合的方式，设立医疗站点，给老年人提供基本医疗服务，并建立送医绿色通道。

实际上，护养型养老机构、康复中心或护理院收住对象的差异性不大，但隶属的部门有所不同。护理院是医院的性质，具有急性后期治疗的职能，住院的病人基本上还是属于医保住院给付范围，归医疗卫生单位管理；而护养院是养老机构，隶属民政部门，具有集中居住和供养的职能。

由于护养型养老机构的老年人对医疗康复的刚性需求，造成照护的成本相当高，如果没有做好资源的管理、人力的有效运用以及服务的创新，在运营上会相当困难。所以企业可能很少愿意涉足这类养老机构。在市场失灵的状况下，需要政策干预以及社会力量积极介入。护养型养老机构在资源有限的条件下，必须整合跨专业团队的力量，运用个案管理的方法和整合照护的理念，才能达成"以养降医、以医护养"的目标。

(二)以社区为依托的长期照顾(护)服务

社区型照护在老年人照护上的应用，是 1950 年之后从英国最先开展的，如"老人日间照护中心"的概念就起源于英国。英国第一家日间照护机构，是 1958 年以老人日间医院形式所设置的，其中护理与作业治疗是主业。

美国成人日间照护协会对日间照护的定义："日间照护是一种以社区为基础的团体方案，通过个别照护计划的拟订，协助功能受损的老年人。它是一种有结构且周密的方案，在保护性的情境中，提供低于二十四小时的健康照顾、社会功能恢复等服务。"

　　所以，社区照顾是指老年人住在自己家中或长期生活的社区里，在继续得到家人照顾的同时，由社区的"养老机构或相关组织"提供服务的一种养老方式。它介于家庭养老和机构养老之间，利用社区资源开展养老照顾，由正规服务机构、社区志愿者及社会支持网络共同支撑，为有需要的老人提供长期护理（顾）服务，使他们能在熟悉的环境中维持自己的生活。

　　我国社区型养老机构有"全托型"与"日托型"。日托型主要是为轻、中度失能失智老人提供生活照护（助餐、助洁、助浴）、助医（康复训练）、康乐活动、精神慰藉等日间服务，晚上由家人带回；全托型为中、重度失能失智老人提供 24 小时中短期托养服务。社区型养老机构嵌入社区，满足了不离小区能养老、子女能随时探望的需求。

　　从英美社区照护服务的经验看，其最重要的功能是提供康复作业训练计划，能够让功能受损的老年人的支持性功能得以康复，促进日常性活动功能提升，恢复自主生活，改善老人健康和生活质量，延长老人留在社区的时间，并继续维持其与家庭的关系。所以社区照护服务应该是有计划且有时间性的，目的在于协助老年人留在小区中生活而不必入住养老机构，同时协助家庭持续提供照顾，减轻照顾者的负担。

　　以社区失智日间专业照料服务为例，患有阿尔茨海默病的老年人，因定向感变弱而容易走失，如何照料失智老人一直是让家属头疼的事情。通常，在无能力照顾的情形之下，家属会把老人送到养老机构。社区失智日间照料中心会收住这类轻中度失智、生活还能自理的老年人并进行专业照顾——专业人员会对老人进行记忆训练，减缓生活能力丧失的速度。康复师通过训练其对熟悉事物的操作，将老人原本的记忆慢慢找回或者减缓功能恶化。早期介入认知康复训练，对延缓老人的失智程度很有效果。照护护理员需经过专业培训，让老人得到专业的康复护理和生活照料。

（三）以居家为基础的长期照顾（护）服务

　　俗话说，"金窝银窝不如自己的草窝"。在老年人眼里，或许再高档的养老院都比不上自己的家。受"养儿防老"的传统观念影响，我国的大多数老人不愿意到养老机构养老，而是希望在家中由儿女照顾。老年人在熟悉的环境中生活，有利于保持习惯已久的生活方式，而且经常和家人、朋友或熟人交往也能使老年人精神舒畅。

　　目前，选择社区居家养老的老人占总体的97%。社区养老事业组织把照护服务做到家门口，这样不仅减少了老年人离家的忧虑，还多了亲情的陪伴，让老年人有了更多的归属感。居家照护主要针对不适合去社区日间照顾服务中心，又不愿意入住型机构养老的老年人，"上门"为其提供医疗、生活照料和精神慰藉等服务。

　　当老年人的功能衰弱，需要依赖家庭子女照料的程度很高时，子女的负担与压力很大，特别对于经济上处于弱势的家庭而言。这些家庭的老人，必须通过以居家为基础的长期照顾(护)服务体系来支持，并在此过程中，须融入医疗服务与生活照料，满足老年人生活功能恢复或失能减缓的需求，同时也缓解家庭子女照护的部分负担。因此，居家照护的服务对象不仅仅是老年人，也包括家庭主要照顾者。

在居家养老服务方面，服务的提供形式大致可分为政府购买服务与市场化服务两种。政府购买服务是指政府将由自身承担的社会责任中提供养老服务的事项，交给有资质的社会组织来完成，并建立定期提供服务产品的合约，由该社会组织提供居家服务产品，政府按照一定的标准来评估履约情况并支付服务费用。政府购买服务的目的一方面是社会养老的普惠责任，另一方面也激励社会组织加入居家养老服务的行业，提高养老服务资源以应对未来高龄化的人口规模，增加所需要的居家服务能力。

市场化的服务，主要是针对需要特殊专业性照护的老年人群，由老年人自行购买服务。特殊专业性照护包括但不限于对癌症、阿尔茨海默病、脑梗的照护以及临终关怀等服务。能提供这些特殊专业性照护的社会组织必须有医养护康专业团队的融入，采取整合照护的方式。同时专业服务人员都要受过良好的训练，具备相应的资质水平。

跨专业团队合作以及整合照护的服务必须运用个案管理的方式来进行。从界定服务对象到评估、照护计划的执行、过程中的监管服务指标的达成等，个案管理员在其中担任了非常重要的角色，为达成目标而开展了一系列的管理工作。

程序方法

学习长期护理服务模式与急性医疗的区别，以及个案管理运用长期护理服务的三种模式。

第一步：学会从不同角度比较长期护理与急性医疗的不同点。

第二步：讨论如何在长期护理服务中进行个案管理。

第三步：假设你是个案管理员，请结合本节中陈奶奶的案例，依照个案管理实务流程，写出步骤(见表 2-6)。

表 2-6 　　　　　　　　　　陈奶奶个案管理基本实务运作步骤

序号	步骤	具体措施
1	接案	
2	评估	

续表

序号	步骤	具体措施
3	目标	
4	计划	
5	执行	
6	监管	
7	再评估	
8	结案与追踪	

一、小组实践

全班同学分成若干小组，阅读本节中的教学案例，并以小组为单位完成下述案例任务，可向优胜者颁发全人照护发展模范五颗星。

在本案例中，子女认为陈奶奶需要24小时照护，希望把老人送到养老机构。从陈奶奶的具体情况来看，老人目前活动受限，长期卧床，不能自行进食，如厕困难，家庭成员已无法承担照料工作，正确的选择是通过机构进行长期护理。另外，通过了解陈奶奶出现的怀疑、惶恐不安、脾气暴躁，并偶尔攻击他人等行为，个案管理员判断陈奶奶可能患有认知症，应及早进行医疗诊断。如果陈奶奶确定为患有认知症，应首先考虑设有认知症照护专区的医养机构。

如果陈奶奶希望留在家中，且社区日间照料中心可以收住生活能自理的轻中度认知症患者，也可以选择社区照护。个案管理员可以整合社区资源并做好照护计划，如联系认知症专业人员对老人进行记忆训练，减缓老人生活能力丧失的速度等。

请各小组对照表2-7中的任务内容及评判标准进行评判。

表2-7　　　　　　　　　　　　　　　　任务评判表

序号	任务实施成果	评判标准	是/否
1	掌握让生命旅程"流光溢彩"而必须解决的"五件事"	是否能说明"五件事"与长期护理的关联	
2	初步判断个案是否患有认知症	是否能至少说出三个认知症的特征	

续表

序号	任务实施成果	评判标准	是/否
3	了解入住型机构提供的照护服务	是否能说明入住型机构提供的一般护理与专业护理的内容	
4	熟悉社区康复型照护机构的服务内容	是否能说明社区康复型照护机构的服务内容	
5	了解长期护理中个案管理的运用	是否能从个案功能障碍的角度阐述个案管理的功能	

二、个人检测

(一)填空题

1. 长期护理的目标就是(　　　　)。

2. 个案管理员需要让老年人根据(　　　　)选择想要的生活方式,支持他们做想做的事,并且尽可能地维持(　　　　)。

3. 长期护理服务需要扮演多元的角色,其(　　　)也必须要与其他专业(　　　　)。长期护理的重要核心价值就是要(　　　　)。

4. 长期照顾(护)服务体系可分为(　　　　　　)三种模式。

5. 近年来,许多学者对医疗保险将出现(　　　)的现象提出了警示。

6. 社区型照护在老年人照护上的应用,是(　　)年之后从(　　)最先开展的,如(　　　　)的概念就起源于英国。

7. 我国社区型养老机构有(　　　　)与(　　　)。

(二)判断题

1. 跨专业团队合作以及整合照护的服务不需要运用个案管理的方式来进行。 (　　)

2. 从界定服务对象到评估、照护计划的执行、过程中的监管服务指标的达成等,医生在其中担任了非常重要的角色,为达成目标而开展一系列的管理工作。 (　　)

3. 长期护理与急性医疗两者的目标与需求是非常不同的。 (　　)

4. 无论是哪一种服务类型,长期护理服务是整合一系列的医疗、护理、康复以及生活照顾的支持性服务,使个案及其家属的生活质量得以提升。 (　　)

5. 老年人患多重慢性病的盛行率逐年攀升,住在养老机构的老人,如果没有做好慢

性病管理，则很容易发展成为急性病甚至失能。 （　　）

6. 一般赡养型机构的服务对象对医疗服务的需求属于"刚需"，所以需要优先在养护院中实现医养结合的方式，设立医疗站点，给老年人提供基本医疗服务，并建立送医绿色通道。 （　　）

7. 患有阿尔茨海默病的老年人，因定向感变弱容易走失，如何照料失智老人一直是让家属头疼的事情。 （　　）

（三）单选题

1. 在居家养老服务方面服务的提供形式大致可分为政府购买服务与（　　）两种。

　　A. 市场化　　　B. 产业化　　　C. 体系化　　　D. 专业化

2. 市场化的服务，主要是针对需要特殊专业性照护的老年人群，由老年人（　　）购买服务。

　　A. 强制　　　　B. 随时　　　　C. 自行　　　　D. 集体

（四）简述题

1. 某老年人入住老年公寓时说希望能够在这里让生命旅程流光溢彩。请问老年公寓应该提供哪些服务？

_____

_____

_____

2. 在长期护理模式中，住宿型机构有哪两种类型？它们如何与医疗资源对接？

_____

_____

3. 简述我国社区型养老机构的"全托型"与"日托型"。

_____

_____

（五）综合题

分析下列案例，思考作为个案管理员的工作思路。

　　李大爷，85 岁，老党员，退休前担任行政机关副局长多年。退休后与老伴住一起，儿女在国外，每天的生活是看电视，种花草，感觉时间过得很慢，上周因糖尿病脑梗住院治疗,儿女在国外无法回来帮忙照看,李大爷闷闷不乐,感觉自己是一块朽木,饭量减少了,精神也不好。

(一)知识链接

认 知 症

认知症又名失智症、老年痴呆症、老年认知障碍。认知症不是正常老化,是由影响大脑的病理变化所引起的一系列症状,可出现认知功能障碍以及情绪、个性和行为的变化,影响患者处理日常事务和日常生活能力。受影响的认知功能可包括记忆力、语言技能、信息理解、空间技能、判断力和注意力。

认知症与正常的老化不同。老化可能会让人突然忘记某事,但事后会想起来。若做记忆测试,可能会无法完全记住测试中的物品。但患有认知症的老人对于自己说过的话、做过的事会完全忘记,无法记住测试中的物品,甚至完全忘记自己做过测试。

认知症的危险因素包括高龄、女性、家族遗传、低文化程度、缺乏脑力劳动、缺乏人际互动、缺乏运动、抑郁、失眠、肥胖、糖尿病、高血脂、高血压、脑外伤、心脑血管疾病。由于目前尚无对因治疗或逆转病程的理想一线治疗药物,只能缓解早期病人的认知障碍,提供适度的症状改善作用,无法治愈,且某些药物副作用大,治疗费用昂贵,因此最好以非药物治疗(认知干预、生活方式干预、心理社会治疗、照护等)与药物治疗相互补充,互为增益。

(二)学习资源

微信公众号:健康界、中国民政

本小节"个人检测"参考答案:

(一)填空题

1. 提升被照顾者日常生活或活动的功能;

2. 自己的意愿,原本的生活习惯;

3. 照护服务、充分合作与整合、尽可能提升日常生活或活动功能;

4. 机构、社区与居家；

5. 当期收不抵支；

6. 1950、英国、"老人日间照护中心"；

7. 全托型、日托型。

(二)判断题

1. 错；2. 错；3. 对；4. 对；5. 对；6. 错；7. 对。

(三)单选题

1. A；2. C。

(四)简述题

1. 必须解决五件事：免于担心生命的恶化——看病医疗的便利；免于造成生命的遗憾——意外的及时处置；免于失去生命的尊严——以人为本的服务；免于感叹生命的无奈——孤独寂寞的排解；免于惧怕生命的结束——正想心灵的寄托。

2. 住宿型机构的两种类型是一般赡养型、护养型。对于护养型机构对医疗服务的需求属于"刚需"，需要优先在养护院中实现医养结合的方式，设立医疗站点，给老年人提供基本医疗服务，并建立送医绿色通道。

3. 日托型主要是为轻、中度失能失智老人提供生活照护(助餐、助洁、助浴)、助医(康复训练)、康乐活动、精神慰藉等日间服务，晚上由家人带回；全托型为中、重度失能失智老人提供 24 小时中短期托养服务。社区型养老机构嵌入社区，满足了不离开小区能养老、子女能随时探望的需求。

(五)综合题

请结合个案工作流程来厘清工作思路。

工作任务 2.3　医养结合照护管理模式

学习目标

➤ 阐述医养结合的必要性

➤ 熟知医养结合服务改善传统照护服务输送的特点

➤ 熟知国外医养结合典型范例

➤ 了解我国医养结合的发展现状

➤ 理解个案管理在医疗与长期照护服务体系中发挥的功效

能力标准

表 2-8　　　　　　　　　　　能力标准对照表

	能 力 标 准
知识	1. 医养结合的意义与发展历程
	2. 医养结合服务改善传统照护服务输送的特点
	3. 医养结合服务的模式和存在的问题
技能	1. 会分析国外医养结合的典型范例
	2. 能阐述医养结合的必要性
	3. 能理解个案管理在长期护理服务体系中的作用
态度	1. 系统性、整体性思维模式
	2. 热情服务、尽职尽责
	3. 尊老爱老、无微不至

学习方法

1. 以小组形式学习医养结合的重要意义和发展背景。
2. 通过阅读教材和网络学习资源，掌握发达国家的医养结合模式。
3. 通过走访当地医养结合机构，了解我国医养结合的现状及个案管理在长期护理服务体系中的作用。

教学案例

陈奶奶，72 岁，患有高血压、冠心病 20 余年，日前突发心梗住院，经治疗后，病情虽有好转，但日常生活自理能力退化，需借助拐杖行走，如厕、洗浴等均需要他人帮助。陈奶奶早年丧偶，育有二子，由大儿子负责日常生活照顾。老人居住的小区是老旧楼房，没有电梯，大儿子工作繁忙，因此，想为老人联系一家合适的医养结合机构。陈奶奶对生活质量要求较高，需要该机构较为高端，能提供医疗服务及康复训练。

问题讨论

作为个案管理员应如何为案主陈奶奶协调资源，提供医疗服务及康复训练？

基本知识

一、医养结合的意义与发展

医养结合指在养老的过程中融入医疗资源，包括预防保健、急性医疗、急性后期（亚急性）医疗、术后康复、安宁缓和医疗等专业服务，来实现老年人在生活当中功能恢复或失能减缓的过程。顾名思义，医养结合就是将医疗照护服务体系和生活照顾服务体系、长期护理服务体系有机结合起来，实现全人照护，满足老年人的多种复杂需求。事实上，医养结合是整合照护的一种形式，因此，个案管理在医养结合，以及整合照护的领域里可以发挥积极的作用。"结合"相当于是一种整合的概念。

2013 年，国务院在《关于加快发展养老服务业的若干意见》中正式提出医养结合概念，各部门纷纷颁布一系列政策以支持医养结合的推进。2015 年 11 月，国务院办公厅转发卫生计生委等 9 个部门《关于推进医疗卫生与养老服务相结合的指导意见》，首先提出了"医养结合"。2016 年 6 月，国家卫生计生委(现称卫健委)联合民政部发布了《关于确定第一批国家级医养结合试点单位的通知》，从此开始发展以"医养结合"为核心的养老服务模式的试点。2019 年，国家卫生健康委会同多部门联合印发《关于深入推进医养结合发展的若干意见》(以下简称《意见》)，研究出台上门医疗卫生服务的内容、标准、规范，完善上门医疗服务收费政策，建立健全保障机制，建立老年慢性病用药长期处方制度，加大保险支持和监管力度，厘清医疗卫生服务和养老服务的支付边界，基本医保只能用于支付符合基本医疗保障范围的医疗卫生服务费用，不得用于支付生活照护等养老服务费用，加快推进长期护理保险等。

二、"养"和"医"无缝对接

如何将"养"和"医"无缝对接，从而使医养结合服务于老年人，并在提高服务质量的同时达到成本控制的目的？不仅中国，世界上不少发达国家以及地区都在做种种努力，探讨医养结合模式，其终极目标在于提升照护服务质量与成本控制。

(一)美国医养结合服务典型案例——PACE

PACE(The Program of All Inclusive Care for the Elderly)是一种包干式的医养结合计划，其服务对象是需要得到护理院级别的照顾，但希望能够留在社区而不愿意去养老机构生活的老年人。PACE 成立了小区服务中心，提供服务的范围相当广——除了提供医生或专科护理师诊疗、护理人员照顾、预防保健、社工、物理及职能康复、营养咨询外，也提供老人个人生活协助、杂务处理、交通接送、餐食等服务。

此外，PACE 还提供听力、牙科、视力及足部诊疗等医疗服务。PACE 提出财务管理精准化、服务流程效益化、跨专业团队合作，以及顾客满意度的评价分析等措施，能整体节省医疗保险(Medicare)及低收入户医疗救助(Medicaid)5%～15%费用支出，并且用药率也比较合理。PACE 成功的关键是以个案管理员协助家庭照护者制订照护计划与监测服务的方式，确保提供个性化与整合式服务，给想留住在家里的个案以多元的服务选择，协助他们尽可能地留在小区中(见图 2-9)。

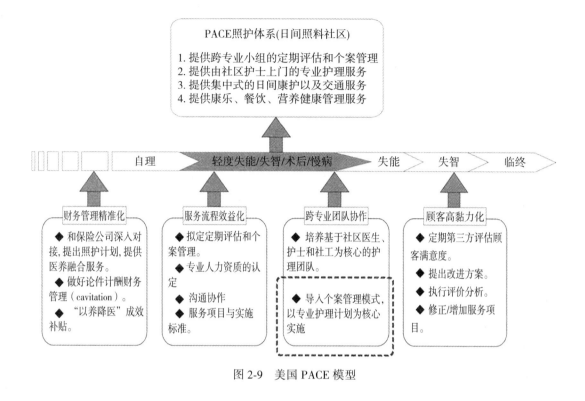

图 2-9 美国 PACE 模型

美国 PACE 模式给我国的启示有以下三点：

（1）它属于典型的社区嵌入型医养结合模式，如同社区卫生医疗中心与日间照料中心的混合体。实施医养结合后，能节省整体医疗保险及长期护理保险费用支出，用药率也比较合理。

（2）利用财务整合的机制，让承办单位可以弹性运用经费发展服务系统，在系统中充分发挥基层医疗的功能。

（3）跨专业团队结合个案管理员协助家庭照护者制作照护计划与监测服务，确保提供个性化与整合式服务，给想留住家里的个案以多元的服务选择，并尽可能地留在小区中，尤其是对居家行动不便而无法前往医疗机构看诊、检查、治疗，或因重大疾病在家卧床，或需要安宁缓和医疗的老年人等。

（二）我国的医养结合服务模式

我国的医养结合服务模式是政府指导医养结合发展。党中央、国务院高度重视医养结合工作，党的十八大以来作出了一系列重大决策部署。医养结合政策体系不断完善、服务能力不断提升、人民群众获得感不断增强。但当前仍存在医疗卫生与养老服务需进一步衔接、医养结合服务质量有待提高、相关支持政策措施需进一步完善等问题。从《关于深入推进医养结合发展的若干意见》中可以分析出以下几点措施：

1. 强化医疗卫生与养老服务衔接

制定出台医养签约服务规范，鼓励养老机构与周边的医疗卫生机构开展多种形式的签约合作。有条件的基层医疗卫生机构可设置康复、护理、安宁疗护病床和养老床位，因地制宜地开展家庭病床服务等。

2. 推进"放管服"改革

养老机构举办二级及以下医疗机构的(不含急救中心、急救站、临床检验中心、中外合资合作医疗机构、港澳台独资医疗机构)，设置审批与执业登记"两证合一"。支持社会办大型医养结合机构走集团化、连锁化发展道路等。

3. 加大政府支持力度

在税费优惠方面，非营利性的社会医养结合机构，按规定享受房产税、城镇土地使用税优惠政策。加大向社会办医养结合机构购买基本医疗卫生和基本养老等服务的力度等。

4. 优化保障政策

完善公立医疗机构开展养老服务的价格政策，收费标准原则上应以实际服务成本为基础，综合市场供求状况、群众承受能力等因素来核定。

5. 加强队伍建设

加强老年医学、康复、护理等专业人才培养，扩大相关专业招生规模，设立一批医养结合培训基地，要求各地分级分类对相关人员进行培训等。

三、医养结合的服务模式

(一)养老机构医养结合模式

这种模式即在养老机构内增设医疗服务资源，当入住养老机构的老年人产生多种复杂需求时，能够及时获得方便有效的医疗服务。这类机构可以通过个案管理员为入住老年人做整合照护计划，提供全人全程照顾。

泰康保险集团旗下的医养社区品牌泰康之家，采用持续照料退休社区(CCRC)模式，社区内包括活力区、协助照护区、专业照护区以及记忆照护区和康复医院多种业态。泰康医养社区建立了"1+N模式"整合照护服务体系——"1"代表个案管理员岗位，"N"代表跨专业团队，由个案管理员统筹协调跨专业团队，为居民提供定制化的全人全程照护服务(见图2-10)。

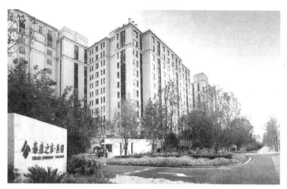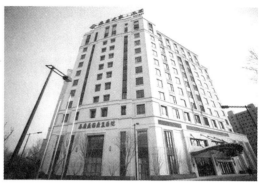

图 2-10　泰康之家

（二）医疗机构医养结合模式

这种模式多为医院转型为养老机构或护理院，强调医和养并重发展。一些资源闲置的医疗机构将资源转型为养老服务，以开设老年专护病房或者直接转型为护理院、康复中心等方式提供医养结合型的医护服务。该模式将医疗与养老资源融为一体，形成以医促养的运营态势，能基本实现非危急重病老年人在机构内医养共享。

（三）"养老机构+医疗服务整体外包"医养结合模式

这种模式是指不具备设置医疗机构条件的养老机构，与就近有住院功能的医疗机构签订合作协议，将养老机构所需的医疗服务整体外包给医疗机构。养老机构为医疗机构提供场所和必要条件，医疗机构在养老机构内设置分支机构，医护人员到养老机构为老年人提供医疗服务，或称"整体托管养老机构的医疗服务"。

（四）"养老机构+医疗服务绿色通道"医养结合模式

这种模式是指养老机构与邻近医疗机构签订合作协议，医疗机构为养老机构中的患者就医提供"绿色通道"，优先提供住院、预约挂号等服务，这是目前开展医养结合最多的一种模式。该模式缺点是医疗机构与养老机构合作基础来自双方的信任和利益驱动，双方的合作缺乏有效约束和利益协调机制，一旦协议影响了某一方的利益，就很容易出现终止协议的情形，很难保证合作的有效性、持续性。

四、医养结合发展中存在的问题

截至 2017 年 7 月，根据卫健委的资料显示，全国共有医养结合机构 5814 家，大约仅占总养老机构数量的4%。医养结合推进比较缓慢的原因包括以下几点：

第一，地区缺乏优质的医疗服务资源，医疗机构缺乏老年医学科专业。医养结合的推行对全科医生的需求非常大。受教育失衡、职业发展受限以及收入水平较低等因素影响，我国全科医生数量有着巨大的缺口。根据卫健委的资料显示，当前中国执业医生中只有6%为全科医生，远远低于西方发达国家的平均水平，这也在一定程度上对中国医养结合模式的迅速推行造成了困难。需要医养结合照护的通常是老年人，老年人衰弱都是由于复杂的老年综合征、共病以及其他急性、慢性疾病所造成。老年综合征的治疗与照护需要非常专业的人员。因此，老年医学专科的发展非常必要。2019年国家卫生健康委办公厅印发《关于老年医学科建设与管理指南（试行）的通知》，这对未来实行医养结合会有很大的帮助。

第二，"医"和"养"是两个相对独立的行业，遵循两套不同的监管体系。传统养老机构的主管部门是民政部门，医疗机构的主管部门则是各级卫健部门，因此医养结合机构的准入和监管是由两部门同时负责的。除此之外，涉及费用报销等事宜的又由人力资源和社会保障部门负责。

第三，养老机构自设的医疗配套申请划入医保定点比较困难。申请划入医保不仅需要满足医疗机构基础设施的硬件标准，还需要有一定的医务人员配比，许多养老机构无法达到要求。一般的小型养老机构以内设医务室的方式降低建设与人力的成本。

第四，医养结合是跨专业整合照护的一种服务模式，需要医养结合个案管理照护计划，形成计划的评量工具必须包含医养需求的内容。周全性老年医学评估是形成医养结合个案管理计划的重要依据，但是目前在所有的长期护理保险的评估工具中没有看到一套完整的计划。

五、个案管理的运用

在医疗与长期照顾的领域，个案管理可发挥重要作用。医疗保障支付体系中对住院的天数以及医疗质量要求使得个案管理能发挥积极的作用。而急性后（中）期照护的治疗重点是重视病患在疾病治疗中的整体身心功能恢复，必须由跨专业团队共同合作，并运用个案管理的方法来实施功能恢复与成本控制。

在长期护理慢性病控制与管理方面，通常涉及身心的多重问题。跨专业团队中的个案管理人员负责定期监控慢性病患者健康状况，让老年人能够保持在健康的状态，提升生活质量。在社区照护服务方面，个案管理员可以提供康复作业训练计划，让功能受损的老年人进行支持性的功能康复，恢复自主生活，更好地留在小区并继续维持与家庭的积极互动关系。在居家服务中，个案管理员能采取整合照护的方式，为需要特殊专业性照护需求的老年人提供个别照护计划，使老年人的晚年生活得以维系健康、安全，舒适、便利以及尊严。图 2-11 说明了个案管理在医疗与长期护理服务的体系中可以担任的角色。

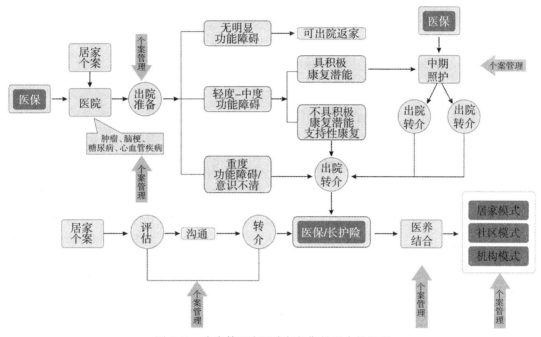

图 2-11　个案管理在医疗与长期护理中的运用

程序方法

学习国内外医养结合的模式和典型案例，以及个案管理在医养结合长期护理服务中的运用、我国政府推出的医养结合五项措施。

第一步：认识医养结合的意义与发展过程。

第二步：讨论如何将个案管理在医养结合服务中应用，提高老年人的生活质量。

第三步：假设你是个案管理员，请讨论本节中医养结合四种模式的优缺点（见表 2-9）。

表 2-9　　　　　　　　　　　　　　　四种医养结合模式对比

	医养结合模式类型	优点	缺点
1	养老机构医养结合模式		
2	医疗机构医养结合模式		
3	"养老机构+医疗服务整体外包"医养结合模式		
4	"养老机构+医疗服务绿色通道"医养结合模式		

练习实践

一、小组实践

全班同学分成若干小组,阅读本节中的教学案例,并以小组为单位完成下述案例任务,可向优胜者颁发全人照护发展模范五颗星。

在本案例中,个案管理员在陈奶奶住院期间应能帮助病人与家属了解治疗情况,做好卫生教育的工作,同时对陈奶奶生活自理能力随时进行评估,以作为出院依据。同时,陈奶奶住院期间的照护,可由个案管理员指导护士与护理员完成。

因为陈奶奶期待出院后能入住一家高端医养结合机构,个案管理员可将多种医养结合养老机构的模式与特点向陈奶奶及其家属介绍,作为他们选择机构的参考,并做好随后的转介工作。

请各小组对照表 2-10 中的任务内容及评判标准进行评断。

表 2-10 任务评判表

序号	任务实施成果	评 判 标 准	是/否
1	熟悉我国医养结合发展现况与相关模式	是否能说明养老机构与医疗卫生资源结合的模式	
2	了解医养结合服务改善传统照护服务输送的具体特点	是否能阐述医养结合、整合照护改善服务输送的特性	
3	了解个案管理在医养结合的运用	是否能指出在医养结合服务中运用个案管理的关键	
4	了解养老机构医养结合模式	是否能阐述三种养老机构医养结合的模式	
5	了解医疗机构医养结合模式	是否能阐述三种医疗机构医养结合的模式	

二、个人检测

(一)填空题

1. 我国医养结合的服务模式主要有四种,分别是养老机构医养结合模式、( )、"养老机构+医疗服务整体外包"医养结合模式、( )。

2. PACE 照护体系(日间照料社区)的服务内容包括(　　　　　　),提供由社区护士上门的专业护理服务,(　　　　　　),提供康乐、餐饮、营养健康管理服务。

3. 美国 PACE 模式的医养结合方案的个案管理员协助家庭照护者(　　　　),确保提供(　　　　),让想留住家里的个案有多元的服务选择,并(　　　　),尤其是对(　　　　),无法前往医疗机构看诊检查治疗、重大疾病在家卧床,或需要(　　　　)。

(二) 判断题

1. 2018 年国务院在《关于加快发展养老服务业的若干意见》中正式提出医养结合概念。
(　　)

2. 不仅中国,世界上不少发达国家以及地区都在做种种努力,探讨医养结合模式,终极目标在于提升照护服务质量与增加收入。
(　　)

3. PACE 是一种包干式的医养结合计划,其服务对象是需要得到护理院级别的照顾,但希望能够留在社区而不愿意去养老机构生活的老年人。
(　　)

4. PACE 的工作特点包括财务管理精准化、服务流程效益化、跨专业团队协作、顾客高黏力化。
(　　)

5. 我国医养结合服务模式是市场指导医养结合发展。
(　　)

6. 推进医养结合工作要求加强队伍建设,加强老年医学、康复、护理等专业人才培养,扩大相关专业招生规模,设立一批医养结合培训基地,要求各地分级分类对相关人员进行培训等。
(　　)

7. 我国医养结合推进缓慢的原因不包括:地区缺乏优质的医疗服务资料,医疗机构缺乏老年医学学科专业。
(　　)

(三) 单选题

1. PACE 的服务模式财务管理精准化内容不包括(　　)。

　A. 大幅增加养老机构收入

　B. 和保险公司深入对接,提出照护计划,提供医养融合服务

　C. 做好论件计酬财务管理

　D. "以养降医"成效补贴

2. "养老机构+医疗服务绿色通道"医养结合模式的缺点是(　　)。

　A. 双方需要签订合作协议

　B. 养老机构得到合作医疗机构的预约挂号等服务

　C. 合作基础来自双方的信任和利益驱动,双方的合作缺乏有效的约束

    D. 医疗机构为养老机构有限地提供住院服务

（四）简述题

1. 请举例说明养老机构医养结合模式。

_____

_____

_____

2. 请举例说明医疗机构医养结合模式。

_____

_____

3. 请说明导致医养结合推进缓慢的原因。

_____

_____

_____

（五）综合题

分析以下案例，举例说明日本社区居家养老的优势。

    日本人的家庭观念较重，很多老人更愿意在家养老，而居家养老离不开所在社区提供的养老服务。在政府与法律法规的保障下，日本的社区养老服务可以充分利用社会的资源向老年提供福利、保障、医疗等多样性的综合性服务，来满足身体状况不同的老年人的需求。一方面，介护人员可以提供照顾日常生活、医学护理及保健康复等介护服务。另一方面，社区还可以提供日托服务。

拓展学习

（一）知识链接

《医养结合机构管理指南（试行）》解读

    为适应我国医养结合机构发展需要，加强机构内部管理，提升管理质量和水平，国家卫生健康委会同民政部、国家中医药局制定出台了《医养结合机构管理指南（试行）》（以下简称《指南》）。医养结合机构应当参照《指南》要求，以老年人健康为中心，根据机构资质和服务能力，为老年人提供医养结合服务并进行科学、规范管理，满足老年人健康养老服务需求，保障老年人合法权益。

《指南》主要包括六个方面的内容：一是明确对医养结合机构的基本要求，包括机构设置、科室设置、设施设备配备等。二是明确养老服务管理要求，医养结合机构制定并组织实施生活照护、基础照护、康复服务、心理支持、照护评估等方面的养老服务管理制度，并加强质量管理。三是明确医疗服务管理要求，包括医疗质量管理、医疗护理服务管理、医疗康复服务管理、安宁疗护服务管理、感染防控管理、传染病管理、用药管理、病历管理。四是明确医养服务衔接管理要求，包括服务有效衔接和信息化管理。五是明确运营管理要求，包括人力资源管理、财务管理、行政办公管理、后勤管理、档案管理、外包服务管理、签约及投诉管理、收费管理。六是加强安全管理，包括突发事件应急管理、安全巡查管理、出入与人身安全管理、消防安全管理、食品安全管理、财产安全管理、信息安全管理、设施设备安全管理、安全教育与培训。

（二）学习资源

中华人民共和国人力资源和社会保障部（www. mohrss. gov. cn）。

本小节"个人检测"参考答案：

（一）填空题

1. 医疗机构医养结合模式、"养老机构+医疗服务绿色通道"医养结合模式；

2. 提供跨专业小组的定期评估和个案管理，提供集中式的日间康护以及交通服务；

3. 制作照护计划与监测服务、个性化与整合式服务、尽可能地留在小区中、居家行动不便、安宁缓和医疗的老年人等。

（二）判断题

1. 错；2. 错；3. 对；4. 对；5. 错；6. 对；7. 错。

（三）单选题

1. A；2. C。

（四）简述题

1. 养老机构医养结合模式的典型代表是泰康之家 CCRC 医养社区。在养老机构内增设医疗服务资源，当入住养老机构的老年人产生多种复杂需求时，能够及时获得方便有效的医疗服务。这类机构可以通过个案管理员为入住老年人做整合照护计划，提供全人全程照顾。

2. 这种模式多为医院转型为养老机构或护理院，强调医和养并重发展。一些资源闲置的医疗机构将资源转型为养老服务，以开设老年专护病房或者直接转型为护理院、康复中心等方式提供医养结合型的医护服务。该模式将医疗与养老资源融为一体，形成以医促养的运营态势，能基本实现非危急重病老年人在机构内医养共享。

3. 推进医养结合对全科医生的需求非常大。受教育失衡、职业发展受限以及收入水平较低等因素影响，我国全科医生数量有着巨大的缺口。根据卫健委的资料显示，当前中国执业医生中只有6%为全科医生，远远低于西方发达国家的平均水平，这也在一定程度上给中国医养结合模式的迅速推行造成了困难。

(五)综合题

优势有两个：一是介护人员上门服务，二是社区提供日托服务。例如：家人上班而无暇照料老人，日间照料中心可以接老人到中心进行照顾，家人下班后便可送回家里，享受天伦之乐。

工作领域 ③ 入住与评估

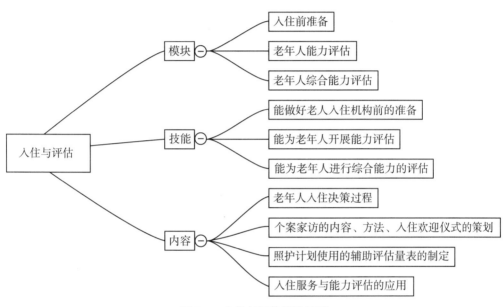

图 3-1 入住与评估思维导图

    本章分为入住养老机构与评估两大部分。第一部分主要探讨老年人入住养老机构的原因、入住养老机构的决策过程，个案家访和个案基本资料的分析，个案试住体验的策划与安排，入住欢迎仪式的策划。第二部分主要介绍个案管理员拟定照护计划所使用的辅助评估量表，包含日常活动、行动、认知与精神、家庭生态与社会参与以及老年综合征等评估量表。初级职业技能的核心是理解老年人入住机构时身心适应与个案管理的关联，并能完成入住服务与评估方法的基础运用，在常见的老年服务情景中实现对信息的提取和资源连接。

工作任务 3.1　入住前准备

学习目标

➤ 了解老年人选择入住养老机构的原因
➤ 具备开展入住前家访及收集老年人基本资料的能力
➤ 理解机构试住的流程与个案管理员的角色
➤ 策划举办入住欢迎仪式

能力标准

表 3-1　　　　　　　　　　　　　　　能力标准对照表

	能 力 标 准
知识	1. 老年人选择入住机构的原因和决策过程 2. 老年人入住咨询接待流程和入住前的准备工作 3. 了解服务对象的照护需求并策划和安排试住体验 4. 举办入住欢迎仪式和提供机构式照护服务内容
技能	1. 了解老年人选择入住养老机构的原因 2. 具备开展入住前家访及收集老年人基本资料的能力 3. 理解机构试住的流程与个案管理员的角色 4. 策划举办入住欢迎仪式
态度	1. 帮助老年人在养老阶段得到妥善的照顾，安享晚年 2. 以高度的工作热情、友好的服务态度对待老年人 3. 树立爱岗敬业精神，培养良好的职业道德

1. 以小组形式学习本节的案例，特别应结合老年人入住养老机构的原因、家访的目的、试住的流程和入住欢迎仪式策划等内容。

2. 通过阅读教材和网络学习资源，学习入住欢迎仪式的策划和执行。

3. 通过小组讨论，结合按操作流程演示、养老机构实践等方法，掌握老年人入住前的准备工作，培养尊老、爱老、孝老的为老服务意识。

教学案例

王爷爷与王奶奶的儿子调往外地工作后，无暇照顾二老的生活起居。王奶奶，74岁，患有认知症、高血压、甲亢并且脾气暴躁，经常与人发生冲突，先后被多家养老院劝退。王爷爷，78岁，患有高血压、冠心病20余年，半年前因突发恶性贫血和重度营养不良而急诊入院，经治疗后，病情好转，但日常生活不能自理，需借助拐杖行走，如厕、洗浴等均需要帮助，无法处理家务和一日三餐。因此王爷爷与王奶奶考虑共同入住养老机构。他们考察了一家可以提供整合照护服务的养老机构，这家机构的个案管理员负责入住接待的工作。

问题讨论

王爷爷与王奶奶选择入住机构的原因是什么？个案管理员需要了解王爷爷与王奶奶的哪些健康问题？如何做好入住前的准备工作？如何策划欢迎仪式？

基本知识

一、老年人选择入住机构的原因

人终有一天会老，任何人都希望在养老阶段能够得到妥善的照顾，最期待的是能按照自己的生活习惯，尽可能在熟悉的居住环境中安享晚年。然而，当子女因工作关系无暇陪伴、照顾长辈，或长辈因失能而需要长期护理的时候，一些老年人或其家属会考虑选择入住养老机构，以此来提高生活及照护质量。根据国家卫健委发布的《2019年我国卫生健康事业发展统计公报》显示，2019年底我国居民人均预期寿命提高到77.3岁，而人均健康预期寿命仅为68.7岁，即平均每位老年人有8年多带病生存时间——这是养老机构或社区应给予高度关注和介入的时期。现实中，老年人不会太早选择离开自己熟悉的居家生活环境，大多是在70岁以后，生活自理出现困难时才开始考虑选择入住养老机构。

综合调研老年人选择入住机构的原因，主要有以下几点：

(一)独居的困惑

伴随着计划生育政策的实施，传统核心家庭结构发生变化，"4-2-1"的家庭结构成为主流，家庭规模日趋小型化，打破了传统上三代人甚至四代人同居的家庭模式，独居的老年人会越来越多。老年独居可能会面临的问题包括：

一是老年疾病：独居的老年人，尤其可能会因面临疾病或老年综合征等引起的活动功能性退化导致行动迟缓或不便等，同时日常起居也需要有专人照护。更为严重的是，一旦发生急性病种出现意识昏迷，若无人在现场及时处理，可能会有生命危险。

二是认知与情绪问题：主要是因孤独与老化所引起的失智、抑郁与忧虑的心理障碍问题。独居老年人有可能会出现情感日渐脆弱，导致自卑、烦躁、焦虑、多疑，日常起居也需要有人专门照护。

三是居住环境的问题：老年人独居的环境与居室内常因无适老化设计，许多地方会存在致使老年人跌倒的风险，造成肢体伤害。

四是衰老：体力退化，难以处理每天烦琐的家务事。

五是经济困难：部分空巢老年人因为经济收入低，对社会依赖性很强，这一问题在孤寡老年人、高龄老年人和老年妇女群体当中特别突出。

(二)与家人同住面临照顾困难与生活作息不协调

家中的老年人开始衰老、病痛不断、生活完全不能自理、需要陪伴和照顾等，这些都是为人子女终究要面对的人生课题。当照护来临，很多子女将"与父母同住尽孝"视为优先选项。不过，儿女各自成家立业，组成核心家庭，一旦因年迈的父母有照顾需求而接来同住，必定会冲击原有的生活模式，不仅带来作息改变，子女也常需夜间多次起床照顾，导致长期睡眠不足，心力和体力产生极大损耗。而由于长期同住中的不协调情况导致的负面情绪很可能造成子女与父母关系紧张。当双方沟通不良时，老年人可能因此而心情沮丧。

(三)出现家属难以照顾的特殊复杂问题

以失智或精神疾病老年人为例，同住子女作为照顾者是苦不堪言的。面对经常走失、性情大变、疑心重，甚至出现某些怪异举止的父母，照顾者必须 24 小时看紧，丝毫不能放松，精神压力大到会崩溃，最后可能比父母更早病倒。

(四)不愿意给子女增加负担

随着时代的发展、社会的进步、人们思想观念的更新，传统的"养儿防老"模式被多元化的养老方式所取代。许多人未到衰老状态，就盘算着自己的养老方式。为了不给子女们添麻烦和增加负担，到养老机构养老也成为许多老年人崇尚的选择之一。

(五)认同养老机构的服务理念与服务内容

有些养老机构环境优美，生活居住条件好，服务周到，老年朋友多，共同的阅历、感受与话题，使老年人的生活更加舒心快乐。甚至有些老年人可以在质量好、服务内容多元、符合自我生涯(退休)规划的养老机构找到继续发光发热的舞台。

二、老年人入住养老机构的决策过程

(一)意向阶段

多数老年人因各式各样的原因，开始考虑选择入住机构的时期属于"意向入住"的阶段。在这个阶段，他们可能缺少对养老机构的种类、服务的内容以及价格的认知，但不影响他们考虑入住。这些主动或被动获取的信息来自子女灌输、网络信息或身边亲友分享等。若老年人的身边已有亲友入住，他们的入住意愿就会提升。

(二)考察阶段

在确定入住机构的意向后，老年人会开始梳理自身的健康照护需求与经济条件，"考察"周边的养老设施与期望的服务是否能够匹配，考虑的因素有服务、价格、机构地点与子女的距离、生活便利性、医疗便利性、长期护理保险定点等。受到身体状况、信息接受度等方面的限制，老年人极少独自考察机构，一般由子女、配偶陪同或代为考察、收集并整理资料信息，除非子女不在身边，才会选择亲自前往或由亲友陪同考察。

(三)体验试住

"体验试住"是老年人决定入住养老机构的决策过程中非常关键的环节，也是入住机构的关键决策阶段。因为一旦入住之后，发觉机构的设施、服务与自己的期望差距太大，想要办理退住手续就太烦琐了，甚至会造成经济上的损失。目前，许多养老机构都提供试住服务，一方面为老年人提供体验的机会，另一方面也为机构创造了重新筛选服务对象的机会，降低后期入住客户的流失率。试住体验必须考虑老年人身体衰弱的状况，如果不能自理的程度偏高，一般的机构可能不会安排试住，因为风险会相对增加。

三、老年人入住咨询接待流程

老年人及家属的接待流程主要包括接待来访，提供咨询，记录老年人信息，引导参观、报价，了解入住意愿，确认入住并预约上门家访(见图3-2)。老年人及家属到机构后，由门卫人员询问到访原因并引导进入机构，引领前做好感染防控工作，包括量额温，以消毒液洗手等。

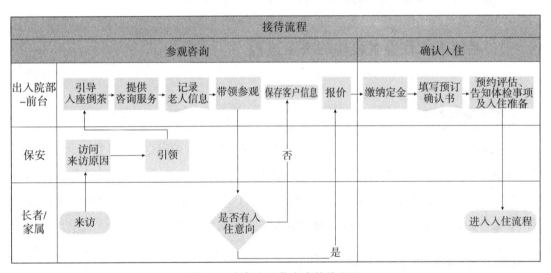

图 3-2　老年人入住考察接待流程

接待过程应注意礼仪礼貌，参观过程中尽量不干扰其他老年人。根据老年人的需要，接待人员可以详细介绍机构的功能定位、服务案例等，进一步挖掘服务对象的需求。如果家属或老年人在参观后能提出建设性意见并被采纳，可以回馈礼物以示感谢。

参观结束，若没有入住意向，可以保存客户信息(见表3-2)；若有入住意向，则与老年人及家属进一步沟通价格、房型、朝向、入住所需准备的物品等事项。若确认入住，可收取定金并填写《预定确认书》，同时告知入住时需要提供的资料及需要做的准备工作，预约首次评估时间等。老年人及家属离开时，接待人员应感谢来访者并将他们送至门外。接待人员应将每日接待的老年人的信息进行汇总，筛选潜在客户，定期进行电话回访，必要时可预约上门家访。

在接待过程中，应尽量详细记录以下信息：①老年人的基本信息；②日常生活自理的状况；③特殊服务的要求以及期望；④参观后的整体好感度；⑤经济承受能力以及房型意向；⑥是否有意愿入住；⑦对入住机构的期望；⑧对服务人员的态度是否满意；⑨是否愿意进一步接受家访。

表 3-2 　　　　　　　　　　　　　　**客户信息记录表(范例)**

一、老人基本信息

姓名		性别		出生年月	
籍贯		民族	信息来源	□广告　　□朋友介绍　　□其他机构介绍	
婚姻状况	□已婚　　　□离婚　　　□丧偶　　　□未婚				
受教育程度	□文盲　　　□略识文字　　　□能读写　　最高学历(　　　)				
现居住地址					
联系人情况	姓名		与老人关系		电话：

二、老人自理情况

进食				洗澡				修饰				穿衣			
正常	轻度依赖	中度依赖	重度依赖	正常	轻度依赖	中度依赖	重度依赖	正常	轻度依赖	中度依赖	重度依赖	正常	轻度依赖	中度依赖	重度依赖
□	□	□	□	□	□	□	□	□	□	□	□	□	□	□	□

排泄				移动行走				认知能力				感情行为			
正常	轻度依赖	中度依赖	重度依赖	正常	轻度依赖	中度依赖	重度依赖	正常	轻度依赖	中度依赖	重度依赖	正常	轻度依赖	中度依赖	重度依赖
□	□	□	□	□	□	□	□	□	□	□	□	□	□	□	□

视觉能力				听力					
正常	轻度依赖	中度依赖	重度依赖	正常	轻度依赖	中度依赖	重度依赖		
□	□	□	□	□	□	□	□		

三、特殊服务需求申请

服务项目内容	需要频率说明

续表

四、其他建议与意见				
对养老院的整体感受	□很好	□不错	□一般	其他建议
房型是否合理	□很好	□不错	□一般	其他建议
价格是否接受	□很好	□不错	□一般	其他建议
工作人员评估	□很好	□不错	□一般	其他建议
是否建议上门进行长者评估	□可以	□不同意		
是否有意愿入住	□会考虑	□不会		
其他				

四、入住前准备工作

(一)家访的重要意义

家访是指个案管理员与潜在服务对象及家属接触并进行面对面的谈话,进一步了解服务对象的情况,为后续是否接案打下工作基础。个案管理员必须接受访谈技巧与评估技巧的专门培训。

个案管理员进行家访工作,可以对老年人进行更全面的了解,这对于确定是否接案、机构服务是否能满足老年人的照护需求、制订服务计划都至关重要。通过家访可全面了解老年人的生活环境、子女及其配偶情况,并在此基础上对其生活习惯、兴趣爱好、家属支持、照护需求与期待等进行梳理。家属和个案管理员双方都可以利用"家访"这一契机,对老年人存在的问题、照护预期与风险等情况进行沟通,切实有效地解决实际问题。

(二)家访的主要任务

1. 了解服务对象的基本情况

服务对象的基本情况包括基本信息、健康情况、经济情况、社会支持网络、对入住机构的期待等。

(1)基本信息:姓名、性别、出生年月、籍贯、民族、婚姻状况、受教育程度、居住地址、兴趣爱好、工作经历等。

(2)健康情况:日常生活功能,包括进食、洗澡、穿衣、排泄、行走等;认知与情绪状况,包括认知、抑郁、知觉与意识、视能力、听觉能力、皮肤状况等。

(3)经济情况：家庭居住环境、收入、经济支持等。

(4)社会支持情况：与配偶和子女的关系，老人的其他人际关系，老人的能力，对入住机构的期待，如餐饮、出入交通情况等。

2. 家访询问

家访询问要留意资料收集及评估、物资准备、时间准备以及安全准备的步骤：

(1)资料收集与评估：基本信息、联系方式、家庭成员、身体状况等信息，用于预约上门及预评估。

(2)决定适合进行家访的形式：是否需要其他工作人员如邀请医生或护士同行，共同决定服务机构是否有能力处理服务对象的情况。

(3)物资准备：工作服、机构宣传单页、政策资料(长期护理保险/医保政策等)、入院调访表、笔等。

(4)时间准备：提前与服务对象预约时间并准时到达。

(5)安全准备：必须安排服务对象的家属同在，出门前告知工作伙伴预计的回程时间。如果家访人员在预计时间内尚未返回服务机构，则其同事需跟进以确保其安全。

3. 访谈

访谈应注意以下事项：

(1)保护服务对象的隐私，表现人文关怀。无论老年人存在什么样的家庭情况或个人情况，个案管理员都应增强对老年人隐私的保护意识，时刻心怀人文关怀。这是家访工作的原则和基础。

(2)家访时不宜随便做出承诺或有任何金钱来往，不可以收纳任何形式的礼物或馈赠。

(3)与服务对象或家属倾谈时应保持距离以免引起任何误会。

4. 个案管理员的能力运用

在家访过程中，个案管理员要具备分析问题、观察问题的能力。家访时可以通过谈话技巧，分析老年人的家庭状况、家庭成员、家庭关系等。谈话时也须注意以下事项：

(1)具体化：服务对象在描述自身的问题时，个案管理员对其陈述进行特定方向性的探索。如果是家属代为描述，可能存在隐瞒老年人自理情况的情形，更需要个案管理员通过引导性的谈话，增加对服务对象的正确了解。具体技巧有：①适当的引导和追问；②开放性的问句；③叙述时尽量把握"人、时、地，在什么情况下，做了什么，有何感受？"例如，在询问服务对象是否能够自己洗澡时，如果询问老年人，则可以直观地通过观察老年人的身体状况后直接询问："您平时能自己洗澡吗？"如果询问家属，就需要问得更具体："您父亲知道怎么开冷热水吗？""您父亲平时洗澡是坐着洗还是站着洗？"

(2)话语权：家访不是个案管理员一个人的"独角戏"，个案管理员要适当地将话语权交到老年人或家属手中。这样,个案管理员就能更多地了解老人的情况。

(3)聚焦重点:将边缘的话题、讨论范围过大的话题或同时出现的多个话题收窄,找出重点并逐个讨论。

(三)跟进反馈

家访工作是引导形成整合照护个案计划的基础。家访结束后,个案管理员要填写相关资料,对家访情况进行分析,权衡是否有能力处理问题,以及服务对象所要求的服务是否符合服务机构的工作范围等。同时也要跟进了解家属或老年人是否有意愿接受机构服务。如果两者能达成一致,则可进行后续的服务事宜。

五、了解服务对象的照护需求

对于服务需求,个案管理员必须根据家访情况来抽丝剥茧地诊断个案需要的照护,大致可分三类:

(一)医疗需求程度与慢性病控制的医疗照护

包括慢性病需不需要接受定期医疗检查、医疗性管理(伤口处理,或接受输液补充营养,或静脉营养注射)等医疗护理。

(二)老年综合征候群的护理

老年综合征定义为多重因素的生理问题发生在同一个老年人身上,累积效应造成多重器官的系统功能受损。老年综合征的发生有多重原因且合并不同病症,但存在介入治疗的可能性,因此,了解如何判断病症的种类将有助于后期的治疗。老年综合征包括听视力与意识沟通问题、谵妄、忧郁、营养不良、认知功能问题、失禁、压疮、跌倒、失眠、吞咽困难以及疼痛等类。

(三)日常活动性功能退化的照护

例如,可以自行起床,但无法自主上下轮椅或需要协助移动轮椅,有跌倒的危险,移动时需借助拐杖或助行器等。

慢性病控制的护理(医疗护理);高血压、冠心病的控制;老年综合征候群的护理,包括抑郁、跌倒、营养不良、失眠等;日常生活活动能力或日常生活能力(ADL)退化的照护，包括助行、助浴、助餐、如厕。这些问题都需要进行专项评估来确定严重程度，以便在设计个案计划时，设定处理优先顺序及短中期目标。

六、个案试住体验的策划与安排

（一）试住体验

为了让老年人尽快融入养老机构，适应养老机构提供的服务，许多机构允许老年人在养老机构进行短期入住体验。多数老年人在选择机构的时候会有顾虑，虽参观之后感觉满意，但还是会担心不适应环境以及入住后服务与承诺不符等。试住能让老年人体验新生活、新环境，感受机构是否适合自己。如果真的不能适应，也能快速办理退住手续，消除了老年人入住机构的顾虑。一般试住体验的时间为 7 天到 30 天。

1. 试住的一般流程

（1）服务对象提供相关基本信息资料。

（2）服务对象提供《体检报告》、本人资料及担保人资料，填写《入住申请书》，前台协助办理试住手续。

（3）确定试住期。

（4）养老机构根据老年人提供的《体检报告》，对其身体健康状况进行综合评估后，暂定护理等级，出示《意外风险告知书》并确定试住期。

（5）签订试住协议。

（6）试住期间费用与正式入住一致，养老机构需要承担老年人试住期间应负的责任。付款并签订试住协议后，个案管理员带领老年人到相应的楼层报到，安排老年人入住房间。

2. 试住的注意事项

试住虽然是体验服务，但是试住的老年人享受的服务应该与正式入住的服务标准一样。具体注意事项如下：

（1）高度重视，做好服务人员安排、物料准备等工作。提前与食堂沟通老年人的餐饮类型（正常餐、糖尿病餐、痛风餐、流质餐、个性点餐等），通知护理员提前整理好房间内务，为老年人准备好床上用品和生活用品，告知是否需要使用气垫等。

（2）为试住老年人安排个案管理员及跨专业团队人员，加强部门间的沟通，对试住的老年人的服务需求做到快捷、准确。

（3）主动征询试住体验及对服务的意见，并及时反馈以便各部门改进和提升，如餐饮能否适应，活动安排是否合理，是否对活动有兴趣，服务是否符合预期，同住的老年人相处如何等。

（4）为试住的老年人提供优质服务，满足其个性要求。但是如果服务内容超过了个案管理员的能力，或者超出了机构的服务范围，则不能为了迎合老年人而勉强提供，否则会导致后续服务出现问题。

（5）试住的老年人也是正式入住机构的客户。如果因养老机构安全措施不当，管理服务不善等过失造成老年人身体、财产受到损害的，养老机构应据实承担赔偿责任；如老年人有过错的，根据过错责任由养老机构、老年人双方共同承担。

七、举办入住欢迎仪式

（一）入住欢迎仪式的意义

老年人换了新环境后会有诸多的不适应，甚至感到陌生和恐慌，如果能给他们清晰的介绍、热情的欢迎和鼓励，可以让新入住的老年人在短时间内找到归属感，消除新环境给老年人带来的紧张感，同时也让老年人感受到温暖，达到对机构的高度认同。

入住欢迎仪式能表达关心关爱，能让老年人感受到机构对她/他的重视。个案管理员在策划时，不仅要行礼如仪，更要在欢迎仪式的流程中加入一些"感性元素"。通过欢迎仪式，让老年人与工作人员相互熟识，了解工作人员的相关职责，对于后续的沟通和交流能起到铺垫作用。

所谓感性元素，即与视觉、听觉、嗅觉、味觉、触觉相关的一系列的活动与服务，让老年人内心产生正向的情绪。虽然服务本身是一种抽象化的形态，但仍可以具体分解为四个方面的组合以及相关的服务元素，包括：

（1）帮助服务开展的环境、设施、设备：适合性、舒适性、动线方便性；

（2）帮助服务开展的用品：种类、数量、适当；

（3）客户内在的感觉：关怀、友善、温馨、尊重、惊喜、成就、归属；

（4）客户外在的感觉：服务人员的专业、诚恳、可信与实时提供服务的可获得性。

个案管理员策划入住欢迎仪式也是一项服务设计，目的是让服务对象体验到关怀、友善、温馨、尊重、惊喜，进而产生认同感和归属感。图3-3可以作为个案管理员设计欢迎仪式方案的指导。

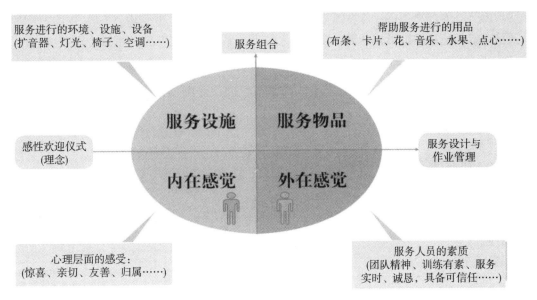

图 3-3　入住欢迎仪式策划原则

(二)入住欢迎仪式的服务流程

1. 落实信息

(1)个案管理员牵头，召集小组成员制订欢迎计划，明确任务和要求。

(2)发布入住信息，告知小组内的每一位成员。入住信息包括姓名、身份、入住时间、饮食习惯等，尤其要关注老年人的过敏史及兴趣爱好。例如，是否对花粉过敏？是否对特定食物过敏？职业及爱好是什么？性格如何？身体状况是否适合欢迎仪式？

2. 具体准备

(1)准备鲜花及欢迎词。为每一位新入住的老年人准备鲜花以及欢迎词，对其入住表示欢迎。

(2)准备饮品、水果、点心。为新入住的老年人及家属准备饮品、水果及点心。可以准备苹果(平平安安)、橘子(大吉大利)等寓意较好且大众普遍接受的水果。

(3)岗位人员准备。人员包括个案管理员、客服经理、医生、护士、责任社工、责任护理员、后勤主管等。各岗位人员应各自准备好自我介绍，让老年人及家属知晓相关服务板块的负责人。

(4)如果同一时期入住的老年人较多，可以组织多位老年人一起开展"新人欢迎派对"。

3. 注意事项

(1)根据老年人的身体情况，决定欢迎仪式的形式。举行失能老年人的欢迎仪式之前，要评估老年人的身体情况，必要时一切从简，以防老年人的病情恶化。失智老年人的欢迎仪式可以以角色扮演的形式开展，与老年人拉近关系，降低老年人的抵触心理。

（2）考虑到老年人的生理特点，欢迎仪式的时间不宜过长，建议一个小时之内完成。

（3）做好可能出现的各种意外和事故的预案，准备好应急方案和措施，尽量降低老年人的意外风险。

八、机构照护服务内容

通常，机构提供 24 小时全天候全年无休的照护服务，照护服务的内容大致可以分成四个方面：

（一）日常生活照料需求

日常生活照料即维持个体日常生活的最基本需求。老年人由于老化、各种疾病或其他原因而丧失或部分丧失自我照顾能力，从生活自理转变至依赖性强。日常生活照护主要包括协助洗澡、协助如厕、协助移动、协助穿脱衣服、协助进餐等，视个案活动功能依赖程度而定。

（二）医疗康复需求

医疗康复需求主要针对失能或半失能老年人群体。自我照顾能力的缺失加上不同程度的慢性疾病或老年综合征，对原本身体机能退化的老年人无疑是雪上加霜。同时神经—肌肉—骨骼功能的下降使得老年人的活动能力受限，所以失能老年群体对实现医疗护理及康复训练服务的意愿尤为强烈，尤其在行动、压疮护理、协助用药、排泄介护等方面的需求远高于能自理的老年人。

（三）慢性病管理需求

慢性病管理需求包括陪同看病、协助服药、医疗性护理、卫生教育等。慢性疾病的高患病率对老年人生命质量的影响是目前社会关注的焦点之一。全球因慢性疾病死亡的人数约占总死亡人数的三分之二，其中大部分为老年人群。因此，做好慢性病管理和护理指导是老年群体的迫切需求。

（四）精神慰藉需求

心理慰藉与陪伴是晚年时期最大需求。不少高龄老年人退出社会主流环境，交往活动范围缩小，导致他们的心理状态趋于弱化并具有强烈的归属动机，渴望有人交谈、陪伴、外出散步等。失能老年人因躯体功能障碍不能参与正常社交活动，且需依赖亲属或其他照顾者看护，时常会产生较强的无助和自卑感，需要心理疏导、文娱活动、临终关怀、情感支持等方面的精神慰藉。

当老年人入住机构后，个案管理员将持续观察他们身心变化状况，一旦发现异常情可能阻碍日常生活的自主功能时，个案管理员将偕同机构的跨专业团队共同商议解决方案，提出个案照护计划，让老年人能安心生活，维持既有的生活质量。

程序方法

第一步：学习老年人入住养老机构前需要准备的相关事项。

第二步：开展调查，结合案例、做好家访和老年人基本资料的收集。

根据表 3-2 的客户信息记录表，个案管理员了解了王爷爷与王奶奶的基本信息，并做了一次家访，进一步了解老人选择入住机构的原因。家访调研项目包含服务的匹配度、价格承受度、机构地点与子女的距离、生活便利性、医疗便利性等。王爷爷与王奶奶的主要问题是身体功能退化，生活自理能力减弱，不过经济状况良好，家庭氛围融洽。另外，个案管理员认为王爷爷与王奶奶很期待入住的机构能提供温馨而有尊严的照护服务。

第三步：结合相关信息进行试住流程的设计和入住欢迎仪式的策划并讨论发言。

个案管理员为他们准备了欢迎仪式（见表 3-3），可参照图 3-3 来设计。

王爷爷与王奶奶入住欢迎仪式策划方案

为下周即将入住的王爷爷与王奶奶，举办欢迎仪式，让其感受新家庭的温暖氛围。老年人基本情况：王奶奶，74 岁，患有认知症、高血压、甲亢并且脾气暴躁，经常与人发生冲突，先后被其他养老院劝退。王爷爷，78 岁，患有高血压、冠心病 20 余年，半年前突发恶性贫血和重度营养不良急诊入院，经治疗后，病情好转，但日常生活不能自理，需借助拐杖行走，如厕、洗浴等均需要帮助，无法处理家务和一日三餐。有以前的同事在本机构入住，可以安排给两位老人一个惊喜。

一、活动目的：老年人进入新环境后在心理上会产生微妙的变化，他们需要家人的陪伴、机构的关怀。通过举办欢迎仪式，让老年人感受到自己是被重视的，在新机构中找到归属感，消除紧张感，尽快融入机构的生活。

二、活动主题："喜气洋洋迎新人，欢欢喜喜一家人"——新入住老年人欢迎会

三、活动时间：周五上午 10∶00—11∶00

四、活动场地：一楼多功能活动室

五、活动对象：新入住的王爷爷、王奶奶及家属

1. 邀请参与成员：新入住老年人的旧同事，以及有文艺特长、身体状况良好的老年人

六、活动前期准备工作：

1. 提前采购好活动所需物品：两束鲜花，一张贺卡(由个案管理团队写上欢迎词并签名)、打印活动主题横幅、怀旧物品。橘子、香蕉、咖啡(王爷爷、王奶奶每天必喝，无糖)、茶水。

2. 活动场地布置：将桌椅围绕舞台摆放为半圆环形，大家可以面对面交流。

注意事项：由于王爷爷可能会坐轮椅参加，要有适当的无障碍环境。

3. 设备设施准备：空调、灯光、椅子、扩音设备的检查；确保动线顺畅(营造良好的外在感觉)。

注意事项：与王奶奶交流要极具耐心。场地布置的时候预留轮椅摆放的位置，将王爷爷的位置安排在近门口处，方便进出。工作服上贴识别标签。

4. 提前做好邀请工作：邀请新入住老年人年轻时的同事，以及与新入住老年人有共同爱好的老年人参加。本次活动拟邀请三位退休教师宣奶奶、刘爷爷、陈奶奶，以及机构合唱小组的张爷爷和陆奶奶。如需表演节目，应提前沟通。

七、活动程序安排(请在空格处填入适当的事项内容)

表 3-3　　　　　　　　　　　　　欢迎仪式策划表

时间	事项	责任人	答案
开场前		个案管理员	引导新入住老年人入会场
10:00—10:05		院长、楼层主管	开场，致欢迎词
10:05—10:10		院长、楼层主管	送鲜花及贺卡
10:10—10:20		员工/王爷爷与王奶奶	大家相互做自我介绍
10:20—10:30		王爷爷与王奶奶	老年人发表感言及期望
10:30—10:40		王爷爷与王奶奶	新入住老年人才艺表演
10:40—10:50		所有人	合唱《明天会更好》
10:50—11:00		所有人	合影
11:00		个案管理员	陪新入住老年人回居室
	活动结束		

营造良好的内在感觉：安排表演(成就)、联络家人出席、孙女辈当神秘嘉宾(惊喜)、低糖蛋糕、咖啡(关怀)、苹果(平平安安)、橘子(大吉大利)、由专业服务人员引导进场时的音乐与掌声(温馨)

练习实践

一、小组实践

全班同学分成若干小组，以小组为单位讨论下列内容（见表3-4、表3-5），可向优胜者颁发全人照护发展模范五颗星。

表 3-4　　　　　　　　　　　　　　　小组练习实践表

1组	老年人选择入住机构的原因	
2组	老年人入住机构的决策流程和入住前的准备工作与任务	
3组	服务对象的照护需求	
4组	入住体验的安排内容	
5组	策划入住安排仪式	

表 3-5　　　　　　　　　　　　　　　小组练习评分标准表

1	20	团队合作	发言人介绍团队成员及各自承担的任务，按时完成
2	30	海报或 PPT 制作	图文并茂
3	20	写作	内容正确、规范
4	30	语言表达能力	声音洪亮，能注意到同学的反应，表达生动，能脱稿对话
	100		

二、个人检测

（一）填空题

1. 老年人选择入住机构的原因主要包括：（　　　　）、（　　　　）、（　　　　）、（　　　　）、（　　　　）。

2. 老年人入住养老机构的决策过程包括：（　　　　）、（　　　　）、（　　　　）。

3. 服务对象的基本情况包括以下几个方面：（　　　　）、（　　　　）、（　　　　）、（　　　　）、（　　　　）。

（二）判断题

1. 多数老年人因各种各样的原因开始考虑选择入住机构，此时属于"意向"入住的阶段。   （　　）

2. 老年人只有在失能失智，生活不能自理时才选择入住养老机构。   （　　）

3. 入住前的家访评估主要是为了全面了解老人的身体情况和支付能力。   （　　）

4. 在家访过程中，个案人员要具备分析问题、观察问题和解决问题的能力。（　　）

5. 个案管理员在策划入住欢迎仪式时，不仅仅要行礼如仪，更要把"感性元素"融入欢迎仪式的流程中。   （　　）

6. 当老年人入住机构后，个案管理员将持续观察他们身心变化状况，继而提出个案照护计划。   （　　）

7. 为了让老年人尽快融入养老机构的环境，适应养老机构提供的服务，可以让老年人先试住 1—2 个月，待完全适应、处理好家中事务后再正式入住。   （　　）

（三）多选题

1. 关于体验试住的说法，正确的是：（　　）

    A. 是老年人决定入住养老机构的非常关键的环节和关键决策阶段

    B. 许多养老机构都有试住服务，为老年人提供体验的机会

    C. 为机构创造一个重新筛选服务对象的机会

    D. 降低后期入住客户的流失率

    E. 试住体验是必经环节，每一位老人都需要先试住后再正式入住

2. 养老机构的照护服务内容包括：（　　）

    A. 日常生活照料   B. 医疗康复需求

    C. 慢病管理需求   D. 精神慰藉需求

    E. 财务投资管理

（四）简述题

1. 老年人选择入住机构的原因有哪些？

_____

_____

2. 请简述老年人入住机构的决策流程。

_____

3. 感性服务的构成方面有哪些?

4. 提升老年人对服务满意度的感性元素有哪些?

（五）综合题

分析下列案例并讨论：应该怎样帮助王奶奶调节情绪，尽快适应养老院的生活?

王奶奶今年76岁，由于老伴去世，只有一个女儿，还不在身边，女儿便将其送进了养老院。王奶奶在养老院每天愁眉苦脸，晚上在床上辗转反侧睡不着，平时血压都较正常，但最近血压一直为 150~160/90~100mmHg。

拓展学习

（一）知识链接

（1）老龄化的定义：人口老龄化是指总人口中因年轻人口数量减少、年长人口数量增加而导致的老年人口比例相应增长的动态过程。

（2）人口老龄化的具体标准：国际上通常把60岁以上的人口占总人口比例达到10%，或65岁以上人口占总人口的比重达到7%作为国家或地区是否进入老龄化社会的标准。

（3）人口老龄化的影响：①加重了中青年阶层的负担，一对夫妇要赡养双方的老人；②加大了社会的负担，老年人的物质精神需要使得社会不得不投入更多资金来建设老年人保障设施；③加大了国家的负担，国家的支出有较大部分用于老年保障金。

（4）我国人口老龄化的特征：①规模大、发展快、峰值高；②未富先老；③老而不健康、失能失智；④家庭结构小型化；⑤社会化服务功能滞后；⑥农村养老任务繁重。

（二）学习资源

智慧职教 http://www.icve.com.cn/

本小节"个人检测"参考答案：

(一)填空题

1. 独居的困惑、与家人同住面临照顾困难与生活作息不协调、出现家属难以照顾的特殊复杂问题、不愿意增加子女负担、认同养老机构的服务理念与服务内容；

2. 意向阶段、考察阶段、体验试住；

3. 基本信息、健康情况、经济情况、社会支持网络、对入驻机构的期待。

(二)判断题

1. 对；2. 错；3. 错；4. 错；5. 对；6. 错；7. 对。

(三)多选题

1. ABCDE；2. ABCD。

(四)简述题

1. 独居的困惑、与家人同住面临照顾困难与生活作息不协调、出现家属难以照顾的特殊复杂问题、不愿意增加子女负担、认同养老机构的服务理念与服务内容。

2. 开始考虑选择入住机构的时候属于"意向"入住的阶段→"考察"周边的养老设施与期望的服务是否能够匹配的考察阶段→体验试住阶段。

3. 通过与视觉、听觉、嗅觉、味觉、触觉相关的感性元素开展一系列活动和服务，让老年人内心产生正向的情绪。

4. 包括帮助服务开展的环境、设施、设备；帮助服务开展的用品；客户内在的感觉和客户外在的感觉。

(五)综合题

对老年人不适应原因进行分析：①从王奶奶自身的心理着手，试着与她多沟通、多交流，让她主动说出自己内心的情绪(包括抑郁、忧愁等)。②伴王奶奶到户外走动走动，看看外面其他老年人都在做什么，可以去唱唱歌、跳跳舞，释放内心的不良情绪。③护理员应多与王奶奶谈谈心，分担王奶奶的心事，帮助王奶奶解决其燃眉之急，带她参加一些文娱活动，使她内心得到放松。④给王奶奶介绍其他的老年伙伴，他们之间可以分享心事，分享彼此的喜怒哀乐，这样王奶奶可以早日度过适应期。⑤王奶奶现在只有女儿与她相依为命了，身为女儿有必要和王奶奶多沟通，多来探望，给予王奶奶支持与鼓励。

工作任务 3.2　老年人能力的评估

学习目标

➢ 了解养老服务评估的重要性
➢ 理解老年人能力评估的目的
➢ 了解老年人能力评估的行业标准
➢ 掌握老年人能力评估量表的内容与使用
➢ 了解老年人能力评估工作的基本任务

能力标准

表 3-6　　　　　　　　　　　　　能力标准对照表

	能　力　标　准
知识	1. 老年人能力评估的重要性 2. 老年人能力评估的目的 3. 老年人能力评估的行业标准 4. 老年人能力评估工作的基本任务
技能	1. 会正确使用老年人能力评估量表来评估老年人的身体状况 2. 能按照《老年人能力评估》行业标准对老年人进行评估 3. 能根据老年人能力评估师的工作流程开展评估工作
态度	1. 以高度的工作热情、友好的服务态度对待老年人 2. 树立爱岗敬业精神，培养热爱养老服务工作的情感 3. 努力学好专业知识，在实践工作中丰富和发展自己

学习方法

1. 以小组形式学习本节中的案例,掌握老年人能力评估的目的、重要性、行业标准和评估流程。

2. 通过阅读教材和网络学习资源,学习老年人能力评估的技巧和注意事项。

3. 小组进行案例讨论,并结合案例应用老年人能力评估流程、方法、技巧和注意事项等方面的知识,培养谨慎、独立的工作态度和耐心、细心为老的服务态度。

教学案例

X 医生与 Y 护士去家访一位 75 岁的陈爷爷,家庭照顾者说陈爷爷在生活自理中出现了以下情况:

(1)自从上次跌倒后已经可以自行起床、但上下床很费力,要坐好一会才能下床走动,出门要使用轮椅代步,无法出远门;

(2)喜欢自己沐浴,到了洗浴时间需要推轮椅去浴室,帮他脱衣后使用洗澡椅,过程很累人;

(3)上不了楼梯,现在安置陈爷爷住在一楼小居室;

(4)视力变差,晚上几乎不方便出门;

(5)吃饭速度很慢,吞咽还算正常,有时候拿着筷子发呆;

(6)过去三个月因为活动变慢,有几次小便拉在裤子上,告诉过他想去卫生间赶快先说但没成效;

(7)由于生活出现了一些问题,变得情绪低落、不爱说话、不爱活动;

(8)由于身体变差,情感日渐脆弱,导致自卑、烦躁、焦虑、多疑,常常会抱怨或骂人;

(9)陈爷爷具有多重复杂问题,包括听力问题、营养不良、失禁、跌倒等风险;由于家庭照顾者感觉照顾负荷重,想向政府申请长期护理补贴。

问题讨论

如何对案例中的陈爷爷开展能力评估?评估的流程是什么样的?评估时有哪些注意事项?

基本知识

一、养老服务评估的目的与政策

养老服务评估是通过对个案需求情境，进行全人、多方面和功能取向的测量，目的在于确认案主状况，以便合理地运用内外资源，满足其特定的需求。从个案管理的视角，评估是由受过专业评估训练的人员对老年人的基本情况，包含身心健康程度、生活活动功能、认知与精神健康程度等，进行的综合分析评价工作，目的是客观地反映老年人的身体状况、生活自理能力。同时经评估分析确定其生活自理情况等级，根据调查及评估结果提出相应的护理服务计划方案。

民政部自 2013 年研究制定了《关于推进养老服务评估工作的指导意见》，从建立评估组织模式、完善评估指标体系和评估流程、探索评估结果综合利用机制和养老评估监督机制等方面作出规定，科学评定老年人服务需求类型、照料护理等级，明确护理、养老服务补贴领取资格等，合理配置养老服务资源，充分保障老年人的服务需求。因此，服务评估可归纳为以下四个目标(见图 3-4)：

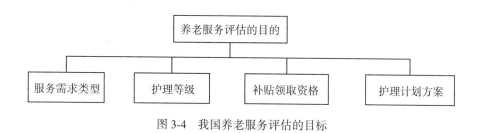

图 3-4　我国养老服务评估的目标

2013 年民政部研究制定了《老年人能力评估》行业标准(MZ/T039—2013)，该标准规定了老年人能力评估的对象、指标、实施及结果，为老年人能力评估提供了统一、规范和可操作的评估工具。2016 年人力资源和社会保障部办公厅对开展长期护理保险制度试点提出指导意见(人社厅发〔2016〕80 号)，该意见明确提出探索护理需求认定和等级评定等标准体系和管理办法。如何筛选长期护理受益人、精准地向有长期护理需求的老年人提供长期护理服务及给付，是长期护理保险的重要部分，而科学、统一的评估工具可以全面、客观地评估老年人的长期护理需求，以便提供更好的服务及给付。

二、老年人能力评估

(一)《老年人能力评估》(MZ/T039—2013)的内容与评分标准

作为我国民政行业标准,《老年人能力评估》(MZ/T039—2013)包括日常生活活动、精神状态、感知觉与沟通和社会参与四个一级指标。日常生活活动采用巴氏量表(Barthel Index)进行评定;精神状态通过认知功能、攻击行为和抑郁症状三个二级指标进行评定;感知觉与沟通通过意识水平、视力、听力和沟通交流四个二级指标进行评定;社会参与通过生活能力、工作能力、时间/空间定向、人物定向和社会交往能力五个二级指标进行评定。指标说明参考表 3-7。

表 3-7 　　　　　　　　　　《老年人能力评估(MZ/T039—2013)》指标说明

一级指标	二级指标	说　　明	备注
日常生活活动	巴氏量表包括进食、移位、个人卫生、如厕、洗澡(沐浴)、上下楼梯、平地行走、穿脱衣裤、排泄状况(大便)、排泄状况(小便)10 项	个体为独立生活而每天必须反复进行的、最基本的、具有共同性的身体动作群,即进行衣、食、住、行、个人卫生等日常活动的基本动作和技巧	(附表2)
精神状态	认知功能、攻击行为、抑郁症状 3 项	个体在认知功能、行为、情绪等方面的外在表现	(附表3)
感知觉与沟通	意识水平、视力、听力、沟通交流 4 项	个体在意识水平、视力、听力、沟通交流等方面的主观条件	(附表4)
社会参与	生活能力、工作能力、时间/空间定向、人物定向、社会交往能力 5 项	个体与周围人群和环境的联系与交流状况	(附表5)

各一级指标皆分为四个等级评分,分为 0(能力完好)、1(轻度失能)、2(中度失能)、3(重度失能),评分标准参考表 3-8。

表 3-8 各一级指标评分标准

日 常 活 动

级别	分级名称	分级标准
0	能力完好	100 分
1	轻度受损	66—95 分
2	中度受损	45—60 分
3	重度受损	≤40 分

精 神 状 态

0	能力完好	0 分
1	轻度受损	1 分
2	中度受损	2—3 分
3	重度受损	4—6 分

社 会 参 与

0	能力完好	0—2 分
1	轻度受损	3—7 分
2	中度受损	8—13 分
3	重度受损	14—20 分

感知觉与沟通

0	能力完好	意识为清醒，视力和听力评定为 0 或 1，沟通评定为 0
1	轻度受损	意识为清醒，视力和听力中至少一项评定为 2，沟通评定为 1
2	中度受损	意识为清醒，视力和听力中至少一项评定为 3，沟通评定为 2 或意识为嗜睡，视力和听力评定为 3，沟通评定为 2 及以下
3	重度受损	意识为清醒或嗜睡，至少一项评定为 4，沟通评定为 3；或意识为昏睡或昏迷

综合日常生活活动、精神状态、感知觉与沟通、社会参与这四个一级指标的分级，将老年人能力划分为 0（能力完好）、1（轻度失能）、2（中度失能）、3（重度失能）四个等级，能力分级标准参见表 3-9。

表 3-9 《老年人能力评估》(MZ／T039—2013) 评分标准

能力等级	等级名称	等级标准
0	能力完好	日常生活活动、精神状态、感知觉与沟通分级均为 0，社会参与分级为 0 或 1

续表

能力等级	等级名称	等 级 标 准
1	轻度失能	日常生活活动分级为0,但精神状态、感知觉与沟通中至少一项分级为1或2,或社会参与分级为2;或日常生活活动分级为1,精神状态、感知觉与沟通、社会参与至少有一项的分级为0或1
2	中度失能	日常生活活动分级为1,但精神状态、感知觉与沟通均为2或有一项为3;或日常生活活动分级为2,但精神状态、感知觉与沟通中有1—2项分级为1或2
3	重度失能	日常生活活动的分级为3;或日常生活活动、精神状态、感知觉与沟通、社会参与的分级均为2;或日常生活活动分级为2,且精神状态、感知觉与沟通、社会参与至少有一项分级为3

注1:处于昏迷状态者,直接评定为重度失能。

注2:有下列情况之一者,在原有能力级别上提高一个级别:(1)有认知症障碍/痴呆、(2)有精神疾病、(3)近30天内发生过2次以上跌倒、噎食、自杀、走失。

评估的形式分首次、动态与复核三种类别(见表3-10),申请人评估之前必须先填基本信息表(附表1),在提出申请的30日内完成评估表;对评估结果有疑问者,在提出复评申请的7日内进行再次评定。评估机构应获得民政部门的资格认证或委托,才能委派或指定评估员对老年人进行评估。

表3-10   老年人能力评估的形式

评估形式	定 义
首次评估	对提出申请的老年人进行的首次照顾需求等级评估。
动态评估	对在服务过程中,身体状况发生变化的老年人进行的照顾需求等级评估。
复核评估	对首次评估或动态评估的结论有异议时,依申请而再次进行的照顾需求等级评估。

民政部发布的《老年人能力评估》行业标准是养老服务等级评估的主要依据。该标准为老年人能力评估提供了统一、规范和可操作的评估工具,规定老年人能力评估的对象、指标、实施及结果。标准下发后,各地积极采用该标准,或者根据该标准,并结合实际情况制订或者修改地方标准。

值得注意的是,该评估标准主要评估老年人日常生活能力和认知能力,不涉及疾病管理和医疗处置。因此，在提供长期护理服务时可能会只关注日常生活照护服务而忽略医疗护理服务。该评估标准没有对家庭支持、居家环境进行有效的评估，因此主要适用于机构养老。

我国提倡以居家为基础、社区为依托、机构为补充的养老服务体系，未来对家庭支持、居家环境进行评估必不可少。目前，已有很多地方因地制宜，根据《老年人能力评估》行业标准，制定了符合本地实际的老年人能力评估标准。例如，广州老年照护需求评估标准(试行)已经将疾病/医疗照护两个维度纳入老年人能力评估评估表中，等级由从 0—3 级调整到 0—6 级。

(二)长期护理失能等级评估标准(试行)

自 2016 年长期护理保险制度试点开展以来，截至 2021 年 8 月，全国 49 个试点城市参保人数达 1.34 亿人。为建立统一的长期护理失能等级评估标准，更好地保障失能人员公平享有长期护理保险待遇的权利，更好地规范和精准提供长期护理服务，国家医保局会同民政部拟制了《关于印发长期护理失能等级评估标准(试行)的通知》(以下简称《通知》)。

它适用于指导长期护理保险制度试点地区的医疗保障部门开展的长期护理险失能等级评估，长期护理保险制度试点地区的民政部门对老年人护理补贴发放对象的资格进行认定，以及养老机构进行老年人入住评估时可参考使用。

长期护理失能等级评估标准是评估失能者失能状况的关键工具，失能状况评估结果是确定失能者能否享受长期护理保险待遇的基本依据。根据《通知》，长期护理失能等级评估标准指标分 3 个一级指标和 17 个二级指标，一级指标为日常生活活动能力、认知能力、感知觉与沟通能力，二级指标包括进食、穿衣、时间定向、沟通能力等 17 项；失能等级划分为 0—5 级。《通知》要求长护险各试点地区要加强对长期护理失能等级评估标准的实施与应用，原有试点城市参照并完善地方标准，原则上自该文件印发之日起两年内统一到该评估标准上来(见表 3-11、表 3-12 与表 3-13)。

为推动评估标准有效落地，《通知》提出建立三项机制：

(1)试点地区各级医保部门和民政部门要探索建立评估结果跨部门互认机制，对医保部门评估符合长期护理保险待遇享受条件的失能老年人，民政部门在给予护理补贴、指导养老机构开展入院评估时，探索采信医保部门评定结果；

(2)探索建立评估数据共享机制，在确保评估对象个人信息等数据安全的前提下，定期沟通调度，实现评估数据共享；

(3)协同探索建立评估效果的评价机制，研究新情况新问题，总结好经验好做法。

表 3-11   **长期护理失能等级评估指标**

一级指标	二级指标	备注
日常生活活动能力	进食、移位、个人卫生、用厕、洗澡(沐浴)、上下楼梯、平地行走、穿脱衣裤、排泄状况(大便)、排泄状况(小便)	(附表6)
认知能力	时间定向、人物定向、空间定向、记忆力	(附表7)
感知觉与沟通能力	视力、听力、沟通能力	(附表8)

表 3-12   **长期护理失能等级评估指标得分及对应等级**

等级 / 一级指标	能力完好	轻度受损	中度受损	重度受损
日常生活活动能力	100	65—90	45—60	0—40
认知能力	16	4—15	2—3	0—1
感知觉沟通能力	12	4—11	2—3	0—1

表 3-13   **长期护理失能等级划分**

日常生活活动能力	认知能力/感知觉与沟通能力(以失能等级严重的判断)			
	能力完好	轻度受损	中度受损	重度受损
能力完好	基本正常	基本正常	轻度失能	轻度失能
轻度受损	轻度失能	轻度失能	轻度失能	中度失能
中度受损	中度失能	中度失能	中度失能	重度 I 级
重度受损	重度 I 级	重度 I 级	重度 II 级	重度 III 级

三、老年人能力评估师的工作任务

2020 年 7 月 6 日,人社部联合国家市场监管总局、国家统计局发布 9 个新职业,其中包括老年人能力评估师。老年人能力评估师定义为有需求的老年人提供生活活动能力、认知能力、精神状态等健康状况测量与评估的人员。这是我国自《中华人民共和国职业分类大典(2015 年版)》颁布以来发布的第三批新职业之一。

老年人能力评估工作的专业性强,对综合能力要求高,评估者除了要具备一定的医学、社会保障、社会工作、心理学、社会学等多学科的基础知识外,还须有较强的表达、沟通和观察能力,且拥有养老行业的实践经验。常见的评估方式分为三类:第三方评估、

养老机构评估后再由相关部门抽查或普查、养老机构独立评估。老年人能力评估师的工作
任务与工作流程可参考图 3-5 与图 3-6。

1. 采集、记录老年人的基本信息和健康状况；
2. 评估老年人日常生活活动能力；
3. 测量与评估老年人认知能力、精神状态、感知
   觉与沟通能力、社会参与能力；
4. 依据测量与评估结果，确定老年人能力等级和
   健康照护需求；
5. 出具老年人能力综合评估和健康照护需求报告；
6. 提供老年人能力恢复和健康照护建议。

图 3-5 老年人能力评估师的工作任务

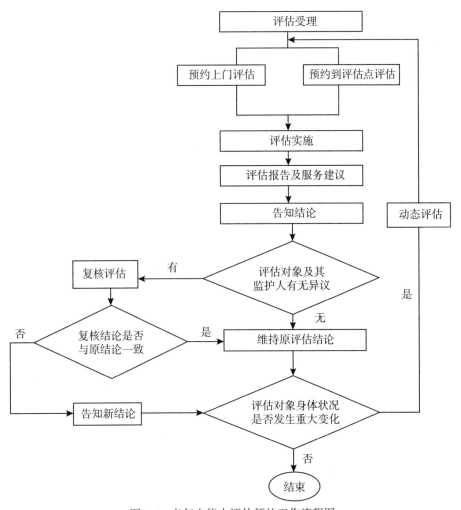

图 3-6 老年人能力评估师的工作流程图

程序方法

第一步：学习《老年人能力评估》行业标准。

第二步：学习评估流程和评估注意事项。

第三步：结合案例相关信息进行讨论并发言，说一说如何对陈爷爷做好能力评估工作。

个案管理员在拟订陈爷爷的照护方案前必须先对陈爷爷做能力评估工作。陈爷爷无法前往评估点进行评估，因此，个案管理员协调具备评估资质的护士上门做评估。由于陈爷爷的家属希望能得到政府补贴，地区经办单位使用评估工具包括日常生活活动、精神状态、感知觉与沟通和社会参与的《老年人能力评估》行业标准(MZ/T039—2013)对陈爷爷做能力等级评估。

根据陈爷爷的能力情形，评估员完成了首次评估报告，以表3-5评分标准，评估为"中度失能"。但家人认为陈爷爷应该为"重度失能"，要求复核评估结果。一个星期后，评估结论改为"重度失能"。原因是陈爷爷被初步判定有认知障碍，所以在原有评估级别上提高一个级别。

个案管理员根据评估结论整理陈爷爷的健康指标说明，并以此作为照顾管理计划的制定依据(见表3-14)：

表3-14　　　　陈爷爷《老年人能力评估(MZ/T039—2013)》指标说明

一级指标	二级指标	说明	答案
日常生活活动	巴氏量表：55分		陈爷爷沐浴时需要协助，无法上下楼梯，吃饭速度很慢、排泄(小便)需要协助
精神状态	认知功能(2分)、攻击行为(0分)、抑郁症状(1分)		情绪低落、不爱说话、不爱活动，常常会抱怨与骂人，首次认知功能评定为0分
感知觉与沟通	意识水平(0分)、视力(3分)、听力(1分)、沟通交流(2分)		意识清楚、视力不良、听力与沟通交流尚可
社会参与	生活能力(4分)、工作能力(1分)、时间/空间定向(2分)、人物定向(2分)、社会交往能力(3分)		生活能力差、时间/空间定向差、尚能称呼家中人、勉强可与人交往

练习实践

一、小组实践

全班同学分成若干小组，以小组为单位讨论下列内容（见表 3-15、表 3-16），可向优胜者颁发全人照护发展模范五颗星。

表 3-15　　　　　　　　　　　　　　　　小组练习实践表

1 组	养老服务评估的目的与政策	
2 组	《老年人能力评估》行业标准（MZ/T039—2013）的内容与评分标准	
3 组	《老年人能力评估》（MZ/T039—2013）的使用	
4 组	老年人能力评估师的工作任务	
5 组	老年人能力评估的形式及意义	

表 3-16　　　　　　　　　　　　　　　　小组练习评分标准表

1	20	团队合作	发言人介绍团队组成及各自承担的任务，按时完成
2	30	海报或 PPT 制作	图文并茂
3	20	写作	内容正确、规范
4	30	语言表达能力	声音洪亮，能注意到同学的反应，表达生动，能脱稿对话
	100		

二、个人检测

（一）填空题

1. 评估标准主要评估老年人（　　　）和（　　　），不涉及（　　　）和（　　　）。

2. 养老服务评估是通过对（　　　　　），进行全人、多方面和功能取向的测量，目的在于确认案主状况，运用内外资源，满足其特定的需求。

3. 评估是由受过专业评估训练的人员对老年人基本情况，包含（　　　　　）、（　　　）、（　　　）等方面进行的综合分析评价工作。

4. 养老服务评估的目的：（　　　　）、（　　　　）、（　　　　）、（　　　　）。

5. 养老服务评估要因地制宜，根据（　　　　　　）行业标准，制定了符合本地实际的老年人能力评估标准。

6. 在老年人评估过程中要注意（　　　　）、（　　　　）、（　　　　）的伦理问题。

（二）判断题

1. 养老服务评估是通过对个案需求情境进行全人、多方面和功能取向的测量，目的在于确认案主状况。　　　　　　　　　　　　　　　　　　　　　　　　（　　）

2. 申请人提出申请的需 30 日内完成评估表，对评估结果有疑问者，在提出复评申请的 3 日内进行再次评定。　　　　　　　　　　　　　　　　　　　　　　　　（　　）

3. 评估机构应获得民政部门的资格认证或委托，才能委派或指定评估员对老年人进行评估。　　　　　　　　　　　　　　　　　　　　　　　　　　　　　　　　（　　）

4. 老年人能力评估师是我国自《中华人民共和国职业分类大典(2015 年版)》颁布以来发布的第三批新职业之一。　　　　　　　　　　　　　　　　　　　　　　　（　　）

5. 日常生活活动是个体为独立生活而每天必须反复进行的、最基本的、具有共同性的身体动作群，即进行衣、食、住、行、个人卫生、外出社交等日常活动的基本动作和技巧。　　　　　　　　　　　　　　　　　　　　　　　　　　　　　　　　　（　　）

6. 意识为清醒，视力和听力中至少一项评定为 3，沟通评定为 2 或意识为嗜睡，视力和听力评定为 3，沟通评定为 2 及以下为老年人能力的重度受损。　　　　（　　）

7. 将疾病/医疗照护两个维度纳入老年人能力评估评估表中，可以将等级由从 0—3 级调整到 0—6 级。　　　　　　　　　　　　　　　　　　　　　　　　　　　（　　）

（三）多选题

1. 养老服务评估目的是：（　　　）

A. 客观地反映老年人身体状况

B. 生活自理能力

C. 确定其生活自理情况等级

D. 根据调查及评估结果提出相应的护理服务计划方案

E. 根据评估结果制定收费标准

2. 我国提倡的养老服务体系是：（　　　）

A. 以居家为基础

B. 社区为依托

  C. 机构为补充

  D. 未来对家庭支持、居家环境进行评估必不可少

  E. 加强医疗护理的投入

（四）简述题

1.《老年人能力评估》行业标准（MZ/T039—2013）有哪四个一级指标？

2.《老年人能力评估》行业标准（MZ/T039—2013）共有哪几个二级指标？

  3. 依照《老年人能力评估》行业标准（MZ/T039—2013）评为中度失能时，可能出现了哪些状况？

  4. 请说明老年人能力评估师的六项工作任务。

拓展学习

（一）知识链接

（1）评估：由专业机构、人员，按照国家法律法规及政府相关政策文件要求，根据特

定目的，遵循公平、公正、客观、科学的原则，按照一定程序(评估流程)，选择适当的评估方法对项目执行的过程和结果进行有效的评判过程。

(2)老年人能力评估的伦理要求：老年人能力评估在家庭、社区、机构中进行，对老年人日常生活、精神状态、感知觉与沟通和社会参与进行综合评估，并根据评估结果判定其能力等级，在评估过程中要注意三类伦理问题。①医学伦理：老年人因身体的退行性改变，存在多系统、多脏器的多种慢性疾病，治疗应以病人为中心，治疗方案以有利、安全为原则。对评估员的要求是保密，对被评估对象施以健康指导和人文关怀。②家庭伦理：家庭功能对老年人至关重要。家庭成员是照顾老年人主要力量，缺乏良好的家庭互动将加速老年人的功能退化。在评估过程中，特别应注意老年人和家庭成员的沟通交流情况和社会参与情况，可根据评估结果给予家庭成员恰当的指导建议。③社会伦理：老年人的社会与文化价值观、个人信仰是维持老年人生命力的重要因素，对于很少出门的老人，要鼓励家庭成员多陪同老人外出，参与社区活动。

(二)学习资源

中华人民共和国民政部网站：关注养老服务 http：//mzzt. mca. gov. cn/article/zt_zylfw/
智慧职教 http：//www. icve. com. cn/

本小节"个人检测"参考答案：

(一)填空题

1. 日常生活能力、认知能力、疾病管理、医疗处置。
2. 个案需求情境。
3. 身心健康程度、生活活动功能、认知与精神健康程度。
4. 服务需求类型、护理等级、补贴领取资格、护理计划方案。
5.《老年人能力评估》。
6. 医学、家庭、社会。

(二)判断题

1. 对；2. 错；3. 对；4. 对；5. 错；6. 错；7. 对。

(三)多选题

1. ABCD；2. ABCD。

（四）简述题

1. 日常生活活动、精神状态、感知觉与沟通、社会参与。

2. 日常生活活动的二级指标：巴氏量表：进食、移位、个人卫生、如厕、洗澡（沐浴）、上下楼梯、平地行走、穿脱衣裤、排泄状况（大便）、排泄状况（小便）10 项；精神状态：认知功能、攻击行为、抑郁症状 3 项；感知觉与沟通：意识水平、视力、听力、沟通交流 4 项；社会参与：生活能力、工作能力、时间/空间定向、人物定向、社会交往能力5 项。

3. 日常生活活动分级为 1，但精神状态、感知觉与沟通均为 2 或有一项为 3；或日常生活活动分级为 2，但精神状态、感知觉与沟通中有 1—2 项分级为 1 或 2。

4. （1）采集、记录老年人的基本信息和健康状况；（2）评估老年人日常生活活动能力；（3）测量与评估老年人认知能力、精神状态、感知觉与沟通能力、社会参与能力；（4）依据测量与评估结果，确定老年人能力等级和健康照护需求；（5）出具老年人能力综合评估和健康照护需求报告；（6）提供老年人能力恢复和健康照护建议。

工作任务 3.3　老年人综合能力评估（CGA）

学习目标

➢ 理解老年人综合能力评估的重要性
➢ 了解在长期照护中的老年人综合能力评估项目
➢ 理解老年人综合能力评估的适应人群和工作方式
➢ 熟悉老年综合征评估的内容与使用的量表名称

能力标准

表 3-17　　　　　　　　　　　　能力标准对照表

能 力 标 准	
知识	1. 老年人综合能力评估的重要性 2. 长期护理中的老年人综合能力评估项目 3. 老年人综合能力评估的适应人群和工作方式 4. 老年综合征评估的内容与使用量表
技能	1. 能认同老年人综合能力评估的重要性 2. 明确老年人综合能力评估的目标
态度	1. 以高度的工作热情、友好的服务态度对待老年人 2. 陶冶养老敬老情感、树立爱岗敬业精神 3. 树立扎根我国养老产业的远大理想，培养良好的职业道德

学习方法

1. 以小组形式学习本节中的案例，掌握老年人综合能力评估的内容、项目、目标和工作方式。

2. 通过阅读教材和利用网络学习资源，学习老年人综合能力评估的相关知识。

3. 小组对案例进行讨论，结合案例评估老年人的综合能力，培养热爱我国养老产业的理想以及良好的职业道德。

教学案例

接上节中的案例，陈爷爷申请了长期护理保险支付照护费用，经第三方单位以《老年人能力评估》行业标准（MZ/T039—2013）评定，认定陈爷爷符合"重度失能"长期护理保险支付等级的标准。经办单位派出个案管理员对陈爷爷进行家访后，发觉陈爷爷具有多重复杂问题，包括视力听力下降、营养不良、失禁、跌倒风险高等症状，需要进一步评估。个案管理员认为针对陈爷爷制订照护计划前，必须要做好老年人综合能力评估，了解实际存在的照护问题并提出解决方案，最终目标是增强陈爷爷的日常生活能力，提升生活质量。

问题讨论

案例中陈爷爷的情况在《老年人能力评估》行业标准（MZ/T039—2013）的量表中无法判定，需要更进一步评估的项目有哪些？包括哪些评估内容？如何开展这些评估？

基本知识

一、老年人综合能力评估的重要性

《老年人能力评估》（MZ/T039—2013）最大的功效在于确定老年人服务需求类型、照料护理等级以及明确护理、养老服务等补贴领取资格等，但对老年人多重复杂问题的评估尚不周全，尤其是高龄老人功能状态之间的相互关系以及老年综合征所带来的风险等，是《老年人能力评估》（MZ/T039—2013）无法判断的。"功能"指的是老年人在身体、心智、社会与灵性方面所表现出来的日常生活活动独立执行能力。而这些功能的衰退以及老年综合征的风险，正是个案管理所关注的重点和导入个案管理计划的关键。因此，要更精确地掌握老年人的功能状况，必须通过一套老年综合能力评估方法或运用周全性老年医学评估（Comprehensive Geriatric Assessment，CGA）来实施。

CGA 是在融合一般医学与病史调查、身体状态与理学检查、认知与精神、社会互动、日常活动功能、居住环境与经济能力等跨专业评估的基础上，厘清老年病患因多重症状交杂而形成的病因或问题，不再是以医病为主，而是强调全人照护。全人照护是从起点的预防到终点的死亡，从前期的预防保健、门诊追踪，到提供急性医院治疗，以及后续可能需要的亚急性复健照护，还包括机构式长期护理、居家与社区长期护理，甚至临终缓和安宁医疗照护。CGA 在临床上的早期应用和干预，在一定程度上能够延缓老年人机体功能衰退、缩短住院时间、降低入院率及死亡率，为老年人的健康管理和医疗照护提供重要参考信息。

现代老年医学更重视的是"老年综合征"，包括跌倒、失禁、营养不良、认知障碍、抑郁、焦虑、衰弱、压疮、吞咽障碍等，这些都会降低老年人的生活质量，也是疾病的潜在表现。因此更需要专业人员根据 CGA 相应的评估量表及时发现老年人出现的老年综合征（见表 3-18），仔细筛查，作为整合照护个案管理计划目标的基础。

有关老年综合征评估表与评分标准将在中级教材中详细说明。

表 3-18 老年综合征评估判断表

问题	评估工具	进一步评估（是/否）	跨专业团队	评值/评分
视力障碍	Snellen 视力检查表		医生	
听力障碍	轻声说话		医生	
日常生活活动	巴氏量表		护士	
谵妄	混乱评估方法（CAM）		医生	
认知障碍	简易心智评估量表 MMSE 临床失智症评分表 CDR		医生	
抑郁症	老年忧郁量表 GDS-4/15/30		医生	
焦虑症	SAS		社工	
步态与平衡	计时起立-行走测试		医生、康复师	
营养不良	简易版迷你营养评估量 MNA-SF		营养师、护士	
尿失禁	尿失禁问卷 ICIQ-SF		护士	
社会参与情况	社会心理状况评估表		社工	

续表

问题	评估工具	进一步评估 （是/否）	跨专业团队	评值/评分
肌力强度	肌力强度分级 （MRC classification）		康复师、医生	
压疮	Norton/Braden 压疮危险因素评估表		护理师	
跌倒	MORSE 跌倒评估表		医生	
吞咽障碍	洼田饮水试验/ 进食评估工具 EAT-10		医生、康复师	

二、CGA 在长期护理中的评估项目

在长期护理中，CGA 已经成为发达国家与地区针对老龄衰弱的评估工具。CGA 的评估项目所代表的意义是：

第一，"一般医学与身体状态评估""认知与精神状态评估""社会功能评估"三项评估分别代表对服务对象的"生理老化""心理老化""社会参与退化"三个层面的观察。

第二，"独立生活功能状态评估""行动功能"则侧重于对服务对象是否具备独立进行日常活动以及独立生活能力与行动风险的评估。

第三，"环境特色评估""照顾者状态评估""经济因素评估"主要评估如何进行适老化改造"居住环境"、舒缓"照顾者的压力"、提高"经济能力"，才能让服务对象虽然处于老化和生活能力指标下降的状态，但仍能维持舒适安全的生活。

三、CGA 的适应人群和工作方式

（一）适应人群

老年人若有以下 7 种情况，适合接受 CGA：①身体功能减退、日常生活需要他人协助或照顾，但还没有确诊的老人；②出现或怀疑认知障碍、功能障碍、活动力障碍、跌倒、忧郁症状、尿失禁、多重药物使用等多重老年综合征候群者；③急性功能下降与恶化的老人；④住院、门诊频率过高，需要进一步评估潜在疾病的老人；⑤家庭照护有困难，有长期护理考虑，可能需要居家服务、居家护理或入住护理之家者；⑥有精神/心理层面问题、支持系统有问题的老人；⑦80 岁以上，需要全方位了解隐藏性健康问题的老年人。

(二)CGA 的工作方式

CGA 的工作方式为多学科团队合作。老年科医生为牵头人,护士、社工、康复治疗师、营养师、临床药师、语言治疗师、老年精神科医生、临床心理师、志愿者等均可以成为团队的人员。病人或者家属在第一次就诊时需填写详细的初筛表,随后由老年科医生或数人组成的评估小组进行评估。住院病人在最初入院时由老年科医生处理病人的主要问题,随后团队的评估及评估后的治疗也逐渐展开。经老年科医生评估后,确认符合条件可安置在护理院的病人,在进入护理院后还需要进一步评估以了解照护的重点。对于社区和家庭照护的病人,评估团队也可以上门进行评估。评估团队的医生定期讨论,共同决定干预治疗方案并随访。团队人员对老年病人的特点要有基本的共识,老年科医生的学科综合能力和协调能力非常重要,因为各科医生的争论难以避免,需在老年科医生的统领下达成一致意见。

(三)CGA 的目标

CGA 的目标包括促进诊断的准确性、促进治疗效果、帮助老年病人安排针对性地长期照料计划、促进老年人的功能状态和生活质量、减少不必要的药物治疗、缩短住院时间,使病人有更长的时间健康又有质量地生活在社区里。改善病人的临床结局是 CGA 的临床底线目标,已有多项研究证实了 CGA 的作用。最早开展 CGA 评估的是美国 Sepulveda 退伍军人医院,该医院的一项有 74 名老年病人参与的研究表明,CGA 提高了潜在疾病的诊断率,平均每个病人增加了 1 个主要诊断和 3—4 个次要诊断,32%的病人减少了处方药数量,43%的病人减少了处方药的剂量,2/3 的病人功能状态改善。

1993 年的一项由 28 个随机研究参与的 Meta 分析证实,CGA 可以减少 18%的老年病人死亡率,增加 25%的居家可能性,而 41%的老年病人提高了认知功能,经干预后病人住院率减少了 12%。2005 年的一项研究也证实,应用 CGA 不能减少远期死亡率,但可以减少衰弱病人短期内的死亡率,增加其 1 年内的居家概率。2006 年美国一项对退伍军人医院中 1400 名老年病人的研究显示,接受 CGA 并进入老年病房,且由专业团队干预治疗的病人,较之按常规处理的病人,大约可减少 1/3 的病人进入护理院,其平均费用也减少了 1027 美元。

CGA 的非医疗目标是通过评估来决定病人接受医保服务的层次,根据评估的结果将病人安置在医院、护理院、社区或家庭进行治疗或照料,以减少医疗费用。而决定把病人安置在何处最为合适,如何转诊,是经过 CGA 后由老年科医生决定的。

由此可见,CGA 不同于一般的医疗评估,它的重点在于处理老年个体的复杂问题。

CGA 的特点是采用了多学科的团队和使用了许多标准的评估工具(多为各种量表)来取得病人疾病、功能和社会经济方面的资料,从而多维度地对病人进行评估以精确诊断,发现病人潜在或隐匿的问题。

CGA 不仅限于评估,更重要的是评估后由多学科团队采取适当的治疗干预措施,经由个案管理来促进治疗疾病的效果和改善病人的身心功能,并将病人安置到适当的服务体系进行连续的处理,以期提高病人的生活独立性,提高其生活质量。CGA 实为整合照护与个案管理的核心。

程序方法

第一步:学习老年人综合能力评估的重要性、评估项目、适应人群和工作方式。

第二步:学习老年综合征评估的内容与使用量表名称。

第三步:结合案例中的相关信息进行讨论发言,对陈爷爷做好能力评估工作。

了解到陈爷爷具有多重复杂问题,个案管理员初步判断陈爷爷已经出现多种老年综合征,在制订照护计划前,必须做好老年人综合能力评估。个案管理员参考《老年综合征评估判断表》(见表 3-18),列出了需要进一步评估的项目(见表 3-19):

表 3-19　　　　　　　　　　　评 估 项 目

问题	评估工具	进一步评估(是/否)	跨专业团队	答案
视力障碍		是	医生	Snellen 视力检查表
日常生活活动		是	护士	巴氏量表
认知障碍		是	医生	简易心智评估量表 MMSE 临床失智症评分表 CDR
抑郁症		是	医生	老年忧郁量表 GDS-4/15/30
焦虑症		是	社工	SAS
步态与平衡		是	医生、康复师	计时起立-行走测试
营养不良		是	营养师、护士	简易版迷你营养 评估量 MNA-SF
尿失禁		是	护士	尿失禁问卷 ICIQ-SF
社会参与情况		是	社工	社会心理状况评估表
跌倒		是	医生	MORSE 跌倒评估表

练习实践

一、小组实践

全班同学分成若干小组，以小组为单位讨论下列内容(见表3-20)，可向优胜者颁发全人照护发展模范五颗星。

表3-20 任务评判表

序号	任务实施成果	评判标准	是/否
1	掌握老年人综合评估(CGA)在长期护理中的评估项目	是否能阐述老年人综合评估的8个评估类别	
2	熟悉老年综合征	是否能列举案例中陈爷爷可能患有的老年综合征	
3	理解老年人综合评估的适应人群	是否能说明案例中陈爷爷符合老年人综合评估的原因	
4	理解老年人综合评估的目标	是否能以陈爷爷的案例，举出至少3个老年人综合评估期待达成的目标	

二、个人检测

(一)填空题

1. "功能"指的是老年人在身体、心智、社会与灵性方面所表现出来的(　　　　)。

2. 全人照护是(　　　)到(　　　)，从前期的(　　　)、(　　　)，到提供急性医院治疗，以及后续可能需要的(　　　)，还包括(　　　)、(　　　)、(　　　)。

3. 个案管理员初步判断老人已经出现多种老年综合征，在制订照护计划前，必须做好(　　　　)。

4. 老年人综合评估实为(　　　)与(　　　)的核心。

5. 老年人综合评估不同于一般的医疗评估，它的重点在于(　　　　)。

（二）判断题

1. 功能衰退以及老年综合征的风险，是个案管理所关注的重点和导入个案管理计划的关键。　　　　　　　　　　　　　　　　　　　　　　　　　　　　（　　）

2. 现代老年医学更为重视的是"老年综合征"，虽不会降低病人的生活质量，却是疾病的潜在表现。　　　　　　　　　　　　　　　　　　　　　　　　　（　　）

3. 老年人综合能力评估需要由老年科医生和专科护士共同完成。　　（　　）

4. 开展老年人综合能力评估后，由个案管理来促进疾病的治疗效果和改善病人的身心功能，并将病人安置到适当的服务体系进行连续的处理，以期提高病人的生活独立性，提高其生活质量。　　　　　　　　　　　　　　　　　　　　　　　　　（　　）

5. 开展老年人综合能力评估时，需要老年人到专门的机构开展评估，社区和家庭由于缺少相应的设施设备，其评估结果缺乏可信度。　　　　　　　　　　　（　　）

6. 老年人综合能力评估是在跨专业评估的基础上，厘清老年病患因多重症状交杂而形成的病因或问题，以医病为主，开展全人照护。　　　　　　　　　　　（　　）

7. 适老化改造能让服务对象虽然处于老化和生活能力指标下降的状态，但仍能维持舒适安全的生活。　　　　　　　　　　　　　　　　　　　　　　　　　（　　）

（三）多选题

1. 老年人综合能力评估的目标包括：（　　　）

　　A. 促进诊断的准确性、促进治疗效果、帮助老年病人安排针对性的长期照料计划

　　B. 促进老年人的功能状态和生活质量、减少不必要的药物治疗、减少住院时间

　　C. 使得病人有更长时间健康有质量地生活在社区里

　　D. 改善病人的临床结局是 CGA 的临床底线目标

　　E. 通过评估来决定病人接受医保服务的层次，减少住院平均费用

2. 老年人综合能力评估项目所代表的意义是：（　　　）

　　A. "一般医学与身体状态评估"代表对服务对象的"生理老化"

　　B. "认知与精神状态评估"代表对服务对象的"心理老化"

　　C. "行动功能状态评估"侧重于服务对象是否具备独立进行独立生活能力与行动风险的评估

　　D. "环境特色评估""照顾者状态评估"主要是评估如何进行适老化改造"居住环境"、舒缓"照顾者的压力"

　　E. 提高"经济能力"，才能让服务对象虽然处于老化和生活能力指标下降的状态，

但仍能维持舒适安全的生活

(四)简述题

1. 简述老年人综合能力评估(CGA)与《老年人能力评估》行业标准的差异性。

_____

_____

2. 试说明老年人综合评估(CGA)在长期护理中的评估项目。

_____

_____

3. 请列举出至少 10 种老年综合征?

_____

_____

4. 试说明老年人综合能力评估(CGA)的适合人群?

_____

_____

(五)综合题

请用巴氏量表为该案例打分。

老爷爷自从上次跌倒后已经可以自行起床,但上下床很费力,要坐好一会儿才能下床走动,出门都要使用轮椅代步,几乎是没办法出远门了;老爷爷可以自己沐浴,但到了洗浴时间,需要有人推轮椅去浴室,帮他脱衣后使用洗澡椅,过程很累人;老爷爷上不了楼梯,现在安置他住在一楼小居室;老爷爷视力变差,晚上几乎不出门;老爷爷吃饭速度很慢,吞咽还算正常,有时候会拿着筷子发呆;老爷爷过去六个月因为活动变慢,有几次小便在裤子上,告诉过他想小便提前说,但没有效果。

拓展学习

(一)知识链接

CGA 评估内容:①一般情况评估;②躯体功能状态评估:日常生活活动能力(ADL)的评估、平衡与步态评估、跌倒评估量表;③营养状态评估;④精神、心理状态评估:认知功能、谵妄、焦虑、抑郁；⑤衰弱评估；⑥肌少症评估：握力测定、日常步行速度测定、双能 X 线吸光仪（DXA）、生物电阻抗分析（BIA）进行肌量测定；⑦疼痛评估：视觉模拟法（VAS）、数字评定量表（NRS）；⑧共病评估：老年累积疾病评估量表（CIRS-G）；⑨多重用药评估；⑩睡眠障碍评估：匹兹堡睡眠质量指数量表（PSQI）、阿森斯失眠量表（AIS）；⑪视力障碍评估；⑫听力障碍评估；⑬口腔问题评估；⑭尿失禁评估；⑮压疮评估；⑯社会支持评估；⑰居家环境评估。

（二）学习资源

中华人民共和国民政部网站：关注养老服务 http：//mzzt. mca. gov. cn/article/zt_zylfw/
智慧职教 http：//www. icve. com. cn/

本小节"个人检测"参考答案：

（一）填空题

1. 日常生活活动独立执行能力。
2. 从起点的预防、终点的死亡、预防保健、门诊追踪、亚急性复健照护、机构式长期护理、居家与社区长期护理、临终缓和安宁医疗照护。
3. 老年人综合能力评估。
4. 整合照护、个案管理。
5. 处理老年个体的复杂问题。

（二）判断题

1. 对；2. 错；3. 错；4. 对；5. 错；6. 错；7. 对。

（三）多选题

1. ABCDE；2. ABDE。

（四）简述题

1.《老年人能力评估》（MZ/T039—2013）最大的功效在于确定老年人服务需求类型、照料护理等级以及明确护理、养老服务等补贴领取资格等，但对老年人多重复杂问题的评估尚不周全，特别是高龄老人功能之间的相互关系，以及老年综合征所带来的风险等，是《老年人能力评估》（MZ/T039—2013）无法判断的。老年人综合能力评估方法能更精确地掌握老年人功能状况。

2. 一般医学与身体状态评估、认知与精神状态评估、社会功能评估、独立生活功能状态评估、行动功能、环境特色评估、照顾者状态评估、经济因素评估。

3. 跌倒、失禁、营养不良、认知障碍、抑郁、焦虑、衰弱、压疮、吞咽障碍等。

4. 老年人若有以下7种情况,适合接受 CGA:①身体功能减退、日常生活需要他人协助或照顾,但还没有确诊的老人。②出现或怀疑认知障碍、功能障碍、活动力障碍、跌倒、忧郁症状、尿失禁、多重药物使用等多重老年综合症候群者。③急性功能下降与恶化的老人。④住院、门诊频率过高,需要进一步评估潜在疾病的老人。⑤家庭照护有困难,有长期护理考虑,可能需要居家服务、居家护理或入住护理之家者。⑥有精神/心理层面问题、支持系统有问题的老人。⑦80 岁以上,需要全方位了解隐藏性健康问题的老年人。

(五)综合题

序号	项　　目		分值	评分
1	进食	完全独立	10	
		需部分帮助	5	
		需极大帮助	0	0
		完全依赖	—	
2	洗澡	完全独立	5	
		需部分帮助	0	
		需极大帮助	—	0
		完全依赖	—	
3	修饰	完全独立	5	
		需部分帮助	0	
		需极大帮助	—	
		完全依赖	—	0
4	穿衣	完全独立	10	
		需部分帮助	5	
		需极大帮助	0	0
		完全依赖	—	

续表

序号	项　目		分值	评分
5	控制大便	完全独立	10	
		需部分帮助	5	
		需极大帮助	0	0
		完全依赖	—	
6	控制小便	完全独立	10	
		需部分帮助	5	
		需极大帮助	0	0
		完全依赖	—	
7	如厕	完全独立	10	
		需部分帮助	5	
		需极大帮助	0	0
		完全依赖	—	
8	床椅转移	完全独立	15	
		需部分帮助	10	
		需极大帮助	5	5
		完全依赖	0	
9	平地行走	完全独立	15	
		需部分帮助	10	
		需极大帮助	5	
		完全依赖	0	0
10	上下楼梯	完全独立	10	
		需部分帮助	5	
		需极大帮助	0	0
		完全依赖	—	
总计				5
评估时间				
护士签名				

工作领域 4 跨专业团队合作

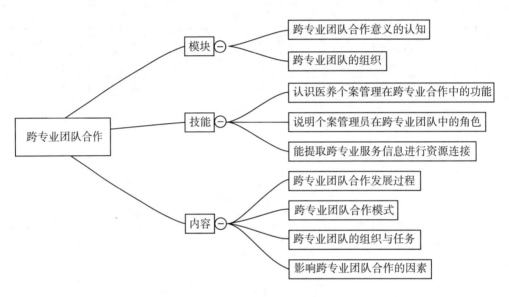

图 4-1　跨专业团队合作思维导图

在许多专业领域中,如医学、经济学等,均强调专业人员及其跨领域间的合作,而照护服务也应与其他领域相互合作、互相支持才能提升照护效果。有效的专业团队合作模式,需要专业团队人员以真诚尊重的态度对待彼此,进行充分有效的沟通、协调及整合。并且,专业团队人员对其专业领域中有关的专业知识、资源,通过角色释放的方式来协助其他领域的团队人员成长。更重要的是,专业团队人员务必遵守隐私与保密原则,绝不对外公开服务对象的数据,并遵守专业伦理原则,与服务对象建立专业关系(不给予过多承诺或私下联络)。同时专业团队人员应本着荣辱与共的精神,相互分享各种能提升服务质量的技巧。

本章内容由跨专业团队合作的发展、跨专业团队合作模式、整合照护跨专业团队的组织与任务、影响跨专业团队合作功能因素以及资源有效整合的要素五个部分组成。初级职业技能的核心是对医养个案管理跨专业合作的基本知识认知,能理解个案管理员在跨专业团队中的角色与能力,并能运用沟通、合作的基本技巧,在常见的服务情景中实现跨专业服务信息的提取和资源连接。

工作任务 4.1　跨专业团队合作的意义

学习目标

➢ 了解跨专业团队的五种模式及其优缺点

➢ 了解各专业团队成员在整合照护中的角色与功能

➢ 了解跨专业团队中个案管理员的角色与功能

能力标准

表 4-1　　　　　　　　　　能力标准对照表

	能 力 标 准
知识	1. 跨专业团队合作的意义 2. 跨专业团队的五种模式及其优缺点 3. 个案管理员在不同跨专业团队中的角色与功能
技能	1. 阐述跨专业团队的五种模式 2. 发挥个案管理员在跨专业团队中的作用 3. 协调和整合照护资源
态度	1. 认同个案和家属的需求，耐心提供长期照护 2. 充分尊重团队内的各专业成员，积极沟通 3. 具有团队合作精神

学习方法

1. 以小组形式分析本节中的案例，加深对跨专业团队合作的认识。

2. 通过走访跨专业团队的成员，掌握跨专业团队的五种模式及其优缺点。

3. 通过观看视频和开展照护机构调研，充分发挥个案管理员在跨专业团队中的角色作用，充分协调和整合相关资源。

教学案例

王爷爷跌倒后因意识不清被送至医院。诊断后，医生发现王爷爷脑部皮层下动脉硬化及多处缺血性栓塞，必须立即住院治疗。住院后，由护士做了全身皮肤检查，发现有多处红肿，可能会出现压疮。同时护士也对王爷爷做了一次生活功能与跌倒风险评估，发觉其生活活动功能有重度障碍，随时有跌倒的风险。住院期间，必须要有专人做护理照顾的工作，尤其特别注意下床、洗澡、如厕时的跌倒风险。住院期间，护理员还发现陈爷爷每周至少有一次漏尿的现象。王爷爷属于典型多重复杂的个案，因此院方派人员对王爷爷进行个案管理。个案管理员希望能组织跨专业团队对王爷爷进行医养结合照护。

问题讨论

个案管理员在本案例中应当承担什么角色？假设你是王爷爷的个案管理员，该如何与各专业团队进行沟通？

基本知识

一、跨专业团队合作的意义

(一)团队合作精神

"团队"是指互助互利、团结一致为共同目标而坚毅奋斗到底的一群人。团队不仅强调个人的业务成果，更强调团队的整体业绩。团队构成要素基本上遵循5P原则，即目标、队员、计划、定位、权限。团队必须要有共同目标，没有目标的团队就没有存在的价值，并且团队中的成员必须要能互相协助。定位是指每一个人都必须扮演既定的角色，而计划是实现目标的行动方案。

"团队合作"是一群人在达成同一目标的过程中的相互支持与共同努力。一起工作不等于是团队，必须要能同心协力，达成共同目标。如果团队合作能发挥优势，必将产生一股强大且持久的力量，团队成员共同协作，取得的成果往往超过个人业绩的总和。

团队合作精神具体表现为：①相互依存、同舟共济，利益共享、互敬互重；②包容与尊重个性的差异；③是一种信任的关系、遵守承诺；④建立并维护公正持衡的纪律；⑤相互帮助、相互关怀，彼此共同进步。

不同的学者对团队结构类型有不同的观点，本书所采用的团队结构类型为以下三种：

1. 执行任务的团队

目标明确，专注于任务执行，非常清楚工作的重点；强调纪律与执行（不是创意）；团队成员对任务需有急迫感，且忠实扮演自己的角色；成功标准易界定——完成任务即为成功，否则就是失败。

2. 创造力团队

该团队会探索各种可能性与可选择的方案。创造力团队的重点在于发挥创意、探索新产品的发展方向，并验证其可行性与价值。团队成员需要有自发性、独立性、创造力和恒心。因此，团队的结构需要能够互相支持，而不是妨碍团队成员个人或全体的自主性。

3. 解决问题团队

该团队专注于解决复杂、难以定义的问题。此团队的成员必须是值得被信任、头脑灵活并且结合实际的，团队结构要能够支持成员在解决问题上的专注性。

（二）跨专业照护团队合作

跨专业照护团队合作是应对个案的多重复杂照护问题需求，让个案在不同服务提供者之间"无缝对接"，从而获得连续性、个性化的健康照护服务，使老年人能获得健康、安全、舒适、便利、有尊严的生活。前文已经说明整合照护必须是以个案为中心，以全人照护为价值理念，有共同目标，能同心协力达成使命。在长期护理工作执行过程中，专业间合作机制是推动服务成功的基石，有效运用各种跨专业合作模式可以提升长期护理专业质量。因此，培养各专业人员对跨专业合作含义的理解、意愿及能力，是影响整合照护成功与否的重要因素。

个案管理员是促成跨专业团队发挥合作整体效益的关键角色。在管理过程中，个案管理员负责专业人员间的沟通协调、技术协作、资源连接、流程改善、风险控制、服务质量及财务管理等工作，提高照护服务的便利程度。因此，个案管理员主要有以下职责：①协调各专业服务团队深入了解个案，并促进团队成员彼此沟通，以专业的团队合作方式为个案协调并整合资源，提供跨专业服务；②牵头召开跨专业个案会议，讨论并确定个案整合照顾计划，记录于《整合照护计划服务执行汇总表》，包含问题特征、导因、照护措施、项目完成时间、考核指标、成效评值等；③定期评估与记录个人照护计划的执行效果是否达到预期成效，④评估成功或落后的原因，召开会议检讨介入方法，重订计划目标及介入方案,同时了解财务收支,将长期护理保险支付融入照护计划中;⑤计划结案的反馈与质量管理记录。

二、跨专业团队的五种模式

专业团队由一群具有不同背景、不同技术的人组成,他们有组织、有明确工作内容、有统一结构流程及程序,共同目的是为了完成服务输送。常提到的跨专业团队模式有单一专业团队、多专业团队、专业间团队、跨专业团队、合作式专业团队等。

(一)单一专业团队模式(Uni-Disciplinary Team,UDT)

UDT由单一的专业人员提供服务,同专业的人员间开展互动、沟通。例如,在物理康复治疗中心,专业团队以单一的负责物理康复治疗的人员为主。

(二)多专业团队模式(Multi-Disciplinary Team,MDT)

MDT至少有两种或两种以上专业的人员参与,专业人员各司其职,各有各的目标及角色。例如,医院有多科医生,不同科室的护理人员、社工、营养师、药师等多种专业的人员参与,各专业人员各有其职责及工作方法,但并没有正式的沟通机制。以老年人因便秘去肠胃科就诊为例,一般肠胃科医生会开利便剂之类的药,嘱咐病人多吃蔬果,并建议转往营养科或其他专科做进一步检查。这种模式虽能同时提供特殊需求服务,但专业人员基本上没有实质的合作关系,也无正式的沟通机制(见图4-2)。

一般而言,MDT的运作对服务具有"累加效果",即它是多种专业的整合,但没有一种专业可掌控全局。MDT模式的优点是各专业人员可以更深入地评量和治疗,也可以较自由地提供专业服务,而不需花时间在与其他专业的协调上;缺点是分别开展评价与诊断,缺乏统整性的服务,难以顾及个案全面的需求。因此较适用于小规模的服务,如小型医疗机构,参与的专业种类较少,专业人员间较默契。但这种模式的缺点是团队间缺乏沟通,从而可能导致个案管理工作的困难。

(三)专业间团队模式(Inter-Disciplinary Team,IDT)

IDT模式有两种以上专业人员参与,专业人员间有比较多的互动,且参与的专业人员扮演一些共同的角色,彼此有部分共同的目标,专业人员不会像MDT模式那样坚持本位立场,而是彼此存在部分交集。这种模式重视成员间的沟通合作,团队成员在共同讨论后拟定服务计划,但是由团队中的专业人员去执行。IDT模式的团队会定期召开项目会议,

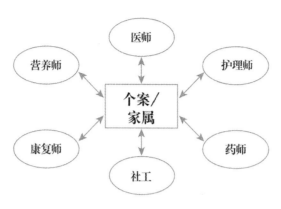

图 4-2　多专业团队模式(MDT)

交换信息、分享经验、讨论团队目标及执行成效。此模式中各个专业人员依各自的专长来评估个案的问题及需求，可订立共同的目标，再由各个专业人员分别提供服务。相较 MDT 模式，它更能以个案为中心。

　　此模式的优点是个案及家属不但可得到专业的照顾服务，又可避免服务的重复及碎片化，整合性服务比多元模式更好；缺点是若各专业人员坚持己见，主观性太强，则整合工作会费时又影响效能(见图 4-3)。

　　入住型护理机构宜采用 IDT 模式，即各专业人员先独立做评估，再沟通、分享，继而共同拟订个案照护计划。专业团队间的关系是平等的，但在其运作上强调领导权随个案问题而移转，如个案的问题在于用药方面，则由药师领导，建议药物调整，同时让个案、家属参与照护，但整个团队以个案安全、服务质量为最优先考虑。

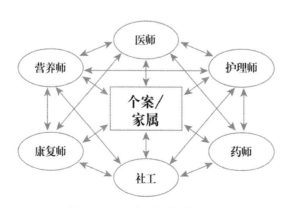

图 4-3　专业间团队模式(IDT)

(四)跨专业团队模式(Trans-Disciplinary Team,TDT)

跨专业模式是指由两种以上专业的人员参与,但专业人员有共同的目标、理念,可以超越自己专业,在共同架构下追求更高境界或达成特定的目标。此模式中的专业人员互动频繁,可形成牢固的团队合作关系。各专业人员依其专长对个案进行评估后,通过讨论共同来制定目标,再经过各专业人员的充分沟通后,为个案拟定适合的计划并由个案管理员做好目标管理工作(见图4-4)。

IDT 与 TDT 跨专业团队的运作对服务具有"乘数效果",即通过这种相对较为全面的工作,形成团队合力,一定能超越多个专业汇总的效果,专业间的合作会促进与提升个别专业工作的效果。TDT 模式的优点是各专业的照护服务较能符合个案及家属的需求,个案及家属得到的服务较具整合性。专业人员彼此学习,较有共识,能相互接纳。其缺点是专业人员的素质参差不齐时,角色易混淆不清。

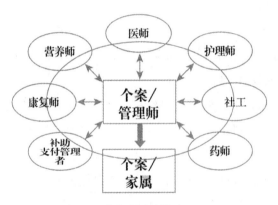

图 4-4 跨专业团队模式(TDT)

(五)合作式专业团队模式(Pluri-Disciplinary Team,PDT)

在 PDT 模式中,各专业人员所扮演的角色一样重要,他们与家属一起讨论个案,共同决定使用哪一种形态介入治疗,属于共同决策模式。团队成员能在其他成员的监督下,能有效地运用新学的技巧,将自己的专业知识传递给其他的成员,即角色释放。不过在照护服务领域当中,PDT 相较其他领域(例如教育)的运作相对困难,因为这些专业涉及老年人的生命安全与照护质量。因此,实施照护服务的团队很少采用 PDT 的模式(见图4-5)。

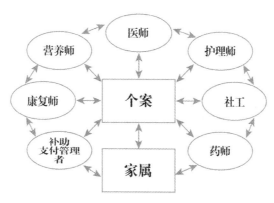

图 4-5　合作式专业团队模式（PDT）

　　事实上，这五组模式均有其优缺点，配合照护需求、人力状况、成本及经营管理的考虑，更宜融会运用，并始终秉持整合性照护服务的目的——"以个案及家属的需求为核心，以达成长期照顾目标为依归"，在个案与团队之间建立良好的跨专业团队整合。不论团队决定实行哪种模式，所有的团队成员都应该发扬共同合作的精神，在服务的各个层面——从接案、评估到建立整合照护计划，再到执行专业服务，持续沟通与互动，才能够提供完整的照护服务，解决复杂的问题。专业团队合作模式的比较请参考表 4-2。

表 4-2　专业团队合作模式的比较

专业团队模式	多专业团队Multi-DisciplinaryTeam（MDT）	专业间团队Inter-DisciplinaryTeam（IDT）	跨专业团队Trans-DisciplinaryTeam（TDT）	合作式专业团队Pluri-DisciplinaryTeam（PDT）
评量	各团队成员分别做评量	各团队成员分别做评量	团队成员与家庭成员共同为个案做发展性评量	团队成员与家庭成员共同为个案做发展性评量
家庭参与	团队成员各自与家庭成员会谈	家庭成员与整个小组或小组代表会谈	由个案管理员与家庭成员代表会谈	家庭成员作为整个小组中的一分子，主动全程参与
拟订个别服务计划	团队成员各自拟订自己专业领域内的目标	团队成员需彼此分享各自所拟订的目标	团队成员及家庭成员充分沟通，依家庭成员之需求及现有资源来拟订服务计划	团队成员及家庭成员，依家庭成员之需求及资源，拟订服务计划

续表

专业团队模式	多专业团队 Multi-Disciplinary Team(MDT)	专业间团队 Inter-Disciplinary Team(IDT)	跨专业团队 Trans-Disciplinary Team(TDT)	合作式专业团队 Pluri-Disciplinary Team(PDT)
计划实施者	团体成员各自实施属于自己专业领域的计划	团体成员各自实施属于自己专业领域的计划，但在可能范围内，融入其他专业的计划	整个团队推选一位个案管理员，由他来实施该计划	团体成员实施属于自己专业领域的计划，但在可能范围内融入其他专业的计划
责任归属	小组成员应负责属于自己专业领域的目标	团队成员应负责属于自己专业的目标，但彼此交换讯息	整个团队应为其选定的个案管理员的工作及结果负责	专业团队所扮演的角色一样重要，专业团队一起讨论且共同决定
成员间沟通管道	非正式	定期开展个案讨论	定期开展跨专业会议，交换信息及专业技巧	
哲学理念	每位小组成员承认其他成员的专业贡献	团队成员允诺彼此应跨越专业界限，相互教导、学习及共同合作，以实施统整性的服务方案	团队成员允诺彼此应跨越专业界限，相互教导、学习及共同合作，以实施统整性的服务方案	团队成员能在其他成员的监督下，有效地运用新技巧，将自己的专业角色释放给其他的成员，即Role release
适合场域	医疗机构	入住型机构、小区、居家	医疗机构、入住型机构、小区、居家	入住型机构、小区、居家
人员训练	各自在自己专业领域内受训	各自做领域内或跨专业的进修	通过小组会议来做跨专业领域的学习，并改善团队运作方式	团队成员能在其他成员的监督下有效地运用新技巧，将自己的专业角色释放给其他的成员

程序方法(一)

在王爷爷的照护计划中，除了完成日常护理之外，还要处理几项老年综合征，包含卧床可能引起的压疮、再度跌倒的风险、漏尿的问题与缺血性栓塞治疗等。王爷爷所在医院中的相关机构实施跨专业团队合作的照护模式，个案管理员根据王爷爷的情况，做了以下工作：

一是多方了解跨专业团队成员的专业能力后，召开了一次跨专业会议，让各成员了解王爷爷的情况，在会议上促进团队成员彼此沟通，为王爷爷协调整合资源，确定针对王爷爷的整合照护的目标和计划，并记录于《整合照护计划服务执行汇总表》，其中应包括问题的特征、导因、跨专业照护措施、项目完成时间、考核指标、成效评值等。

二是个案管理员定期评估与记录王爷爷照护计划的执行效果，并随时做出调整，如发现漏尿问题仍然发生，个案管理员应分析原因并召开跨专业会议讨论介入方法，重新制定漏尿问题改善计划的目标及介入方案，还可以将康复师纳入跨专业团队中，通过康复运动改善王爷爷的漏尿问题（见表4-3）。

表4-3　　　　　　　　　　　　　专业团队合作模式评价

序号	任务实施成果	评判标准	是/否
1	根据个案的情况，整合跨专业团队成员来提供照护服务	是否能指出案例中的王爷爷需要哪些专业人员	
2	分析跨专业团队模式的优缺点	是否能阐述机构采用跨专业团队个案管理（TDT）模式的优点	
3	掌握个案管理员在跨专业团队中的角色	是否能说明个案管理员在跨专业团队中所扮演的角色	

程序方法(二)

第一步：学习跨专业团队合作的意义。

第二步：结合医院中的实际照护案例，开展跨专业团队合作练习。

第三步：总结跨专业团队合作的意义、五种模式及注意事项（见表4-4）。

表4-4　　　　　　　　　　　　　跨专业团队合作模式

团队合作精神的五种表现	
跨专业团队合作的模式	
跨专业团队合作任务评价标准	

练习实践

一、小组实践

全班同学分成若干小组，以小组为单位讨论下列内容(见表4-5、表4-6)，可向优胜者颁发跨专业团队合作模范五颗星。

表4-5　　　　　　　　　　　　　　小组练习实践表

1组	如何理解团队与团队合作的关系?	
2组	个案管理员在跨专业团队合作中担任哪些角色?	
3组	跨专业团队的五种模式分别是什么? 其优缺点又是什么?	
4组	在跨专业团队模式(TDT)中，个案管理员的功能与角色是什么?	
5组	为什么多专业团队模式(MDT)适用于医疗机构?	

表4-6　　　　　　　　　　　　　　小组练习评分标准表

部分	分值	练习内容	评价标准
1	20	团队合作	发言人介绍团队组成及各自承担的任务，按时完成
2	30	海报或PPT制作	图文并茂、具有科学性
3	20	专业知识写作	内容正确、规范
4	30	语言表达能力	声音洪亮，能注意到同学的反应，表达生动，能脱稿对话
	100		

二、个人检测

(一)填空题

1. "团队"是指一群(　　　)、(　　　)为共同目标而坚毅奋斗到底的一群人。

2. "团队合作"是指一群人为达成(　　　)，在过程中(　　　)，(　　　)。

3. 团队结构类型主要有(　　　)团队、(　　　)团队和解决问题团队。

4. 跨专业照护团队合作是应对个案的多重复杂照护问题需求，提供个案在不同服务提供者之间的"无缝对接"，而获得(　　　　)、(　　　　)的健康照护服务。

5. 跨专业照护团队有单一专业团队、(　　　　)、(　　　　)、(　　　　)和合作式专业团队。

6. (　　　　)多适用于医疗机构，入住型护理机构常采用(　　　　)模式和(　　　　)模式。

7. 跨专业团队合作模式的目的是以(　　　　)为核心，以达成(　　　　)为依归"，为个案及团队间建立良好的跨专业团队整合。

(二)判断题

1. 团队与团队合作的概念是一致的。　　　　　　　　　　　　　　(　　)

2. 跨专业团队照护团队合作给个案提供连续性、个性化健康照护服务。(　　)

3. 跨专业团队模式 TDT 需要个案管理员介入。　　　　　　　　　(　　)

4. 目前，照护服务团队经常采用合作式专业团队模式 PDT。　　　　(　　)

5. 专业间团队模式的优点是个案及家属能得到专业的照顾服务，又可避免服务的重复及碎片化，整合性服务比多元模式更好。　　　　　　　　　　(　　)

6. 专业间团队模式 IDT 和跨专业团队模式 TDT 的运作对服务具有"累加效果"。

(　　)

7. 多专业模式 MDT 的运作对服务具有"乘数效果"。　　　　　　　(　　)

(三)多选题

1. 目前，常见的跨专业的五种模式是(　　　　)
  A. 单一专业团队模式 UDT　　　　　B. 多专业团队模式 MDT
  C. 专业间团队模式 IDT　　　　　　D. 跨专业团队模式 TDT
  E. 合作式专业团队模式 PDT

2. 个案管理员在跨专业团队中的角色是(　　　　)
  A. 专业间的沟通协调、技术协作　　　B. 资源链接、流程改善
  C. 风险控制、服务质量　　　　　　　D. 财务管理

(四)简述题

1. 整合照护时跨专业团队合作的重要性有哪些?

2. 专业间团队模式 IDT 的优缺点分别是什么？

3. 跨专业团队模式 TDT 的优缺点分别是什么？

4. 个案管理员在跨专业团队中的角色是什么？

（五）综合题

假如你是刘奶奶的个案管理员，应当如何开展相关工作？

刘奶奶在小区遛弯时，不慎跌倒后意识不清被送医。经医生检查后发现刘奶奶脑部皮层下动脉硬化及三处缺血性栓塞，应立即住院。随后经过护士检查，发现刘奶奶全身皮肤发现多处红肿，会有压疮风险。护士评估刘奶奶的生活功能与跌倒风险，发现其存在重度生活功能障碍，可能会再次跌倒。住院期间，要聘请专人护理照顾刘奶奶，尤其是下床、洗澡和如厕时会存在跌倒风险。最近，护理员报告刘奶奶每周至少有两次漏尿现象。刘奶奶是典型多重复杂个案，医院决定派个案管理员组织跨专业团队对刘奶奶进行医养结合照护。

拓展学习

（一）知识链接

（1）世界卫生组织（WHO）在 2010 年发布的《跨专业团队合作教育和协作实践的行动框架》中明确指出，跨专业团队合作教育能有效提高医务人员合作实践，从而改善卫生保健系统，提高照护质量。

（2）现代医学以患者为中心，强调照护的整体性，要求照护人员须具备团队协作能力，从身体、心理、社会三方面满足患者需求。

（二）学习资源

中华人民共和国民政部网站：广东发布《老年人照顾需求等级评定规范》《养老机构认知症老人照顾指南》两个地方标准 http：//www. mca. gov. cn/article/xw/dfdt/202007/2020 0700028584. shtml

本小节"个人检测"参考答案：

（一）填空题

1. 互助互利、团结一致。
2. 同一目标、相互支持、共同努力。
3. 执行任务、创造力。
4. 连续性、个性化。
5. 多专业团队、专业间团队、跨专业模式。
6. 多专业团队模式 MDT、专业间团队、跨专业团队。
7. 个案及家属的需求、长期照顾目标。

（二）判断题

1. 错；2. 对；3. 对；4. 错；5. 对；6. 错；7. 错。

（三）多选题

1. ABCDE；2. ABCD。

（四）简述题

1. 整合照护是以个案为中心，以全人照护为价值理念，有共同目标，同心协力达成使命。在长期护理工作执行过程中，专业间合作机制是推动服务成功的基石，有效运用各种跨专业合作模式可以提升长期护理专业质量。因此，培养各专业人员跨专业合作的意愿及能力，是影响整合照护成功与否的重要因素。

2. 优点是个案及家属可得到专业的照顾服务，又可避免服务的重复及碎片化，整合性服务比多元模式更好；缺点是若各专业人员坚持己见，主观性太强，则其整合会费时又影响效能。

3. MDT 模式的优点是各专业的照护服务较能符合个案及家属的需求，个案及家属得到的服务较具整合性。专业人员彼此学习，较有共识，能相互接纳。缺点是专业人员的素质参差不齐时，角色易混淆不清。

4. 个案管理员是发挥跨专业团队合作整体效益的关键角色，必须促成各专业之间能力的发挥。在管理过程中，个案管理员负责专业间的沟通协调、技术协作、资源连接、流程改善、风险控制、服务质量及财务管理等工作，提高照护服务的便利程度。

(五)综合题

一是尽快了解跨专业团队成员的专业能力，召开跨专业会议，让各专业人员全面了解刘奶奶存在的问题。促进团队成员沟通，协调整合资源，确定刘奶奶整合照护的目标和计划，并记录于《整合照护计划服务执行汇总表》，表中应包括问题的特征、导因、跨专业照护措施、项目完成时间、考核指标、成效评值。二是定期评估与记录刘奶奶照护计划的执行效果，并随时做出调整。

工作任务 4.2　跨专业团队的组织

学习目标

➢ 了解跨专业团队中各成员的工作职责与合作方式

➢ 了解影响跨专业团队合作功能的重要因素

➢ 了解影响跨专业团队合作的主要因素

能力标准

表 4-7　　　　　　　　　　　　　**能力标准对照表**

能 力 标 准	
知识	1. 跨专业团队中各成员的工作职责与合作方式
	2. 影响跨专业团队合作功能的重要因素
	3. 团队合作成功的五项重要特征
技能	1. 说出跨专业团队中各成员担任的角色和功能
	2. 发挥专业所长，促进跨专业团队合作
	3. 协调整合资源
态度	1. 认清各专业成员角色，积极促进团队合作
	2. 充分尊重团队内的各专业成员
	3. 有领导力、能换位思考

学习方法

1. 以小组形式学习本节案例，加深对跨专业团队组织的认识。

2. 通过阅读教材和网络学习资源，掌握跨专业团队中各成员的角色与功能。

3. 通过观看视频和开展照护机构调研，个案管理员了解跨专业团队中各角色的职责，掌握团队合作中存在的问题并找出解决方案。

教学案例

某高端养老机构运行多年后，其中常住的几十位老年人因逐渐老化而产生了涉及医疗与特殊护理的多重照护问题，因此提出改建成为医养结合机构，成立二级医院。机构为满足老年人的多元照护服务需求，决定采用跨专业团队合作与个案管理模式，招聘了具全科经验的医生一名、康复医生一名，以及数名护士。院方开始准备组建跨专业团队时发现专业间协作困难，尤其是曾任职于某医院 ICU 病房的护士长，总是站在护理部门的立场做事而忽视与其他专业人员的沟通，导致个案管理工作开展不畅。该机构的个案管理员开始着手了解问题并找出解决方案。

问题讨论

假设你是该养老机构的个案管理员，该如何开展具体工作？

基本知识

一、跨专业团队的成员

跨专业团队包括医生、护理师(士)、社工、药师、康复治疗师(中医理疗、物理治疗、职能治疗、语言治疗、呼吸治疗)、营养师、养老护理员、个案管理员等专业人员，同时长期照顾老人的后勤、财务、家属、志愿者等人员都可参与其中。每个参与者都有其不同的角色功能。急性医疗与长期照顾的个案需求是非常不同的，在照护理念上，急性医疗重视疾病治疗的效果；而长期照顾的个案需求比较复杂，大多以延缓退化的整体性健康照护为主，通过跨专业团队的诊断、预防、治疗、康复及照护服务，维持与提升个案及其家属的生活品质。

(一)医生扮演的角色

第二章曾提到老龄化时代来临，多数老年人伴随着多重疾病与长期护理的问题。面对这种趋势，由跨专业团队评估后拟定整合式照护计划是有必要的。我国非常重视发展医养结合的照护模式，在传统的以护理员为长期护理执行者的基础上，要求医生也必须要扮演重要角色。以下是针对医生在跨专业团队中的功能说明：

（1）主要功能是病情控制（医疗上是处置状态）与慢性病管理（医疗上是稳定状态）。

（2）身体检查评估（健康档案的建立，包含门诊、住院、手术等病史）。

（3）急慢性病的诊察（巡访）、针对目前的治疗与药物做好完整的评估，维持医疗的延续性。

（4）及早发现疾病与"老年综合征"危险因子，早期干预。统整个案在身、心、灵方面的风险，以及疾病可逆性与复能的可行性，制订周全性的评估方案。

（5）有能力综合整理各专业的评估意见，全方位考虑并拟订合适的整合照护计划。

（6）协助各专业照护人员的专业成长。

（7）在生命末期的照护中，具备与安宁缓和相关的医疗经验；与个案（个案家属）充分沟通，并能控制末期症状。

（8）针对特殊急性病情，能与医疗机构联系，并做好转至医疗机构的联络。

（二）护理师（士）扮演的角色

（1）除了传统的基础护理功能角色之外，因为接触个案及其家属或护理员较频繁，也常成为照护团队中个案管理员的角色。

（2）可作为常规照护计划与特殊照护计划的制定者，包括护理评估、护理诊断、护理目标、护理措施、执行与评价。护师应坚持记录护理日志，定期进行护理效果评价，填写护理评价表，根据护理效果或病情变化，及时调整护理方案。特殊护理计划因涉及跨专业团队合作，在通过专业会议之后部分老年综合征特征会纳入整合照护计划。

（3）给予老人与家属一定的支持，并能随时反映老人的状况。

（4）具有指导与监管护理员临床护理的功能角色，包括：①指导护理员完成口腔与面部的清洁、饮食、沐浴、翻身、皮肤照料、大小便、睡眠、排泄辅助、移位、情绪观察等基本照护工作。②教育护理员判断个案是否出现行为异常并实时反映给个案管理员。③对家属来访时与个案的沟通情况，尤其是负面信息，应做好记录并反映给个案管理员。④指导护理员参与个案的整合照护复能计划，并接受支持性康复技能训练，能于照护中实施。⑤常执行的直接护理技术，包括给药注射、抽痰、给氧、尿管护理、灌肠、抽血、采集检验、换药、约束、复健照护、急救、尸体护理等。

（三）社工扮演的角色

（1）熟悉个案与家属的社会功能、社会福利及保险与照顾支持等。

(2)个案如入住机构，应协助个案适应新生活，并与机构及其他居民互动良好。

(3)与其他专业成员间的协调应以个案的最大利益为重点，使对个案的服务输送过程更顺畅。

(4)扮演关怀、情绪支持的角色，不仅是对个案的关怀，照顾者乃至家属都是社工需要提供情绪支持的对象。

(5)当个案缺乏可运用的资源时，社工扮演着连结资源的角色，应充分运用社会资源，将个案的需求与社会资源做良好的连接。

(6)在长期照顾领域中，有经验的社工可以担任个案管理员。

(四)营养师扮演的角色

(1)依个案生理状况与需求，设计营养均衡、不同质地、卫生且多样的菜谱，如普通饮食、细碎饮食、流质饮食、管灌饮食等。

(2)依照个案的特殊疾病如糖尿病、肾脏病、心脏病、体重过轻及肥胖、吞咽困难等，在膳食供应与管理方面设计个性化饮食。

(3)个案入住机构后，应于72小时内进行营养筛检及评估，并记录在病历上以便定期追踪。

(4)协助膳食安全运营管理，包括监督供膳的设施与设备、卫生监督与管理、保存膳食检体、执行环境清洁与消毒、膳食满意度调查并落实改善意见等。

(5)对医护人员及餐厨人员进行营养知识的培训，提升机构的营养与环境卫生水平。

(6)提供个案的营养信息，促进个案恢复功能所需的体力支持。

(五)康复治疗师扮演的角色

其工作内容包括康复功能评估、确定康复目标、制订康复计划、实施治疗计划，康复评估贯穿治疗始终，以最大限度地恢复患者的功能。

(1)与康复医生配合，确定治疗的方式、强度、疗程，严防差错事故，做好医疗安全工作；指导病人及家属掌握部分自主康复训练。

(2)与专业团队共同观测个案的病情发展，制定功能障碍复能的相关计划及培训工作。

(3)康复物理治疗(PT)：依照康复医生的处方，负责操作各种物理治疗仪器，包含治疗性运动、冷热疗、水疗、超声波治疗等；指导个案使用多种辅具协助基本生活功能。

(4)作业治疗(OT)：依照康复医生的处方，在功能性操作过程中达成关节活动度、肌肉强度、平衡协调感，以及增进感觉和活动协调等方面的训练，目标是为了让患者独立照顾自己的日常生活。

（5）语言治疗（ST）：依照康复医生的处方，提升口腔功能，包括进食、吞咽、流涎、说话等能力。

二、跨专业团队的成长阶段

各服务机构的特点不同，合作方法也不同。为了给个案提供全面适当的服务，服务机构应逐步形成一以贯之的专业团队合作模式，即在"以人为本"的工作目标下，把各专业不同的服务范围融合起来，然后再分配工作和资源。前一节说明了入住型养老机构的专业间合作可采用 IDT 模式，通过跨专业会议形成共识，拟订个案照护计划；或者采用 TDT 模式，由个案管理员来统合跨专业团队提供服务，拟订个案照护计划。无论哪一种合作模式，都必须经过专业团队磨合成长的过程。

跨专业团队的成长可分成以下四个时期：

一是形成期：在此时期，专业团队成员共同定义各成员的角色与工作内容，决定如何来解决团队运作中出现的问题。成员的主观感觉除热情、期望及兴奋外，另有焦虑与怀疑。

二是风暴期：这是团队运作过程中最困难的阶段。团队成员开展工作时会基于过去单一专业运作的经验，但合作需要更多的沟通与协调，因此可能会感到困难、遭遇阻力，加上专业间或许有相互竞争现象，团队成员可能会质疑团队整合的必要性。

三是平稳期：专业团队成员逐渐了解其工作责任，并忠于团队，遵守团队所制定的规则，矛盾情绪降低，成员间能相互给予建设性的评论，以友善、信任及分享的态度来解决问题，形成团队凝聚力。

四是执行期：在此时期，团队成员会根据实际问题来选择解决策略并加以执行，逐渐会根据工作目标，以不同的方式进行弹性合作。成员了解并接受彼此的优势与弱势，满意整个团队的进展，彼此间互相依附。因此，团队建立之初即应有心理准备，才能以合适的方式去处理冲突。

三、影响跨专业团队合作功能的重要因素

事实上，跨专业团队并不等同于跨专业团队合作，有团队而合作不良是导致照护出现问题的原因之一。阻碍团队合作的因素有：

(一)缺乏明智的领导者

好的团队领导者需具有大局观、能识才用人，而且还要掌握良好的人际沟通技巧，并且熟悉每个成员及项目，能提升成员留在团队中的意愿，在推行计划的过程中也不会遇到很大阻力。

(二)不适合的成员

团队中可能有专业性不足、个案主观意识强烈、难以沟通协调的成员。这类成员在工作推进的过程中配合度不高，将阻碍团队合作。

(三)成员角色不明

专业团队如赛场上的球队，球队中的每一位球员都有自己的位置和特定职责，所有的球员都为赢得比赛而贡献自己的力量。因此，团队中的成员角色都有自己独特的行为特征。这些特征不但会影响团队的整体绩效，还会影响个人的专业发挥。不同的人有不同的角色偏好，由于个性特征和情商因素的差异，如果成员角色在团队中定位不清、职责不明，必会影响计划执行的效果。

(四)工作压力

在照护过程中有时需要在短时间内解决突发情况，否则可能会危及服务对象的生命，因此专业团队经常面对工作压力。

工作压力的来源有：①工作量过多并且要在短时间内完成；②工作时间过长，没有足够的休息，对工作产生疲惫感；③所从事的工作性质不容有失，否则后果严重；④指导或训练不足，成员不能够控制工作节奏，易产生焦虑。

因此，压力过大而没有得到适当的处理会导致团队成员的工作效率下降。

(五)本位主义

在长期照顾服务过程中常会出现部门主义与专业主义，进而产生本位主义，导致整合照护的执行效果不佳。这常常是导致服务"碎片化"的主要原因。

(六)过度自信

心理学家们的研究发现，一些职业领域往往与过度自信相联系。过度自信者常会过高估计了其完成任务的能力，并且这种情况会随着个人在任务中的重要性而增强，易形成对未来事件的不切实际的乐观主义。

（七）分歧争端处理

在团队中，分歧是不可避免的，如果无法很好地处理，很有可能发展成为内部矛盾。因此，分歧协调机制的存在很有必要，要不带偏见，兼容并蓄，客观处理。

（八）沟通不良

沟通不良主要来自三个方面：传达者的障碍、接收者的障碍和信息传播通道的障碍。传达者的障碍主要表现在信息传达的方式、能力及信息传送的完整性方面，而信息接收者的理解力、注意力、判断力、记忆力等因素也会影响信息传递的效果。沟通渠道障碍会影响沟通效果，如选择沟通媒介不当、沟通渠道过长等。

（九）阶层文化

通常医护专业人员与病患生活在两种语言世界，这一现象更加深了医护人员与病人之间的知识鸿沟，易形成专业主义的傲慢，可能出现语气生硬或态度粗暴等情况。跨专业团队合作中每一位成员都如同汽车的零配件，大如引擎，小如螺丝钉，都被赋予不同的任务，为共同的目标而努力，因此必须避免阶层文化。

四、资源整合

影响团队运作的一个重要因素是资源整合，因此在团队合作运作中必须清楚有效进行资源整合的要素，包括下列几项：

一是目标明确。通过照护计划书的目标、特征、措施、评值，来阐述团队成员的工作职责。

二是绩效激励。按维持在一定时间内的工作质量、表现水平及资源运用，增进团队合作所具备的工作技巧、经验、知识的程度来设定激励政策。

三是专业能力互补。在接受其他专业知识之前，团队成员应该能胜任自己的专业领域，能完成咨询、互动、评量等工作，将自身专业知识传递给团队中的其他人员，使专长能互补。

四是营造良好的合作气氛。通过了解彼此的专业，增进相互信任，增进团队合作，达成角色释放。

五是制定标准化原则。通过制定标准化原则来实现监督和解决问题。

六是化解歧见。在工作中难免发生意见不同的情况，有冲突时应该适当处理，彼此努力建立信任感。

五、团队合作成功的五项重要特征

成功的团队通常拥有下列五种不可取代的特征。

(一)信任你的伙伴

"信任"是团队合作的第一步，跨专业团队里的每位成员都需要相信对方能完成任务，才能成就一个创新与成功的团队。

(二)以目标为导向

让团队成员参与形成共同目标的过程是很重要的，每位员工在形成目标的过程中都知道其在团队中的角色与功能，才能更有动力去执行每项任务，并因此认识到自己是不可或缺的角色，且能运用自己的专业技术帮助团队完成任务。

(三)适应团队文化

拥有团队所需知识与技能的成员，若缺乏与团队一起工作所需要的热情与特质，将会使得团队运行相对困难。因此，在成功的团队中，每个成员都应能适应组织文化，他们的专业技能也可能互补。

(四)有建设性的冲突

在优秀的团队当中，成员之间不一定总是意见相同的，但他们会以具有建设性的、尊重彼此的方式进行沟通或协调，虽然较为困难但却是有必要的。团队成员能在沟通过程中激荡出火花，甚至会激发新的工作方法或服务流程。若团队总是处于看似和谐的状态，但成员却不能提出心中的意见或疑问，整个团队的成长与创新将会停滞不前。

(五)团队成员之间彼此赏识

优秀团队中的每位成员能够欣赏彼此的优点与良好表现。许多研究指出，"团队成员之间彼此赏识"会对每个人的工作表现产生极大影响，因为每位成员的不同观点与专业技能都受到其他人的尊重与赏识。

六、个案管理员常见的角色混淆

(一)模糊的角色期待和角色冲突

个案管理员常被期望成为跨专业团队的核心成员,同时也要求他们是独立的工作个体。但角色转化之初,由于缺乏对角色的深刻理解,会出现个案管理员自我认知与专业角色界定之间的差异。例如,由护士承担个案管理员的专业角色时,往往会经历大量的角色混淆和角色冲突。但是研究发现,个案管理员经常会忽视自己作为个案管理团队成员的身份或者不能独立地开展工作。

(二)原有知识和能力不能满足个案管理员的任职要求

护理专业的学校极少开设个案管理相关的课程,医疗机构也没有任职个案管理员所必需的针对性、持续性培训。一些碎片式的职业培训与个案管理员的职业目标不完全一致,不能满足个案管理员任职必需的专业知识和技能要求。

(三)意料之外的大量压力以及随之出现的负面心理反应

专业护士在向个案管理员转变的过程中,会遭遇大量意料之外的角色压力,其中在伦理困境与利益冲突方面最为突出。伦理困境是由于个案管理员专业的护理决策与已有的方针和规定之间的矛盾造成的,常见的伦理困境包括:①费用控制与最佳治疗的矛盾;②专业责任与患者自治的平衡;③安全与尊重的界线;④自我决策与公正平等的问题。

作为患者、医院和费用支付方三者利益的代言人,个案管理员能时刻感受到这三者之间利益的冲突。

程序方法(一)

个案管理员在详细阅读跨专业团队中各成员的工作职责后,对团队成员进行角色分析。团队中的医生、护士长和数名护士都有常年临床工作的经验,以治疗为主要目标,而养老机构的工作目标是针对老年人的生理老化进行整合照护。个案管理员认为医护人员的专业素质没问题,但需要调整心态,因此拟定了适合专业团队的磨合策略:

一、专业团队成员必须选出团队领导人。领导人须先以身作则,摒除私心,切实以服务对象的利益为主要的决策依据,对机构做出明确承诺,并依照机构的发展目标来定义团队成员各自的角色与工作内容,讨论如何来解决团队运作的问题,找出应对成员的焦虑与怀疑情绪的策略。

二、个案管理员需要找到跨专业成员之间可能的合作机会,尤其在跨专业团队合作的风暴期,需要更多的沟通协调与激励措施。

三、个案管理员应主动营造沟通环境、设立对话机制,让矛盾的双方能彼此敞开心扉,寻找共通点。

四、护士长逐步了解其工作责任,对跨专业合作不再排斥后,个案管理员可以建议专业团队的领导者安排她分享经验,增进对彼此专业的了解。

五、将跨专业合作的成效适度反映在个人绩效制度中。

六、个案管理员可以倡议机构塑造团队合作的组织文化。首先自上而下,通过组织倡导跨专业团队合作的重要性,高级管理者应以身作则。其次,找出抗拒团队合作者并加以辅导,减少推动团队合作的阻力。

程序方法(二)

第一步:学习跨专业团队的组织架构、工作职责与合作方式。

第二步:结合养老机构实际照护案例,开展跨专业团队合作练习。

第三部:总结跨专业团队合作的主要影响因素、成功的五个特征、常见角色混淆(见表4-8、表4-9)。

表4-8　　　　　　　　　　　　　　跨专业团队合作组织评价

序号	任务实施成果	评判标准	是/否
1	理解跨专业团队中各成员的工作职责与合作方式	是否熟悉专业团队中各成员所扮演的角色	
2	了解跨专业团队需经历的成长阶段	是否能分辨专业团队成长阶段中的问题与解决方案	
3	熟悉影响跨专业团队合作的主要因素	是否能以本案例说明阻碍团队合作的因素与成功的因素	

表 4-9   跨专业团队合作组织

跨专业团队成员组成	
团队各成员的角色及功能	
跨专业团队成长的四个阶段	
影响专业团队合作的主要因素	

练习实践

一、小组实践

全班同学分成若干小组，以小组为单位讨论下列内容（见表 4-10、表 4-11），可向优胜者颁发跨专业团队组织模范五颗星。

表 4-10   小组练习实践表

1 组	一般跨专业团队中包括哪些成员？	
2 组	个案管理员面对的伦理困境有哪些？	
3 组	跨专业团队成长的四个阶段是什么？	
4 组	影响跨专业团队合作的要素有哪些？	
5 组	团队合作成功的五项重要特征是什么？	

表 4-11   小组练习评分标准表

部分	分值	练习内容	评 价 标 准
1	20	团队合作	发言人介绍团队组成及各自承担的任务，按时完成
2	30	海报或 PPT 制作	图文并茂、具有科学性
3	20	专业知识写作	内容正确、规范
4	30	语言表达能力	声音洪亮，能注意到同学的反应，表达生动，能脱稿对话
	100		

二、个人检测

(一)填空题

1. 跨专业团队包括( )、( )、( )、药师、( )、营养师、养老护理员、( )等专业人员。

2. ( )因为接触个案及其家属或护理员较频繁,也常成为照护团队中个案管理员的角色。

3. 跨专业团队的成长可分成四个时期,分别是( )、( )、( )和( )。

4. 影响跨专业团队合作的主要因素有缺乏明智的( )、不适合的成员、( )不明、工作压力、( )、过度自信、分歧争端处理、沟通不良和( )。

5. 团队合作成功的五项重要特征分别是信任你的( )、以( )为导向、适应( )、有建设性的冲突、团队内的彼此赏识。

6. 个案管理员常见的伦理困境是( )的矛盾、( )的平衡、安全与尊重的界限、( )的问题。

7. 资源整合的六要素是( )、( )、( )互补、营造良好合作气氛、制定( )、化解歧见。

(二)判断题

1. 跨专业团队中必须都是专业人员,而后勤、财务、家属和志愿者不可参与团队。
( )

2. 护师(士)因接触个案及其家属或护理员较频繁,故常称为个案管理员角色。
( )

3. 跨专业团队的成长分为三个时期,分别是形成期、平稳期和执行期。 ( )

4. 跨专业团队合作是在"以人为本"的目标下,把各专业的服务范围融合起来,再分配工作和资源。
( )

5. 护士在初次承担个案管理员的专业角色时,往往会经历角色混淆和角色冲突。
( )

6. 专业护士在向个案管理员转变时,不会遭受伦理困境和利益冲突。 ( )

7. 领导者、成员、工作压力都是影响跨专业团队合作的重要因素。 ( )

（三）多选题

1. 跨专业团队成长的四个时期分别是(　　　)

    A. 形成期　　　　B. 风暴期　　　　C. 平稳期　　　　D. 执行期

2. 以下属于跨专业团队的成员是(　　　)

    A. 医生　　　　B. 护师(士)　　　C. 行政前台　　　D. 社工

    E. 患者家属

（四）简述题

1. 影响跨专业团队合作的主要因素有哪些？

_____

_____

2. 个案管理员面对的伦理困境与利益冲突有哪些？

_____

_____

3. 跨专业团队合作成功的五项重要特征分别是？

_____

_____

4. 跨专业团队一般包括哪些成员？

_____

_____

（五）综合题

假设你是机构聘请的个案管理员，如何尽快解决目前的问题？

市区内一家养老机构正常经营多年，常住有110多位老人。但因设备老化、医护能力薄弱、人员不足、老人特殊护理等诸多原因，打算改制成为医养结合机构，成立二级医院。为了满足老人的多元化照顾需求，提升医养机构的运营水平，采用跨专业团队合作个案模式。本次共招聘全科经验的医生两名、康复医生两名，以及数名护士。医院组建跨专业团队，但出现协调困难，尤其是某位护士长总是站在护理的角度做事，混淆个案管理员的角色，导致机构运转效率低下。

拓展学习

(一)知识链接

北京市提升社区医养结合服务能力。组建街道(乡镇)养老服务联合体，依托市区两级医养结合培训基地(老年健康指导中心)探索建立医养联合体。加快老龄健康信息协同与决策支持平台建设，推动老年人的健康和养老信息共享、深度开发和合理利用。通过信息联通、设施共享、人员对接等手段，整合养老照料中心、社区养老服务驿站、社区卫生服务站等区域养老、医疗资源，将巡视探访、上门巡诊等居家医养服务有效衔接，提高社区医养结合服务能力。

——北京市卫生健康委员会关于印发北京市深入推进医养结合发展的实施方案的通知(2021.4.15)

(二)学习资源

中国老龄科学研究中心 http：//www.crca.cn/

本小节"个人检测"参考答案：

(一)填空题

1. 医生、护师(士)、社工、康复治疗师、个案管理员。

2. 护师(士)。

3. 形成期、风暴期、平稳期、执行期。

4. 领导者、成员角色、本位主义、阶级文化。

5. 伙伴、目标、团队文化。

6. 费用控制与最佳治疗、专业责任与患者自治、自我决策与公正平等。

7. 目标明确、绩效激励、专业能力、标准化原则。

(二)判断题

1. 错；2. 对；3. 错；4. 对；5. 对；6. 错；7. 对。

（三）多选题

1．ABCD；2．ABDE。

（四）简述题

1．跨专业团队并不等同于跨专业团队合作，有团队而合作不良是导致照护出现问题的原因之一。阻碍团队合作的因素有：①缺乏明智的领导者；②不适合的成员；③成员角色不明；④工作压力；⑤本位主义；⑥过度自信；⑦分歧争端处理；⑧沟通不良；⑨阶层文化。

2．伦理困境是由于个案管理员专业的护理决策与已有的方针和规定矛盾造成的，常见的伦理困境包括①费用控制与最佳治疗的矛盾；②专业责任与患者自治的平衡；③安全与尊重的界线；④自我决策与公平等的问题。作为患者、医院和费用支付方三者利益的代言人，个案管理员能时刻感受到这三者之间的利益冲突。

3．一是信任你的伙伴，这是团队合作的第一步，跨专业团队里的每位成员都需要相信对方能完成任务，才能成就一个创新与成功的团队。二是以目标为导向，让团队成员知道其在团队中的角色与功能，才有动力去执行每项任务，参与形成共同目标的过程。三是适应团队文化，拥有团队所需知识与技能的成员，应能适应组织文化，他们的专业技能也可和其他成员互补。四是有建设性的冲突，在优秀的团队当中，成员之间不一定总是意见相同的，但他们会以具有建设性的、彼此尊重的方式进行沟通协调，虽然较为困难但却是有必要的。五是团队内的彼此赏识，优秀的团队中成员能够欣赏彼此的优点与良好表现。

4．跨专业团队包括医生、护理师(士)、社工、药师、康复治疗师(中医理疗、物理治疗、职能治疗、语言治疗、呼吸治疗)、营养师、养老护理员、个案管理员等专业人员。同时长期照顾老人的后勤人员、财务人员、家属、志愿者等都可参与其中。

（五）综合题

个案管理员应该详尽地阅读团队成员的简历，了解各自的工作职责，在确认成员专业素养的基础上，积极沟通，协调成员间的关系。具体工作如下：一是专业团队成员必须选出专业团队的领导人。依照机构发展目标来共同定义团队成员各自的角色与工作内容，解决团队运作的问题，找出应对成员焦虑与怀疑的策略。二是找到跨专业成员之间可能的合作机会，尤其是处于跨专业团队合作的风暴期时，应给予成员更多沟通协调与激励措施。三是主动营造沟通环境、设立对话机制，让产生矛盾的双方能彼此敞开心扉，寻找共通点。四是让护士长了解工作责任，对跨专业合作不再排斥后，专业团队领导者安排她分享经验，增加成员对彼此专业的了解。五是将跨专业合作的成效适度反映在个人绩效制度中。六是倡议机构塑造团队合作的组织文化。

工作领域 ⑤ 个案管理计划的制订

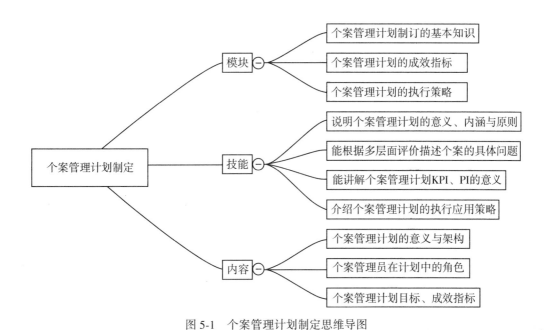

图 5-1　个案管理计划制定思维导图

　　本章主要介绍个案管理计划的基本知识，内容包括个案管理计划的意义与架构、个案管理员在计划中的角色、形成个案管理计划的原则等，引导学员熟悉从拟订计划目标、成效指标到执行计划的基本知识等，为后续整体学习制订个案管理计划做基础性训练。初级职业技能的核心是掌握制订个案管理计划的基本知识，并能举一反三地应用到不同的养老服务场景，实现对信息的提取、介绍和资源连接。

工作任务 5.1　个案管理计划的基本知识

学习目标

- ➢ 熟悉个案管理计划的意义、内涵与原则
- ➢ 了解个案管理员在个案管理计划中的角色
- ➢ 了解正式与非正式照护服务资源
- ➢ 熟悉跨专业团队会议的目标与功能
- ➢ 了解个案管理计划的执行策略

能力标准

表 5-1　　　　　　　　　　　　　能力标准对照表

能力标准	
知识	1. 个案管理计划的意义与内涵
	2. 个案管理计划的制订原则
	3. 个案管理员在个案管理计划中的角色
	4. 跨专业团队会议的目标与功能
技能	1. 说出个案管理计划的意义与内涵
	2. 确认个案现存与潜在的健康问题
	3. 认识个案管理员在个案管理计划中的角色
态度	1. 工作认真，但不苛求完美
	2. 谦虚谨慎，善于学习
	3. 为人正直善良，脚踏实地

学习方法

1. 以小组形式学习本节中的案例，加深对个案管理计划基本知识的认识。
2. 通过阅读教材和网络学习资源，掌握个案管理员在个案管理计划中的角色与功能。
3. 通过观看视频和访谈医养个案管理员，学会解决个案管理计划制订过程中的具体问题。

教学案例

　　张爷爷，76 岁，丧偶，有高血压、糖尿病病史，过去控制良好。但近来常常忘记服药，血压、血糖升高，家属怀疑老人患有认知症。另外，老人的假牙不符合齿列，造成咀嚼困难，仅能吃软质饮食，身体逐渐衰弱。近日，张爷爷用热水泡脚后开始出现右足疼痛，以右足第 5 趾根外侧为重，行走后疼痛加剧，之后逐渐出现破溃，并有加重趋势。于是，家属带老人到医院住院治疗，经诊断，张爷爷患有下肢动脉硬化闭塞症(右足)，趾动脉粥样硬化性坏疽(右足)。老人的儿子在外地工作，经济条件较好。张爷爷个性固执，常因小事与儿子争吵，父子关系不是很好。因儿子无暇照顾张爷爷，计划送老人去住养老机构以得到更好的照顾，但张爷爷不愿意。张爷爷的儿子希望能改善张爷爷现在的健康问题，但不知道怎么办好，求助于养老机构中的个案管理员。个案管理员应掌握制定个案管理计划的原则，为张爷爷做好个案管理计划，同时，个案管理员应有能力总结张爷爷的健康问题，并组织召开跨专业团队会议，会议前要拟定讨论大纲。

问题讨论

　　本案例中的张爷爷有哪些健康问题？

基本知识

一、个案管理计划的意义与内涵

　　基于老年人照护需求的复杂多样性，提供服务时会涉及不同专业的人员及多学科的服务体系。个案管理计划有一套科学管理过程，即通过对个案进行评估，掌握基本情况和关键需求，设定明确的管理目标以及持续性、系统性的照护措施，形成一套多层次、整合性、个性化的个案管理计划。

制定个案管理计划时，必须依据个案的问题与特征，由跨专业团队共同决定哪些问题需要优先解决，并明确有足够的服务资源可供利用，确保执行过程能够落实，最重要的是可以达到预期服务效果和评估指标。只有这样，个案管理计划才能为跨专业团队合作提供最佳指引，全面提高服务质量与照护效果，提升个案的满意度。

二、个案管理计划制定的原则

个案管理计划经常由案主与个案管理员达成一致后开启，须遵循的制定原则包括：①必须经过多层面的评估，发现具体问题；②"定制化"个案照护计划，应根据案主的处境而变化，不需要套入特定的服务公式；③撰写计划时，应确定所有适合案主的正式和非正式资源；④计划需经过跨专业团队会议的认可，并授权给个案管理员进行目标管理；⑤计划要从长期整体目标出发，并分解出短期具体目标，排出要执行的目标优先级，定出关键性绩效指标；⑥计划要能够兼顾成本与服务效果，并做适度的调整；⑦个案管理不是"管人"，而是对计划目标做好管理；⑧计划必须说明各分项服务措施的评值方式，如五等分简易评分方式，并定出风险值。

三、发现具体问题

个案管理员要有能力确认个案现存与潜在的健康问题，包括疾病、老年综合征、自我照顾功能、认知功能等，同时确认个案及其家庭的照顾资源，包括照顾人力、情绪支持、财力支持、照顾能力等。

四、个案管理员在个案管理计划中的角色

个案管理计划的执行由跨专业团队授权的个案管理员全程负责。个案管理员是接受过个案管理专门训练的人员，负责与个案进行沟通协调，根据团队研究建议来拟订照护目标与计划，并确保个案在接受照护期间能如期获得所需的服务，从而改善个案的问题，达成期望的目标。

（一）临床专家

个案管理员必须是接受过临床训练的人员。在个案管理计划执行过程中必须注重临床路径的每一个环节中案主现存与潜在的问题，如疾病、治疗、预后、营养、照护等，个案管理员是案主最好的临床专家。

（二）咨询者

个案管理员在开发有利于个案的资源方面担任非常重要的角色。个案管理员必须了解个案的身份与其对应的社会福利，内容涉及医疗与社会服务资源种类之间的关联，同时个案管理员需要协调整合最具效益的资源并提供给案主。个案管理员同时也是个案认识疾病与选择长期护理计划的最合适的咨询者。个案有任何的需求，都随时可以咨询个案管理员，个案管理员应协助个案选择最合适的医疗方式与照护方式，让个案觉得安心。

（三）沟通协调者

在整合医疗及照护计划的执行过程中，个案管理员必须与跨专业团队中的相关工作人员就个案在所需各项照护项目中的服务目标、流程、规划以及可能出现的风险与改进情况进行沟通。通常跨专业团队对个案的治疗与照护方式可能各有主张，个案管理员要成为跨专业团队之间沟通的桥梁。同时在确定治疗计划前，个案管理员应先向病人及家属说明自付费用等问题，让案主在充分了解个案服务全过程的前提下，获得更符合其需求的医疗与照护服务。

（四）照护管理者

照护计划同时涉及医与养的服务时就会变得繁杂。从开始执行，每一个步骤都要有明确的目标，必须做好目标管理工作。当跨专业团队针对个案召开计划协调会议后，服务目标就确定了。个案管理员必须对总目标进行有效分解，转化为各个部门以及每个人的分目标，个案管理员应根据分目标的完成情况对服务进行追踪、考核、评价。

（五）教育者

为了提高个案在服务过程中的配合程度，减少其在接受服务过程中的不确定感，个案管理员需要在服务执行前以及执行过程中向个案与家属进行一系列的说明——这实际上就是一个教育的过程。教育内容和效果是个案服务成功与否的关键，如果个案和家属非常清楚服务的目标、内容、时间、成效与风险,不仅可以有效增强个案参与服务过程的信心,而且能减少个案中途退出的概率,防止个案流失。

(六)全人照护提供者

全人照护不仅强调在服务对象生病后提供以治疗疾病为中心的医疗照护,更注重在生病前提供正确有效的预防方法,包括生理、心理、社会及灵性(如宗教信仰)各方面需要的照护。个案管理员使用全人照护理念来评估个案,才能为个案制订一套完整的整合照护计划。

(七)专业服务整合者

个案遇到的问题往往是多方面且复杂的,需要长时间、持续性的介入。通常个案接收到的服务都是片段化的、零碎的、重复的,彼此不相关联的,因此,个案管理通过连接与整合不同部门、单位以及专业间的优势资源,把碎片化的服务整合起来,并减少服务的重复性。

(八)风险管理者

在提供个案管理服务过程中,个案管理员不可避免地会遇到个案层面、系统层面或小区层面出现的问题或变化,还会遇到病情转变、疾病复发、转移,甚至个案死亡的情况。身为与个案密切接触的一线人员,个案管理员应了解上述问题,并知道解决这些问题的最好处理方式,找出问题发生的潜在原因,提前避免或阻止问题发生,若无法避免,也可及时采取必要措施,防止问题进一步扩大化。

(九)照护质量促进者

个案管理员必须具备质量改进的相关知识,并担负起督促质量改进的重要责任,包括召开质量促进会议、制作会议记录、提供所需资料给小组成员等。在质量改进过程中可以运用 PDCA(计划 Plan、执行 Do、检验 Check、处理 Act)的流程。照护质量可以从两方面进行思考:①技术性。如体重改善、跌倒预防率、计划性尿管移除率、活动功能提升率、社交参与率。②系统性。如有效资源结合率、计划执行完成率、结案追踪连接服务率、非计划性住院率。

(十)成本控制者

个案管理的目标之一就是成本控制,因为长期护理服务资源的分散导致服务成本提高，因此需要对成本进行管控，若能善用资源则可改善病患照护质量与成本效益。个案管理是一个资源协调与组织的过程，不仅要整合个案的实际需要，还要考虑其经济情况。个案管理员必须确认有可运用的财务资源，协调分配经费预算，以达到最理想的成本支出，同时要善用可用资源，并争取一切资源，以应对个案的经济能力无法覆盖的部分。

五、跨专业团队会议

个案管理员启动跨领域团队运作需要先召开跨领域团队会议。召开会议前，个案管理员应将个案的问题与特征交由跨专业团队做进一步的评估，再据此来初步思考各自专业领域的照护措施与需要跨专业协作的内容。通常，个案管理员以"个案信息整合者"和"家属代言人"的角色参与团队会议，然后将照护团队共同的意见交与病人和家属共同讨论，再做出照护决定，确定照护计划，并共同承担照护风险。

程序方法（一）

个案管理员分析张爷爷现存与潜在健康问题如下：

（1）身体健康状况：老人患有多种疾病，二型糖尿病，右下肢动脉硬化闭塞症，右足趾动脉粥样硬化性坏疽，消化道出血，高血压。自理能力较低（日常生活能力评估 BI 量表评分为 43 分，导致失分的项目为上下床/座椅，梳头，如厕，洗澡，平地行走，上下楼梯及穿衣）。跌倒风险高，原因是糖尿病、高血压、糖尿病足。

（2）老年综合征状况：①感知觉状况：听力及视力状况良好，皮肤状况良好，足部有 7cm 的创面。②认知症状况：轻度失智。③自我照顾能力：重度不能自理（BI=43 分）。④情绪状况：抗拒入住养老机构，经常与儿子吵闹。⑤行为表现：个性暴躁，不喜欢外出参加活动。⑥家庭照护能力：无能力。

（3）社会支持网络：妻子去世，有一子。儿子与老人的关系不是很融洽。

（4）经济来源：普通退休工人，退休工资在 3000 元左右，儿子的经济情况优越，主要靠儿子赡养。

个案管理员汇总张爷爷的多重复杂问题后，掌握了个案的实际情况并归纳如下：

（1）血糖偏高，需要调整血糖，将老人的血糖控制在正常范围。

（2）糖尿病导致老人出现糖尿病足，伤口有感染的风险。

（3）糖尿病足处的伤口溃烂，导致老人行动不便，有跌倒的风险。

（4）因行动不便，需要日常生活照料。

(5)抗拒入住养老机构。老人觉得入住养老机构会限制他的自由，经常吵闹。

个案管理员准备召开跨领域团队会议。会议前，个案管理员先将张爷爷的问题交由跨专业团队做进一步的评估。随后，个案管理员召开跨领域团队会议并拟订了跨专业团队讨论大纲(见表5-2)。

表5-2　　　　　　　　　　　"个案管理计划"跨专业会议记录

个案管理计划会议记录
一、时间：20××年×月×日(星期×)下午/×时×分
二、地点：第×会议室
三、主持人：个案管理员　　　　　记录人：
四、出席人员：相关个案负责的跨专业团队服务人员
五、主持人报告内容： 1. 个案管理员分析张爷爷现存与潜在的健康问题。 2. 汇总张爷爷的多重问题与特征，进行跨专业团队的讨论。 3. 汇总张爷爷拥有的正式和非正式的照护服务资源。
六、跨专业团队讨论大纲： 1. 确定短中长期护理目标。 2. 针对问题，制定必要的整合照护措施。 3. 确定照护期限。 4. 确定照护措施的评效指标。 5. 成立照护质量管理小组。 6. 成立风险管控小组。
七、确认整合照护计划
决议：确定个案整合照护执行计划以及启动时间点。
散会时间：×时×分

个案管理计划是跨专业团队针对急需解决的问题而制定的。张爷爷的个案管理计划内容见表5-3：

表 5-3 个案管理计划执行表

个案管理计划执行表

姓名 张爷爷 性别 ___ 床位号 _____ 个案管理负责人 __小泰__

特征问题	目标	照护措施	执行人	期限	评值
血糖偏高	一周内血糖降低、维持在正常范围内	监测血糖，调整胰岛素	医生		
		控制饮食，安全用药	护士		
		控制饮食，观察老人，防止低血糖的发生	护理员		
感染风险	照护期间无感染发生	抗感染治疗	医生		
		控制血糖，定期换药，观察伤口	护士		
抗拒入住	一周内帮助长者适应机构	健康宣教，传达回家的期望	护士		
		发掘长者的兴趣，转移注意力，做心理疏导	社工		
		与家属沟通，一周回家一次	个案管理负责人		
跌倒风险	照护期间无跌倒发生	伤口护理，尽快愈合	医生		
		监测血压及血糖	护士		
		加强巡视，教导按铃	护理员		
社会支持网络	父子沟通良好	缓和父子关系	个案管理员		

程序方法(二)

第一步：学习个案管理计划制定的原则。

第二步：重点分析个案管理员在个案管理计划中的 10 个角色。

第三步：分析案主的潜在健康问题，并主持召开有关"个案管理计划"跨专业会议（见表 5-4、表 5-5）。

表 5-4　　　　　　　　　　　　　　　　任 务 评 价

序号	任务实施成果	评 判 标 准	是/否
1	掌握个案的多重问题与特征	是否能说明张爷爷所面临的多重问题,至少包括①慢病特征,②营养问题,③家庭问题,④心理问题,⑤认知问题。	
2	理解个案管理计划制订的原则	是否能说明形成个案管理计划的 8 个原则。	
3	理解个案管理员在整个照护计划中的角色	1. 是否能说明个案管理员如何担任父子沟通与协调者的角色并举例说明; 2. 是否能说明个案管理员如何担当被信任的咨询者角色并举例说明; 3. 是否能说明个案管理员如何担当教育者的角色并举例说明。	
5	召开跨专业团队会议	是否能根据本节的案例,完成一份跨专业团队会议记录。	
6	熟悉个案管理计划执行表的基本架构	是否能根据本节的案例,完成一份个案管理计划执行表。	

表 5-5　　　　　　　　　　　　　　　　个案管理计划认知

个案管理计划制订的原则	
个案管理员在个案管理计划中的 10 个角色	
案主的潜在健康问题及综合评估	
个案管理会议计划讨论的大纲内容	

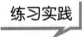

一、小组实践

全班同学分成若干小组,以小组为单位讨论下列内容(见表5-6、表5-7),可向优胜者颁发跨专业团队组织模范五颗星。

表 5-6　小组练习实践表

1 组	如何准备一次跨专业团队会议？	
2 组	个案管理计划的目标如何制订？	
3 组	制订个案管理计划时需要遵守哪些原则？	
4 组	制订个案管理计划时为什么要考虑成本控制？	
5 组	完成一次跨专业团队会议	

表 5-7　小组练习评分标准表

部分	分值	练习内容	评 价 标 准
1	20	团队合作	发言人介绍团队组成及各自承担的任务，按时完成
2	30	跨专业团队会议的表格及记录	记录内容完整、格式正确
3	20	小组实践内容	内容正确、规范
4	30	语言表达能力	声音洪亮，能注意到同学的反应，表达生动，能脱稿对话
	100		

二、个人检测

（一）填空题

1. 基于老年人照护需求的（　　　　　　），提供服务时会涉及不同专业人员及多学科的（　　　　）。

2. 制订个案管理计划必须依据个案的（　　　），由跨专业团队共同决定哪些问题需要优先解决，并明确有足够的服务资源可供利用，确保执行过程能够落实，最重要的是可以达到预期（　　　）。

3. 个案管理员要有能力确认个案现存与潜在的健康问题，包括（　　　）、老年综合征、自我照顾功能、（　　　），同时确认个案及其家庭的照顾资源，包括照顾人力、情绪支持、财力支持、照顾能力等。

4. 个案管理计划的执行由跨专业团队授权的个案管理员（　　　）。

5. 个案管理员必须是接受过（　　　）的人员。在个案管理计划执行过程中必须注重临床路径的每一个环节中案主（　　　），如疾病、治疗、预后、营养、照护等，个案管理员是案主最好的（　　　）。

6. 通常跨专业团队之间对个案的（　　　　　）可能各有主张，个案管理员要成为跨专业团队之间的（　　　）。

7. 为了提高个案在服务过程中的（　　　），减少其在接受服务过程中的（　　　），个案管理员需要在服务执行前以及执行过程中向个案与家属进行一系列的说明，这实际上就是一个（　　　）。

（二）判断题

1. 个案管理员启动跨领域团队运作需要先召开跨领域团队会议。　　　　　　　（　　）

2. 个案管理的目标之一就是成本控制，因为长期护理服务资源的分散导致服务成本提高，因此需要对成本进行管控。　　　　　　　　　　　　　　　　　　（　　）

3. 个案管理员无需确认可运用的财务资源，不必协调分配经费预算。　　　　（　　）

4. 个案管理员必须具备质量改进的相关知识，并肩负起督促质量改进的重要责任，包括召开质量促进会议、制作会议记录、提供小组成员所需资料等。　　　　（　　）

5. 个案遇到的问题通常是简单的，不需要长期持续性的介入。　　　　　　　（　　）

6. 个案管理员要从治病到全人照护的理念来评估个案生理、心理、社会及灵性的需求，才能为个案制订一套完整的整合照护计划。　　　　　　　　　　　　（　　）

7. 为了提高个案在服务过程中的配合程度，减少其在接受服务过程中的不确定感，个案管理员需要在服务执行前以及执行过程中向医生及护士进行一系列的说明，这实际上就是一个教育的过程。　　　　　　　　　　　　　　　　　　　　　（　　）

（三）多选题

1. 个案管理员要从治病到全人照护的理念来评估个案（　　　）的需求，才能为个案制订一套完整的整合照护计划。

　　A. 生理　　　　B. 心理　　　　C. 社会　　　　D. 灵性

2. 质量改进可以运用 PDCA（计划 Plan、执行 Do、检验 Check、处理 Act）的流程来进行。照护质量可以从（　　　）两方面进行思考。

　　A. 技术性　　B. 系统性　　C. 完整性　　D. 快速性　　E. 准确性

（四）简述题

1. 个案管理员如何系统性地汇总老年人的问题与特征？

_____

_____

_____

2. 请说明非正式的家庭照护服务资源包括哪些？

_____

_____

_____

3. 形成个案管理计划的基本原则是什么？

_____

_____

_____

4. 召开计划讨论会议时，跨专业团队的讨论大纲有哪六个方向？

_____

_____

_____

（五）综合题

假设你是个案管理员，请分析张奶奶的问题，制定个案管理计划。

张奶奶，66 岁。近几年一直因类风湿关节炎而卧床不起，手脚等都因病严重变形，生活无法自理，需要老伴的帮忙。张奶奶的儿女在外工作，不能常常来看她，老伴常常外出散步，她一个人在家时间待久了，闷闷不乐。现在生活也不能自理，更不要说做家务了。老伴说她没有以前开朗，她自己也说"病永远也好不了"，儿子买了轮椅，老伴劝她下楼散步，她觉得面子上不好看，常常一个人闷在家里。

拓展学习

（一）知识链接

社工的专业性到底体现在哪里？

在养老机构中，有人在介绍社工时会说"社工是我们这里负责开展活动的"，开展活动的负责者＝社工？这样的标签总是挥之不去。社工的专业性到底体现在哪里？作为槐荫区社会福利中心的一名养老社工，就以养老机构为例，做以下几点思考。

（1）思维方式的不同

社工≠开展活动的人。许多人认为，养老机构内的小组活动，是任何人都可以开展的，其实，社工开展的活动是有其专业性的，是和其他人有所区别的。社工不仅仅是活动的提供者，还是需求的满足者、活动的策划者。

（2）专业领域的不同

医生的职责是治病救人，老师的职责是教书育人，而社工的职责就是遵循以人为本、尊重、接纳、专业化的原则，遵守社工的专业伦理，在保护老人隐私的前提下开展工作。从老年人的实际需求出发，维护老年人的利益，尊重老年人的个性与人格，不批判也不强迫他们接受其他价值观；帮助老年人适应院舍化环境，缓解其无力感，实现自我提升；帮助老年人在事关自身利益的决策中起到主导作用。

（3）服务方法的不同

社工在提供服务时，离不开个案、小组和社区工作方法。社工在开展工作时，应在利他主义价值观的指导下，运用专业知识和技巧，通过接案、预估、计划等程序，帮助案主发掘和运用自身及周围的资源，解决问题。我认为社工的专业性不仅仅体现在以上几个方面，社工在提供服务时，每一个活动细节、每一个举手投足之间的肢体动作，每一句关心问候，都在服务中起着重要的作用。这就是专业社工的不可替代性。

——邂逅社工微信公众号（2021. 6. 30）

（二）学习资源

微信公众号：社会工作教学与研究

本小节"个人检测"参考答案：

（一）填空题

1. 复杂多样性、服务体系。

2. 问题与特征、服务效果和评估指标。

3. 疾病、认知功能。

4. 全程负责。

5. 临床训练、现存与潜在问题、临床专家。

6. 治疗与照护方式、桥梁。

7. 配合程度、不确定感、教育的过程。

（二）判断题

1. 对；2. 对；3. 错；4. 对；5. 对；6. 对；7. 错。

（三）多选题

1. ABCD；2. AB。

（四）简述题

1. 根据老年人的功能状态的关联，从身体、心理、社会、灵性、经济、环境、认知等方面汇总，需要确认个案现存与潜在的健康问题，包括疾病、老年综合征、自我照顾功能、认知功能，同时确认个案及其家庭的照顾资源，包括照顾人力、情绪支持、财力支持、照顾能力等。

2. 社工、志愿者、家属、朋友、邻居等提供的无偿照护。家庭照护是主要照顾来源。服务资源包括社区资源，如社会服务组织，社会团体、宗教团体、政治团体、学生团体以及所在社区居民。

3. ①多层面评估，形成具体问题的特征与需求；②"定制化"个案照护计划；③确定所有适合案主的正式和非正式资源系统；④经过跨专业团队会议的认可后，将目标分解，并制定关键性绩效指标；⑤兼顾成本与服务效果的均衡，对计划目标做好管理；⑥说明各分项服务措施的评值。

4. 确定短中长期护理目标；针对问题特征，做出必要的整合照护措施；确定照护期限；确定照护措施的评效指标；成立照护质量管理小组；成立风险管控小组。

（五）综合题

个人问题：生病卧床，生理和心理衰退。家庭问题：与子女交流变少，感觉受到冷落和孤独。社会问题：对老年人的关注不够，大家庭解体，年轻人与父母分开住，加速老年人生理上、心理上的状况恶化。个案管理计划：评估、制订计划、制定短期目标与长期目标，兼顾成本与效果。例如，与张奶奶的儿女联系，鼓励家人之间多进行交流和陪伴；向所在社区申请志愿者对张奶奶探访、陪伴散步，减少孤独感；和张奶奶以前的朋友联系，鼓励他们来看望张奶奶，增添生活乐趣。

工作任务 5.2　个案管理计划的成效指标

➤ 熟悉 KPI 与 PI 的意义
➤ 了解个案管理计划的管理成效指标
➤ 了解照护质量与 KPI 的关联

能力标准

表 5-8　　　　　　　　　　　　　　　　能力标准对照表

能力标准	
知识	1. 关键绩效指标(KPI)与一般成效指标(PI)的概念 2. 工作目标设定的 5 个原则 3. 照护服务质量与 KPI 的 7 个关联点
技能	1. 阐述 KPI、PI 的意义 2. 介绍个案管理计划的管理成效指标 3. 阐述照护质量与 KPI 之间的关联
态度	1. 目标导向与结果导向 2. 注重绩效,高效管理 3. 卓越成长,质量意识

学习方法

1. 以小组形式学习本节案例,加深对个案管理中 KPI 与 PI 的认识。
2. 通过阅读教材和网络学习资源,掌握个案管理计划的管理成效指标。

3. 通过观看视频和访谈医养机构中的管理人员，进一步理解照护服务质量与 KPI 的关联。

教学案例

退休教师陈阿姨今年 76 岁，身体健朗，平常自己独居，不需要别人照料。有一天，陈阿姨不小心在家里跌倒，跌倒时拉倒了家具，造成压伤，被邻居发现后紧急送医。经医生诊断，陈阿姨的身体有多处挫伤，上下肢尤其受伤严重，需要住院治疗伤口并进行康复。唯一的女儿因在外地工作而无法到医院照料。陈阿姨在医院请了临时护理员，但她不习惯住医院，心里很焦虑，希望能够早日出院回家。医院的个案管理员为陈阿姨制订了出院准备计划，并转介给居家照护个案管理员，计划的整体目标是提升陈阿姨回家时的自我照护能力。居家照护个案管理员分析陈阿姨目前的状况后，拟定了阶段性的个案照护目标以及成效指标。

问题讨论

作为陈阿姨的个案管理员，你如何为陈阿姨拟定阶段性照护目标？在对陈阿姨的照护过程中需要关注哪些 KPI 与 PI？

基本知识

一、关键绩效指标(KPI)

指标是指对事物某个方面的量化测量，它可作为检测、评估及改善照护质量及其恰当性的依据，是预期达到的指数、规格或标准。关键绩效指标(以下简称 KPI)是达成"目标"的"评值"，可以作为目标实现程度的重要评价依据。KPI 是一种被事先认可的、可量化的，化目标为成效指标的行为标准。KPI 必须是"关键性的"，对计划成功与否具有重要影响，可以引导个案管理员将精力集中在对成效产生最大驱动力的行为上，并及时了解和判断计划执行过程中出现的问题，尽快采取改进措施。例如，策略性目标是为了提升病患的满意度，KPI(1)：增加多学科的专业服务人员，如养老机构内设医务室，增加医生与康复师各一名。KPI(2)：每周至少一次让老年人自主选择多样化膳食(办理自助餐形式)。

KPI 分成定性 KPI 与定量 KPI 两种不同形态。定性 KPI 属于叙述性质，例如，在提升个案功能方面，指标有自己下床或愿意下床、跌倒改善、主动参与社交活动等。定量 KPI 指的是数字化的客观指数，例如，一周内可以自己下床、一个月内压疮从 3 级变成 2 级、每月主动参与团体活动 2 次等。

二、一般成效指标(PI)

当 KPI 决定了以后，由团队成员针对一个共同的 KPI 提出个别的服务措施，实践共同遵循的 KPI(见图 5.2)。而对专业人员具体工作的基本要求，被赋予一般成效指标(Performance Indicatiors，PI)。在设计基于 KPI 的管理体系的时候，通常计划层面的绩效指标都是 KPI，而跨专业团队成员的成效指标由 PI 共同构成。

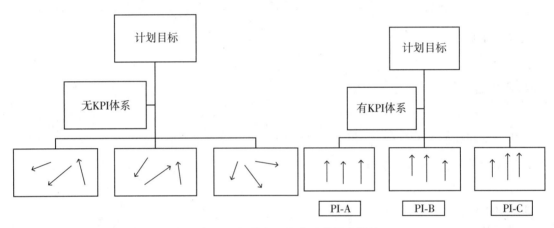

图 5-2　专业团队赋予 PI 以实践共同遵循的 KPI

三、目标与关键绩效指标的关系

目标的设定是形成个案计划的首要任务，且必须基于全面评估的结果。通过全面性评估了解了案主的问题或需求之后，个案管理员与跨专业团队通过开会讨论，并与案主沟通后，共同拟定介入的目标，目标的设定有以下几个原则：

(1)案主是目标设定的主体，要以案主需求为导引，个案管理员的角色功能之一是协助案主做具体的目标设定。

(2)个案管理员需要识别个案即刻、短期、长期及持续性的需求，继而发掘符合需求的目标，做出合乎期待的决定。

(3)考虑资源的可行性、可使用性及适当性。

（4）在资源充足的条件下，以个案认为最重要的目标为首要目标。

（5）目标必须与关键绩效指标 KPI 联结。

四、照护服务质量与 KPI

个案管理计划目标既要应对案主短期的多重复杂问题，还要在中长期目标中对标机构的宏观质量绩效指标，如减少急诊就医与非计划性住院、压疮改善、跌倒防止、疼痛减缓等服务质量的控制，以提高机构的整体服务素养。设计 KPI 是为了让操作性任务的具体执行能够达到共识，也就是说，KPI 决定了以后，由跨专业团队的成员针对一个共同的 KPI 提出个别服务措施并实践。而个案管理员实施监控的依据就是为达成 KPI 指标所执行的管理任务。反映照护服务质量的 7 个项目，其对应的关键性指标可参考表 5-9。

表 5-9　　　　　　　　　　　目标与关键性指标的关联

目标	定　义	KPI（范例）
预防压疮	预防皮肤长期受到压力导致外界病菌入侵，产生局部感染而使组织坏死，形成溃烂伤口	1. 每天用温水拭净皮肤三次； 2. 99% 老人的 Norton 压疮危险因素评估表>14； 3. 压疮率=当日有压疮的老人数/当日老人总数×100%； 4. 某级压疮率=单日有一处或多处某级压疮老人数/当日老人总数×100%。
预防跌倒	泛指预防因不安全的环境、老化或疾病与药物副作用的影响而导致跌倒的发生	1. 90% 老人的 MORSE 跌倒评估表（均值）<45； 2. 跌倒的发生率=（当月老人跌倒数+员工跌倒数量）/当月老人总人数×100%<规定上限比率； 3. 某原因造成的跌倒率=（当月某原因造成跌倒事件数）/当月入住老人跌倒数×100%。
预防非计划性转诊住院	排除不可抗力因素后，老人非预期性的住院	1. 入住 72 小时内非计划性急性转院率=当月新入住老人在 72 小时内非计划性转院人次/当月新入住老人数量×100%； 2. 非计划性急性转院率=当月非计划性转院人次/当月总老人数量×100%； 3. 某种原因的非计划性急性转诊比率=某种原因的非计划性急性转诊住院人次/当月非计划性紧急转诊住院总人次×100%。

续表

目标	定 义	KPI(范例)
改善约束	改善因限制个人的活动自由或致使身体自由度受限,包括约束带、约束背心、餐板、手套等物品使用过程中的照护品质,以维护老人的基本人权和安全	1. 身体约束事件率=当月受身体约束老人总数/当月入住总人数×100%; 2. 某原因的身体约束比率=某原因的身体约束比率总人数/当月受身体约束老人总数×100%。
院内感染控制	入住 72 小时后发生,有症状,有医嘱治疗者	1. 总感染发生密度=当月总感染人次/当月老人总数×100%; 2. 呼吸道(下呼吸道)感染发生密度=当月呼吸道感染人次/当月总入住人数×100%。
改善非计划性体重改变	非营养计划或药物使用预期效果,所造成的体重减轻或增加	非计划性减(增)重比率=当月体重减(增)少 5%以上的老人/当月入住超过 30 天(含)的老人×100%。
疼痛缓解	缓解或改善居住老人疼痛的严重度,增进生命尊严及生活质量	1. 缓解疼痛的感觉特征指标(严重程度、时间特征、位置); 2. 缓解疼痛对日常活动的影响指标(工作、睡眠、体验享受的能力); 3. 缓解疼痛对自己或他人的心理及社会影响指标。

总体而言,KPI 有助于:①根据个案的问题、特征、需求以及发展规划/目标管理计划来确定 KPI。②监测与目标有关的服务运作过程。③及时发现潜在的问题,发现需要改进的领域,并反馈给跨专业团体。④把个案的目标和团队的目标联系起来。⑤对于个案管理员而言,阶段性地对部门/个人的服务措施进行评价和控制,可引导目标正确地发展。⑥对照护质量与成本作出评估。⑦并非只追求数值,需对变化进行监测,建构反思与整改机制。

程序方法(一)

根据本节中的案例情境,个案管理员认为跨专业合作团队成员应包括康复专科医生、康复治疗师、护理师、居家护理员、家政服务员、药师、营养师。个案管理员与跨专业团队共同沟通,协商为陈阿姨制定三阶段复能计划:

第一阶段,因陈阿姨受伤处的伤口还在,因此需要生活照料,定期换药,指导上肢关节运动、日常生活正确姿势与技巧、转位技巧及注意事项,居家无障碍环境评估、改善与建议；

第二阶段，开始指导陈阿姨学习正确的坐姿及站姿，并辅以姿势矫正、坐姿及站姿平衡训练、下肢承重功能训练；

第三阶段，指导陈阿姨练习使用助行器走路。个案管理员一边连接护理师、药师、居家康复师等专业人员提供整合性服务，安排交通工具接送并陪伴陈阿姨就医，一边耐心地给予她心理支持，有效地执行照顾计划。

个案管理员经评估与现场观察后，确定陈阿姨需要解决的问题包括下肢的损伤照料、营养摄取、个人清洁与排泄、肢体活动功能障碍、预防不动症候群合并症等，此外还有非医疗的需要，如文书和家务协助、交通接送、陪同外出（看病）。针对陈阿姨"三阶段复能计划"的目标与 KPI 的关联可参考表 5-10。

表 5-10　　　　　　　　　　　　目标定义与 KPI 关联（范例）

陈阿姨"三阶段复能计划"（范例）		
阶段	目标定义	KPI
第一阶段	生活照料、定期换药、上肢关节运动、日常生活正确姿势与技巧、转位技巧及注意事项、居家无障碍环境评估、改善与建议	1. ADL 指标（BI 提升至 65） 2. 定期换药遵从性指标 3. 个案康复训练遵从性：频次、时间 4. 跌倒预防训练指标：MORSE 跌倒评估表<45 5. 居家无障碍空间改善：安全指标（扶手等）
第二阶段	正确坐姿及站姿，以及姿势矫正、坐姿及站姿平衡训练、下肢承重功能训练	1. ADL 指标（BI>80） 2. 伯格氏平衡量表（>46） 3. 营养评估 MNA-SF>12
第三阶段	练习使用助行器走路，心理支持	1. ADL 指标（BI>80） 2. 工具性日常生活活动能力量表（IADL）： （1）独立完成购物 （2）自己能够搭乘大众运输工具 （3）能做较简单的家务，如洗碗、铺床、叠被 （4）能自己负责在正确的时间用正确的药物 （5）会将已做好的饭菜加热 3. 焦虑评估 SAS<50

表 5-11 任 务 评 价

序号	任务实施成果	评判标准	是/否
1	理解关键绩效指标(KPI)	是否能举例说明三种 KPI 对应个案照护目标	
2	理解一般成效指标(PI)	是否能说明 KPI 和 PI 的关联,并能举例说明	
3	理解照护服务质量与 KPI 的关系	是否能说明照护服务质量的 7 个监测项目	

程序方法(二)

第一步:讲解 KPI 与 PI 的意义。

第二步:阐述目标与 KPI 之间的关系。

第三部:总结照护服务质量与 KPI 之间的关系。

表 5-12 个案管理计划成效指标

关键绩效指标(KPI)的概念	
一般成效指标(PI)的意义	
预防跌倒的定义及 KPI 关联点	
照护质量与 KPI 的关联点	

练习实践

一、小组实践

全班同学分成若干小组,以小组为单位讨论下列内容(见表5-13、表5-14),可向优胜者颁发个案管理计划成效指标认知模范五颗星。

表 5-13 小组练习实践表

1 组	什么是关键绩效指标(KPI)?	
2 组	关键绩效指标(KPI)具有哪几种形态?	
3 组	目标设定有哪些原则?	

续表

4 组	预防非计划性转诊住院的 KPI 有哪些?	
5 组	如何理解改变约束? 考核的 KPI 要点是什么?	

表 5-14　　　　　　　　　　　　**小组练习评分标准表**

部分	分值	练习内容	评价标准
1	20	团队合作	发言人介绍团队组成及各自承担的任务, 按时完成
2	30	海报或 PPT 制作	图文并茂、具有科学性
3	20	专业知识写作	内容正确、规范
4	30	语言表达能力	声音洪亮, 能注意到同学的反应, 表达生动, 能脱稿对话
	100		

二、个人检测

(一)填空题

1. (　　　)是指对事物某个方面的(　　　), 它可作为检测、评估及改善照护质量与恰当性的依据, 是预期达到的指数、规格或标准。

2. KPI 必须是(　　　), 对计划成功与否具有重要影响, 可以引导个案管理员将精力集中在对成效产生最大驱动力的行为上, 并及时了解和判断计划执行过程中出现的问题, 尽快采取改进措施。

3. 在设计基于 KPI 的管理体系的时候, 通常(　　　)的绩效指标都是 KPI。

4. (　　　)是形成个案计划的首要任务。

5. 在资源充足的条件下, 以(　　　)为首要目标。

6. KPI 的设计是为了让(　　　)能够达到一种共识, 也就是说 KPI 决定了以后, 由跨专业的团队成员针对一个共同的 KPI 提出个别服务的措施并实践, 而个案管理员实施监控的依据就是以达成 KPI 指标所执行的管理任务。

7. 对于个案管理员而言, 阶段性地对部门/个人的服务措施进行(　　　), 可引导正确的目标发展。

8. 疼痛缓解是指缓解改善居住老人疼痛的(　　　), 增进(　　　)及生活质量。

(二)判断题

1. 关键绩效指标(KPI)是达成"目标"的"评值",可作为目标实现程度的重要评价依据。　　　　　　　　　　　　　　　　　　　　　　　　　　　( )

2. 对专业人员具体工作职责的基本要求,通常被赋予一般成效指标(PI)。( )

3. 案主的疾病是目标设定的主体,要以疾病治愈为导引,个案管理员的角色是协助案主做具体的目标设定。　　　　　　　　　　　　　　　　　　　　　( )

4. 个案管理计划目标既要应对案主短期的多重复杂问题,还要在中长期目标中对标机构的宏观质量绩效指标。　　　　　　　　　　　　　　　　　　　　　( )

5. 预防跌倒泛指预防因不安全的环境、老化或疾病与药物副作用的影响而导致的跌倒的发生。　　　　　　　　　　　　　　　　　　　　　　　　　　　　( )

6. 改善非计划性体重改变是指非营养计划或药物使用预期效果,所造成的体重减轻或增加。　　　　　　　　　　　　　　　　　　　　　　　　　　　　　( )

7. KPI 只追求数值,不需要对变化进行监测,建构检讨机制。　　　　( )

(三)多选题

1. 关键绩效指标(KPI)是一种(　　　),转化目标为成效指标的一种行为标准。

　　A. 被事先认可　　　　B. 可量化的　　　　C. 不清晰的　　　　D. 模糊的

2. 疼痛缓解的感觉特征指标包括(　　　)

　　A. 严重程度　　　　B. 时间特征　　　　C. 疼痛原因　　　　D. 疼痛位置

　　E. 疼痛的社会影响指标

(四)简述题

1. 请说明院内感染控制的 KPI 指标。

_____

_____

_____

2. 请说明关键绩效指标 KPI 与一般成效指标 PI 的意义。

_____

_____

_____

3. 请说明预防压疮的 KPI 指标。

4. 请说明非计划性转诊住院的 KPI 指标。

（五）综合题

阅读下面的材料，说一说作为个案管理员，你应从哪些方面开展工作以预防老年人跌倒？

跌倒是老年人伤害死亡的主要原因，已成为世界各国重要的公共卫生问题。美国 65 岁以上老年人每年约有 30% 发生跌倒。周白瑜等学者的研究显示，北京市某社区中 60 岁以上的老年人，其年跌倒发生率为 18%，其中 8.7% 因跌倒致伤。老年人跌倒常造成骨折，颅脑及内脏损伤等严重伤害，其中跌倒导致髋骨骨折使 50% 的老年人无法恢复原有的独立生活和居住状态。老年人跌倒及其伤害也一直是制约我国养老机构护理安全管理的瓶颈问题之一。国家卫生健康委员会明确指出，"老年人跌倒的发生并不是一种意外，而是存在潜在的危险因素，老年人跌倒是可以预防和控制的。应提高管理人员在降低老年人跌倒预防工作中的管理技能"。对养老机构护理管理者而言，跌倒预防观念的更新及相关知识的掌握决定其进行管理的有效程度。

拓展学习

（一）知识链接

《养老机构服务质量基本规范》全文共有 112 条，除去规范性引用文件、术语和定义外，共对养老机构服务质量提出 106 条要求，主要包括基本要求、服务项目与质量要求、管理要求、服务评价与改进等内容。

一是基本要求。坚持依法营运的原则，对养老机构的服务资质做了明确要求。养老机构提供服务，应符合相关法律法规要求，依法获得相关许可；开展外包服务的，应与有资质的外包服务机构签订协议。二是服务项目与质量要求。这部分是《养老机构服务质量基本规范》的核心内容。一方面列出了养老机构的九个方面的服务项目，包括出入院服务、生活照料服务、膳食服务、清洁卫生服务、洗涤服务、医疗与护理服务、文化娱乐服务、心理/精神支持服务、安宁服务；另一方面，明确了养老机构基本服务项目的主要内容与基本质量要求。三是管理要求。提出了养老机构服务管理、人力资源管理、环境及设施设备管理、安全管理四个方面的基本要求，确保养老机构在安全、有序、有保障的环境中开展服务，为养老机构服务质量管理提供支撑。四是服务评价与改进。为促进养老机构服务质量不断提高，《养老机构服务质量基本规范》阐述了养老机构服务质量的评价方式、评价内容和持续改进要求，为养老机构提升服务质量提供指导。

——《养老机构服务质量基本规范》(2017. 12. 29)

（二）学习资源

中华人民共和国民政部：解读国家标准《养老机构服务质量基本规范》http：//xxgk. mca. gov. cn：8445/gdnps/pc/content. jsp？id＝12045&mtype。

本小节"个人检测"参考答案：

（一）填空题

1. 指标、量化检测。
2. 关键性的。
3. 计划层面。
4. 目标的设定。
5. 个案认为最重要的目标。
6. 操作性任务的具体执行。
7. 评价和控制。
8. 严重度、生命尊严。

（二）判断题

1. 对；2. 对；3. 错；4. 对；5. 对；6. 对；7. 错。

（三）多选题

1. AB；2. ABD。

（四）简述题

1. (1) 总感染发生密度 = 当月总感染人次/当月老人人数×100%；(2) 呼吸道(下呼吸道) 感染发生密度 = 当月呼吸道感染人次/当月总入住人数×100%。

2. KPI 是达成"目标"的"评值"，可以作为目标实现程度的重要评价依据。KPI 是"关键性的"，对计划成功与否具有重要影响，可以引导个案管理员将精力集中在对成效产生最大驱动力的行为上，并及时了解和判断执行过程中出现的问题，尽快采取改进措施。PI 是对专业人员具体工作的基本要求。通常计划层面的绩效指标都是 KPI，而跨专业团队成员的成效指标由 PI 共同构成。

3. (1) 每天用温水拭净皮肤三次。(2) 99% 老人的 Norton 压疮危险因素评估表 >14。(3) 压疮率 = 当日有压疮的老人数/当日老人总数×100%。(4) 某级压疮率 = 单日有一处或多处某级压疮老人数/当日老人总数×100%。

4. (1) 入住 72 小时内非计划性急性转院率 = 当月新入住老人在 72 小时内非计划性转院人次/当月新入住老人总数量/×100%；(2) 非计划性急性转院率 = 当月非计划性急性转院人次/当月总老人数量×100%；(3) 某种原因非计划性急性转诊比率 = 某种原因非计划性急性转诊住院人次/当月非计划性紧急转诊住院总人次×100%。

（五）综合题

个案管理员应建议机构根据管理要求，参照相关标准对老年人进行躯体功能评估、跌倒风险相关疾病评估、跌倒风险相关用药评估、感知觉评估、日常生活活动能力评估、认知功能评估、抑郁状态评估。评估后应将结果告知老年人及其家属。

在服务措施方面，根据老年人的评估结果，制定防跌倒护理计划，响应老年人的呼叫需求；与评估后确认有高风险跌倒的老人进行有效沟通，携同专业人员对老人居住环境的安全性进行评估，开展多种形式的健康教育，使老人认识到现存或潜在的跌倒危险因素，促使大家形成主动预防跌倒的观念和态度。一旦发现有老人跌倒，要主动报告，并组建包括个案管理员在内的多学科专业团队，定期召开会议，整改跌倒隐患。

工作任务 5.3　个案管理计划的执行策略

➤ 了解个案管理员在计划执行过程中连接资源的意义
➤ 熟悉个案管理员在计划执行过程中开展协商的要点
➤ 理解个案管理员在计划执行过程中进行倡导的内涵

能力标准

表 5-15　　　　　　　　　　　　　　能力标准对照表

能 力 标 准	
知识	1. 执行个案管理计划的策略
	2. 整合正式和非正式照护服务资源的概念及分类
	3. 协商过程中应掌握的 5 个基本要点
	4. 倡导的使用时机与方式
技能	1. 阐述计划执行过程中连接资源的意义
	2. 解释计划执行过程中开展协商的要点要求
	3. 阐述计划执行过程中进行倡导的内涵
态度	1. 敬业乐群，勇对困难
	2. 学会协作，友好相处
	3. 积极主动，坚持不懈

学习方法

1. 以小组形式学习本节中的案例，加深对个案管理计划执行策略的认识。

2. 通过阅读教材和网络学习资源，掌握个案管理员在个案管理计划执行过程中连接资源、协商及倡导的相关内容。

3. 通过观看视频和访谈医养个案管理员，学会个案管理计划执行策略的具体要求。

教学案例

陈爷爷，71 岁，居住在青岛，笃信佛教。罹患高血压、前列腺肥大，并多次因泌尿道感染住院，目前使用尿袋。去年被诊断有轻微认知障碍，咀嚼功能不佳，需要靠助行器才能行动。育有两女，都在外地，老伴刚刚去世，唯一的好友王爷爷常来帮助他。因陈爷爷存在多重复杂的照护问题，需要入住护养机构。陈爷爷的女儿的经济情况一般，担心未来无法长期护理陈爷爷，因此多年前帮父亲买了商业型护理保险。个案管理员通过了解执行计划时的整合、协商、倡导三个策略基础知识后，能为陈爷爷找到可用的正式与非正式资源。同时个案管理员要有能力妥善运用陈爷爷的女儿帮父亲购买的商业型护理保险，减轻其女儿的照护负担。

问题讨论

请问陈爷爷的非正式照护资源有哪些？国家与社会资源有哪些？

基本知识

一、执行个案管理计划的策略

执行是个案管理计划付诸实践的过程。在此过程中，个案管理员的工作就是帮助个案以及家属对接跨专业团队和服务提供商，维持连续的合作状态，维系个案及多个资源提供者之间的持续关系，并确保各种服务渠道的通畅。

在社会工作个案管理研究中，提出计划执行时的主要术语，包括直接或间接服务、整合资源、连接资源、倡导、咨询、协商、协力等。本书将个案管理员在执行计划时的策略归纳为以下三点：

（一）整合

整合是个案管理员的重要角色功能与工作。个案管理员要充分整合可协助个案解决问题的资源,这些资源来自个案潜在能力、机构内部服务能力、外部的正式与非正式的资源,而这些都是分散的,必须加以整合,才能产生最大的效益。整合资源的重要意义,即在提供多元服务的同时,考虑内部服务成本控制。

(二)协商

协商本身的意义就是平衡、妥协。当个案的期待与专业团队提供的服务不匹配时,可能会发生冲突,这时必须进入协商。个案管理员参与协商的目的是促进案主与跨专业团队的配合,此外,还要在跨专业团队的成员之间出现沟通障碍时,承担协调工作。当外部资源发生问题时,个案管理员也必须以案主代言人的角色出面进行协商。

(三)倡导

当外部环境中的某些因素给个案带来较大的挑战,或外部资源未能全力提供时,个案管理员必须客观地站在案主的立场,协助个案提出请求,或者代替个案向个人或组织提出请求,以确保其获得必要的权利、资源、服务。从社会工作的观点出发,当连接和协商无法将个案的需求和可用资源做合理安排时,倡导也可以作为协商的延伸,特别适用在直接要求及协商失败之后。

事实上,个案管理员与社会工作者在某些角色上是一致的,尤其是在倡导方面,必须以满足个案的需求为核心,而不是当资源无法连接或协商失败时,就直接进入结案阶段。

二、整合正式和非正式的照护服务资源

个案管理员在执行计划过程中必须掌握如何整合家庭、社会、国家的照护资源,并界定正式和非正式照护两个体系之间的关系(见图5-3)。

(一)非正式照护资源

非正式照护资源可分为以下几类:

(1)亲情资源:包括家庭成员、亲戚、朋友、邻居等人所提供的无偿照护,如维持日常生活、协助辅助性日常活动、提供情感支持、协助老人做决定等。家庭照护是主要照顾来源,影响因素包括照护人力、照护知识、和谐关系、健康状态、居住环境以及经济支持等。

(2)参与社会服务的人员:包括专家、学者、社工、志愿服务人员等;

(3)社会服务组织,包括宗教团体、社会团体、政治团体、学生团体等;

（4）所在小区居民：服务过程如能得到小区居民的参与、支持、合作，可更加充分地发挥服务功能。

（二）正式照护资源

正式照护资源可分为以下几类：

1. 社会资源

（1）居家照护资源：由家中主要照护者聘请看护、社工、护理人员或其他专业人员，到家中协助照顾老人。

（2）社区照护资源：非营利组织或社会企业等成立的日间照料中心，或称为社区综合为老服务中心，提供半日制或全日制的老人照护服务。

（3）照护机构资源：提供24小时的照护，包括嵌入式微型照护、赡养、护养、临终关怀、认知症照护等专业服务的照护机构。

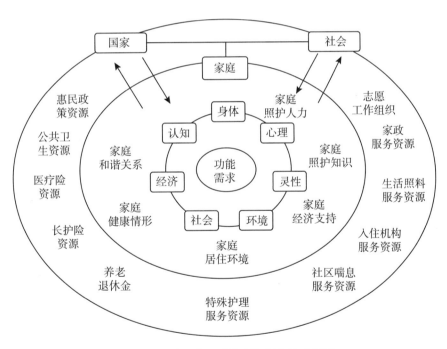

图 5-3 正式和非正式的照护服务体系资源

2. 国家与社会资源

（1）公共卫生资源：慢病筛查、健康管理、疫苗注射等国家基本公共卫生服务。

（2）医疗保险资源：看病、拿药、住院(急性、康复、护理)等。

(3)长期护理保险支付：生活照料、支持性康复、特殊护理等。

(4)惠民资源：提供餐食、家政服务、辅具购买或租赁、适老化改造等。

(5)社会保障：养老退休金等。

(6)商业保险：健康险等。

三、协商过程中应掌握的 5 个基本要点

个案管理员为使协商顺利进行，要清楚资源的限制与个案的需求可能同时存在。个案管理员基本的工作任务是建立足够的信任感，使个案和服务提供者可以顺利地合作。因此，高效的协商技巧有助于个案管理员在处理个案和服务提供者意见不一致的情形时，找出有效的解决方式。协商过程中应掌握以下五个基本要点：

(一)做好协商前的准备

准备工作的内容主要有：明确协商的重点问题；采取的协商方式，如选择个别协商还是集中协商，采取会议形式还是书面形式，先听取案主的意见还是先抛出服务团队的方案意见；协商中存在意见分歧时的处理措施。

(二)明确协商的目的

在协商中，对于案主摆出的困难、提出的意见，要认真听取。确属需要团队解决的问题，要及时承诺并给予解决；对于案主不正确或不合理的要求，要耐心地说服、引导。这样，协商才能取得使案主与服务团队都满意的结果。

(三)讲究协商技巧

创造良好的协商氛围，使协商气氛保持轻松、和谐、融洽。注意摸清问题的症结，明确意见分歧的焦点，抓住要害加以解决；还应主动听取案主的意见，使案主感到协商的结果反映了自己的意愿。此外，正面引导和鼓励案主进入协商的流程，不要轻易推翻案主的意见，更不要全盘否定。

(四)求同存异

案主和服务提供商即使有不同意见，通常也可以找出双方的一些共同点。个案管理员的首要任务是协助双方能互相合作而非分道扬镳，其次是协助双方找到一些保有各自需求

的替代方案。

（五）创造双赢替代方案

当双方的问题澄清之后，应共同协商以寻找双赢的解决方案，而不必要求互相妥协，甚至委曲求全。

四、倡导的使用时机与方式

在执行计划时，倡导是指个案管理员站在案主的立场提出请求时所使用的策略。通常只有当资源连接和沟通协商都无法合理解决个案的需求时，个案管理员会提出使用倡导策略。倡导可以是协商的延伸，也可能是面临利益冲突的开始。而个案管理员可扮演倡导者的角色，协助案主发声表达。

基本上，使用倡导是为了创造双赢的局面，提出倡导的时机是很关键的，如果一开始就采用了高冲突性的方法，可能会损害个案的权利与组织的名声，因此应考虑渐进式方法：

(1)当内外部组织无法提供法定服务时，应态度坚定的要求，而非谦卑地请求。

(2)使用最低程度的冲突，运用政策和规范，获取期待的结果——低度冲突。

(3)避免倡导的强度扩大，而造成组织内部的能量耗损——低度冲突。

(4)使用肯定的要求，诉请较高层的权利——中度冲突。

(5)使用正常申诉程序渠道，获取期待的反馈——中度冲突。

(6)使用外部权利，诉诸权责的主管机关——高度冲突。

程序方法(一)

个案管理员从陈爷爷的健康档案中了解到他有轻微的认知症，可能需要专业照护，但护理成本费将相对提高。陈爷爷的女儿的经济状况一般，但多年前帮父亲买了商业型护理保险。个案管理员参照正式和非正式的照护服务体系资源与执行计划的三大策略，判断可以协助陈爷爷的照护方案的资源包括：

1. 非正式照护资源

(1)陈爷爷的好友王爷爷可以来院提供精神慰藉。

(2)陈爷爷笃信佛教，过去常参加宗教礼佛，与几个佛教组织有联系。

2. 国家与社会资源

(1)陈爷爷有医疗保险资源,能解决看病、配药、住院(急性、康复、护理)等问题。

(2)陈爷爷所住的青岛,为长期护理保险试点城市,其生活照料、支持性康复、特殊护理等可以得到政府补贴。

(3)陈爷爷有商业型护理保险,对判定认知障碍有给付。个案管理员了解了这些资源后,与家属协商,并协助陈爷爷向商业健康护理保险经办单位争取了合理的给付额度,减轻家属照护的经济压力。

(4)个案管理员发现机构中的照护团队因陈爷爷获得较多的外部资源而对本来应该提供给陈爷爷的资源有所保留。个案管理员客观地站在陈爷爷的立场,协助陈爷爷提出请求,以确保其获得必要的权利、资源、服务。个案管理员在与机构负责人协商期间,创造良好的协商氛围,摸清了问题的症结,共同协商,寻找双赢的解决方案(见表5-16)。

表5-16　　　　　　个案管理计划执行策略认知任务评价表

序号	任务实施成果	评判标准	是/否
1	在执行计划的过程中熟悉正式资源的范围	是否能说明案例中个案的社会正式照护资源的范围	
2	在执行计划的过程中熟悉非正式资源的范围	是否能说明四类正式照护资源,并能说明案例中个案的非正式照护服务资源	
3	在执行计划的过程中灵活运用协商的要点	是否能阐述个案管理员在协商过程中应掌握的要点	
4	理解执行计划的过程中倡导的渐进方式	是否能分别阐述低、中、高冲突的倡导策略	

程序方法(二)

第一步:学习正式和非正式的照护服务资源的概念及分类。

第二步:列出正式照护资源的名称、类别及内容。

第三步:熟悉个案管理员使用倡导的时机方式,并对照案例进行分析(见表5-17)。

表 5-17　　　　　　　　　　　　　个案管理计划执行策略

个案管理员执行计划的 3 点策略	
整合正式和非正式的照护服务资源	非正式照护资源
	正式照护资源
协商过程中应掌握的 5 个基本要点	
使用倡导时机与方式	

一、小组实践

全班同学分成若干小组，以小组为单位讨论下列内容（见表 5-18、表 5-19），可向优胜者颁发跨专业团队组织模范五颗星。

表 5-18　　　　　　　　　　　　　　小组练习实践表

1 组	个案管理研究中计划执行时的专业术语	
2 组	个案管理员在计划执行过程中连接资源的意义	
3 组	个案管理员与社会工作者的角色定位	
4 组	非正式照护资源概念及影响因素有哪些	
5 组	请讲解正式和非正式的照护服务体系资源图	

表 5-19　　　　　　　　　　　　　　小组练习评分标准表

部分	分值	练习内容	评 价 标 准
1	20	团队合作	发言人介绍团队组成及各自承担的任务，按时完成
2	30	海报、PPT 制作、微视频	图文并茂、具有科学性；视频流程完整、内容正确
3	20	专业知识写作	内容正确、规范、条理清晰、有逻辑性
4	30	语言表达能力	声音洪亮，能注意到同学的反应，表达生动，完整
	100		

二、个人检测

(一)填空题

1.(　　　)是个案管理计划付诸实践的过程。在此过程中，个案管理员的工作就是帮助个案以及家属对接(　　　)和服务提供商，维持连接的合作状态，维系个案及多个资源提供者的持续关系，并确保各种服务渠道的(　　　)。

2.(　　　)与社会工作者在某些角色上是一致的，尤其是在(　　　)方面，必须是以满足个案的需求为核心，而不是当资源无法连接或协商失败时，就直接进入结案阶段。

3.(　　　)包括家庭成员、亲戚、朋友、邻居所提供的(　　　)，如维持日常生活、协助辅助性日常活动、提供情感支持、协助老人做决定等。

4. 社区照护资源是指(　　　)组织或社会企业等成立的(　　　)，或称为综合为老服务中心，提供(　　　)或全日制的老人照护服务。

5. 个案管理员基本的工作任务即是建立足够的(　　　)，使个案和服务提供者可以顺利地合作。

6. 在协商的过程中，要创造(　　　　)，使协商气氛保持轻松、和谐、融洽。注意(　　　　)，明确意见分歧的(　　　)，抓住要害加以解决。

7. 在计划执行时，(　　　)是指个案管理员站在案主的立场提出请求时所使用的策略。

8. 基本上，使用倡导是为了创造出双赢的局面，提出倡导的(　　　)是很关键的。

(二)判断题

1. 使用外部权利，诉诸权责的主管机关属于低度冲突。(　　　)

2. 使用最低程度的冲突，运用政策和规范，获取期待的结果属于高度冲突。(　　　)

3. 案主和服务提供商经常有不同意见，因此也无法找到双方的共同点。(　　　)

4. 案主和服务供应商的问题澄清之后，可共同协商寻找双赢的解决方案，同时也必须要求互相妥协。(　　　)

5. 个案管理员为使协商顺利进行，要清楚资源的限制与个案需求可能同时存在。(　　　)

6. 个案管理员在执行计划过程中必须掌握如何整合家庭、社会、国家的照护资源。(　　　)

7. 个案管理员参与协商的目的是促进案主与跨专业团队两者之间良好地配合。(　　　)

（三）多选题

1. 社会工作个案管理研究中，下列哪些是提出计划执行时的主要术语（　　）

　　A. 直接或间接服务　　　B. 整合资源　　　　C. 倡导

　　D. 协商　　　　　　　　E. 交流

2. 以下属于社会服务组织的团体是（　　）

　　A. 宗教团体　　　　　　B. 社会团体　　　　C. 大型三甲医院

　　D. 政治团体　　　　　　E. 学生团体

（四）简述题

1. 影响家庭照护的主要因素有哪些？

_____

_____

_____

2. 协商过程中应掌握的基本要点有哪些？

_____

_____

3. 请说明倡导的使用时机以及渐近式方法有哪些？

_____

_____

_____

_____

4. 在本案例中，案主曾投保过商业保险，如果保险公司未履行合约规定，请问个案管理员如何为案主协商和倡导？

_____

_____

_____

（五）综合题

假设你是本机构聘请的个案管理员，该如何帮助陈奶奶克服消极悲观情绪？

陈奶奶，83岁，住在某市的一家养老院。今年7月，陈奶奶在自己家中滑倒，导致右腿骨折，虽然在医院治疗过一段时间，但是没有痊愈，3个月后陈奶奶又一次滑倒，虽然没有受很严重的伤，但是她因此消极悲观。3年前陈奶奶出现中风。其子女比较孝顺，常常在周末来养老院看望老人。

拓展学习

(一)知识链接

社会工作者的角色素养

社会工作者是社会工作的灵魂，专业知识是其内在品性，专业能力是其外观特性，专业角色是其在实务中的功能展示。

社会工作者不但需要专业知识和专业能力，更需要在实践中展示角色。对于社会工作者的实务角色，有很多不同的观点，智者见智，仁者见仁。

有专家提出，角色体现有如下原则：其一，社会工作者应该体现"多元角色"，因为其服务对象的问题和需要众多，所处场景千差万别，原因机制和对策模式各不相同。其二，社会工作者应该体现"液体角色"，在不同方法、不同模型和不同阶段中，根据工作计划和专业关系的要求，需要社会工作者承担什么角色就应该体现什么角色。其三，社会工作者应该成为"角色统筹者"，激发各类参与者的潜能，合理安排不同人员尤其是非专业人士承担相应的角色。其四，社会工作者应该成为"角色补充者"，把握服务的实际需要，承担活动必需但他人无法胜任的角色，促进服务整体功能的完整性。其五，社会工作者承担角色的能力不同，但根据当时当地的实际需要体现最恰当的角色，应该是判断社会工作者专业素养高低的重要指标。而社会工作者的实务角色的体现又依赖于其知识素养和能力素养。社会工作的质量和效果如何，很大程度上取决于社会工作者对知识、能力和角色的融会能力。

(二)学习资源

中国社会工作联合会官方网站 http：//www.swchina.org/

本小节"个人检测"参考答案：

(一)填空题

1. 执行、跨专业团队、通畅。

2. 个案管理员、倡导。

3. 亲情资源、无偿照护。

4. 非营利、日间照料中心、半日制。

5. 信任感。

6. 良好的协商氛围、摸清问题的症结、焦点。

7. 倡导。

8. 时机。

（二）判断题

1. 错；2. 错；3. 错；4. 错；5. 对；6. 对；7. 对。

（三）多选题

1. ABCD；2. ABDE。

（四）简述题

1. 亲情资源包括家庭成员、亲戚、朋友、邻居所提供的无偿照护，如维持日常生活、协助辅助性日常活动、提供情感支持、协助老人做决定等。家庭照护是主要照顾来源，影响因素包括照护人力、照护知识、和谐关系、健康状态、居住环境以及经济支持等。

2. (1)做好协商前的准备；(2)明确协商的目的；(3)讲解协商技巧；(4)求同存异；(5)创造双赢替代方案。

3. (1)当内外部组织无法提供法定服务时，应态度坚定地要求，而非谦卑地请求。(2)使用最低程度的冲突，运用政策和规范，获取期待的结果；(3)避免倡导的强度扩大，而造成组织内部的能量耗损；(4)使用肯定的要求，诉请较高层的权力；(5)使用正常申诉程序渠道，获取期待的反馈；(6)使用外部权利，诉诸权责的主管机关。

4. (1)详细了解案主购买的商业型保险的名称，投保的内容、时间，给付的条件。(2)与保险经办单位联系，咨询案主的保险给付的要求及需要提交的相关材料；(3)帮助案主办理相关手续，向案主做好解释工作，同时积极配合保险公司做好给付的接收工作。

（五）综合题

个案管理员需要与案主建立关系并取得案主的信任，寻找案主的正式资源和非正式资源。在与陈奶奶的子女及家人商量后，调整其消极悲观情绪的具体方法有：一是整合，包括陈奶奶的潜在能力、养老院内部服务人员及服务能力，外部正式资源如心理咨询师、医师，以及非正式资源，包括陈奶奶的好朋友、亲戚、子女等。二是协商，分析导致案主的情绪问题的根本症结为骨折，查找引起骨折的原因，外部原因如环境、光线、助行器等，内部原因如中风、骨质疏松、视力下降等。三是倡导，如与养老机构协商改变外部环境，增加灯光，提供助行器，加强看护，同时与陈奶奶的子女协商，到专业机构做进一步检查，引导陈奶奶与子女加强电话沟通、学会通过视频联系等。

工作领域 6 个案沟通与服务协调

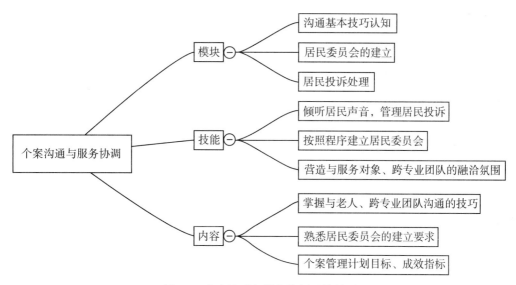

图 6-1　个案沟通与服务协调思维导图

    本章内容包括与老年人沟通与协调的技巧、跨专业团队的沟通、入住型机构居民委员会的设置、居民建言献策管理与满意度调查工具的认知。初级职业技能的核心是掌握与个案以及跨专业团队沟通与协调技巧的基本知识，能理解个案管理中客户的声音与反馈的方式，以及协助入住型机构老年人建立沟通渠道，并能在常见的老年服务情景中实现对信息的提取、转介和资源连接。

工作任务 6.1　基本沟通技巧

学习目标

- ➤ 了解老化对沟通的影响
- ➤ 营造与服务对象融洽相处的氛围
- ➤ 掌握与老年人沟通的技巧
- ➤ 掌握与跨专业团队的沟通技巧
- ➤ 营造与跨专业团队之间的融洽氛围

能力标准

表 6-1　　　　　　　　　　　　　　能力标准对照表

能力标准	
知识	1. 与老年人沟通时的常见问题及良性技巧 2. 与老年人访谈时的主要工作内容和技巧 3. 跨专业团队的沟通策略与技巧
技能	1. 掌握与老年人沟通的技巧 2. 掌握与跨专业团队沟通的技巧 3. 营造与服务对象沟通时的融洽氛围
态度	1. 尊重老年人因机体老化对沟通产生的影响 2. 认同跨专业团队合作，积极沟通，相互信任 3. 对人温暖友善，真诚关心对方

学习方法

1. 以小组形式学习本节中的案例，加深对个案沟通与服务协调的认识。

2. 通过阅读教材和网络学习资源，掌握与老年人、与跨专业团队沟通的技巧。

3. 通过观看视频和照护机构调研，个案管理员必须通过有效的沟通技巧与老年人、与跨专业团队之间建立良好的关系，这直接决定计划执行的效果。

教学案例

陈奶奶，82 岁，因为儿女出国定居无法照顾她，入住了高档老年公寓。陈奶奶过去是高级知识分子，儿女也事业有成，因此优越感非常强，对工作人员的服务态度与工作纪律常常提出意见，无法与其他老年人建立良性互动关系。同时，她对健康管理有自己的一套主观认知，不太遵从医生与管家的建议。最近，陈奶奶常怀疑自己的东西被人拿走，而且未经求证就前往领导办公室投诉，领导要求个案管理员与陈奶奶沟通，解决问题。

问题讨论

作为个案管理员，你发现陈奶奶目前存在什么问题？如何营造融洽的气氛，与陈奶奶进行有效沟通？沟通之后，如何提出具体的解决方案？

基本知识

老年人在经历生理老化与病理老化的同时，还经历着家庭与社会的角色转换，导致一些老年人的性格发生巨大变化，面对生活中出现的多重复杂的照护需求和问题时，显得异常焦虑，并且难以沟通或交流。因此，个案管理员在接案和计划执行过程中，难免遇到老年人对照护服务产生疑问的情况，此时必须通过有效的沟通技巧来建立良好的关系。除了与案主的沟通之外，个案管理员与跨专业团队之间的沟通协调也十分重要，直接关系到计划执行的成效。

随着社会经济水平的提高，老年人对生活品质的要求也越来越高，一些老年人会选择入住可以提供多元服务的养老机构或老年社区，如持续照料退休社区（CCRC），作为一种养老方式。这些老年人虽然是自主决定入住机构，但是毕竟离开自己多年熟悉的生活环境、改变已经形成的生活习惯，要重新选择和适应新环境，难免会产生心理压力。陌生的环境和面孔、未知的服务内容，都会引起的老年人的焦虑，需要建立系统性、制度化的沟通渠道，如在老年社区内成立"居民委员会"，代表老人的意愿，反映老人的意见。通过"共治共享"的方式，听取老年人建言献策、了解老年人满意度与反馈，体现以人为本的服务理念。在此过程中，需要个案管理员以及相关工作人员做好全面的沟通或协调工作。

一、有意义的连接和关系的建立

（一）有意义的连接

当初次遇到陌生人时，人们往往都会感到有些紧张，尤其是生性内向的人，更会表现出尴尬、焦虑和不确定的状态。与陌生人建立有意义的连接是有一个过程的，可分为不熟悉、熟悉、亲密到有意义的连接几个阶段。要建立"有意义的连接"，应该将重点放在我们能够为对方提供什么，而不是考虑对方能够为我们做些什么。

建立"有意义的连接"的基本原则是：

1. 记得对方的名字

要让原本陌生的人，与我们建立熟悉的连接，首先要对他人称呼得当。

2. 不要只顾着讨论自己

应该将说话的机会交给对方，然后用问题引导对方多谈论自己。我们会发现，只有当对方很愿意和我们分享他的想法时，才能建立亲密的连接。

3. 注重"知识分享、提供支持"

当我们对一个人认识得更深入后，我们就可以决定是否要将他变成与我们有意义的连接。要建立有意义的连接，我们需要真诚地关心对方。

（二）有意义的关系

从有意义的连接，建立起有意义的关系就涉及沟通的技巧。首先，寻找共同点是建立有意义的关系的第一步。无论是交流血型、出生的月份、工作经历、过去就读的学校、任职单位、兴趣爱好，还是共同的朋友等，首要目标是从共同点出发来开启对话，以便顺利深入讨论。个案管理员在了解老年个案的基本信息后，应整理初次见面时可以开展对话的共同点，例如："您的眼镜真漂亮，款式和我奶奶戴的一样！""李奶奶，真巧，我俩的生日恰巧是同一天！""陈奶奶，真巧，您在看这部电视剧呀？我也很喜欢！"

其次，找出对方想听的话题，表达所关注的重点是对方而不是自己。例如，"李奶奶，您正在读哪些好书?"(假设李奶奶是一位作家)"陈奶奶,您儿子在哪家企业担任高管?"(假设李奶奶对儿女的成就感到骄傲)"王奶奶,您孙女真好看呀,是不是长得很像您年轻的时候?"(假设陈奶奶非常疼爱儿孙),"王爷爷,您这件作品看起来工艺技巧很高超,是不是用了很长时间才能完成?"(假设王爷爷是一位杰出的工匠)。个案管理员去家访讨论入住机构接案时,应该重视的是如何解决照护需求的问题,不是一味地介绍机构如何好、服务如何优质等。有时候,老年人入住机构是不得已而为之,谁不希望在自己熟悉的环境中生活?因此,当下要避免可能触痛老年人心灵的问题。

最后,掌握正确的提问方式,与老年人展开沟通对话。一般来说,提问方式可以分成三类:

1. 封闭式提问

封闭式提问指运用封闭性问题来提问,是让老年人回答"是"或"不是","可以"或"不可以"等简单的问题。但是,如果向初次见面的人抛出一个封闭性问题,谈话可能戛然而止,气氛可能会陷入尴尬。例如,"李奶奶,您觉得这次住院的医院服务好吗?"(回答"好"或者"不好"),"李奶奶,你现在的心情是不是很难过?"(回答"是"或者"不是")

封闭性问题比较适合有认知障碍的老年人,使用简单、直接的语言,避免复杂或过多修饰性的语言。

2. 开放式提问

开放式提问的内容极其宽泛,允许回答者有相对自由的空间来决定提供多少信息量以及如何回答问题。开放式的问题往往也会引出开放的答案,但由于回答者回答问题时不受限制,也会由于问题太过宽泛和抽象,而导致对方难以确定应该分享多少信息。例如,"陈奶奶,对于这次住院医院提供的各项服务,您有什么看法?""王爷爷,能不能告诉我,您为什么不喜欢参加活动?"

开放式提问通常使用"为什么""如何""能不能""有什么""愿不愿意"等词进行发问,让回答者就有关问题给予详细的说明。

3. 半开放式提问

半开放式问题是在开放式提问的基础上,加入一些具体的限定。例如,"李奶奶,您觉得目前遭遇最大的困难是什么?""陈爷爷,您觉得这个月的中餐伙食是不是有所改善了?"

二、沟通的分类

"沟通"是指个人或组织通过语言或非语言的方式,运用不同传播媒介如语言、文字、图像、信号、肢体动作等，将意见、态度、观念、感情、知识等信息，传递给另一方或相互交换信息的过程。人际沟通是人与人之间相互交往、相互影响的过程。有学者对"沟通"一词整理了126种不同的定义，因为不同研究领域有不同的说法，因此对于沟通的解释也是见仁见智的。总的来说，"沟通"可分为以下几种类型。

（一）语言沟通与非语言沟通

语言沟通是通过语言方式来表达说话者的意念，但会随着非语言的面部表情、身体接触或语调、语速等方面的不同而呈现不同的表达效果。肢体语言包含不同的脸部表情、肢体及手部动作以及身体接触等，会使接收信息者产生不同的想法。在沟通过程中，语言其实只占7%的比重，而语气、语调占38%，肢体语言占55%。所以，语言沟通就是用语言、文字、数字等有形的事物进行信息传递，而非语言沟通就是用表情、动作、语气、语调等无形的事物进行沟通。常用非语言沟通系统进行沟通，可以提高沟通效率，改善关系，促进情感。

最早的口语沟通模型是在1948年由学者 Harold Lasswell 提出的，主要包括5个元素：①谁来沟通？（Who）②要说什么？（Say what）③通过何种渠道？（In which channel）④沟通的对象是谁？（To whom）⑤效果如何？（With what effect）（见图6-2）。

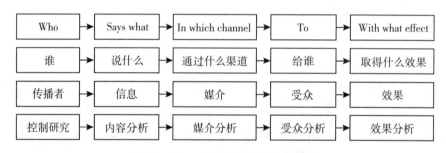

图 6-2　Lasswell 提出的 5W 传播模式

语言沟通的主要目的在于了解说话者行为的动机，交谈双方如何得到信息，如何交换意见进而理解信息、处理信息并给予回馈，最后达到沟通的有效性。沟通者双方使用共同的语言、符号、声音、想法及情感交流等系统的沟通方法，内涵包括认知心理学层面和社会心理学层面。口语沟通以说话、交谈或会话的形式存在，心理学家认为口语沟通行为是人类心智以信息处理的方式在运作，说话者、交谈者或会话者在彼此的互动过程中都知道自己沟通的意图与目的，所以必须遵循一套规则，让口语沟通进行得更为顺利。因此，许多有效的人际沟通策略也转变成为说话行为及技巧训练的模板。

（二）书面沟通

书面沟通基本都属于单向沟通，比口语沟通更加困难，容易产生沟通障碍。书面沟通属于正式的重要的沟通方式，优点是比较清晰具体，不易因传送者的不同而产生差异，但传递的信息可能较为复杂。在一些特定的情境或者需求下，我们必须要使用书面沟通方式，如因老年人的病情发生变化，而必须要告知其本人或家属的信息，即知情同意书。

（三）正式沟通和非正式沟通

正式沟通是指在组织系统内，依据一定的组织原则所进行的信息传递与交流，如组织与组织之间的公函来往，组织内部的文件传达、召开会议，上下级之间定期的请示批复等。正式沟通的优点是沟通效果好，比较严肃，约束力强，易于保密，可以使信息沟通保持权威性。重要的信息和文件的传达、组织的决策等，一般都采取这种方式。其缺点是由于依靠组织系统层层的传递，所以较刻板，沟通速度慢。

非正式沟通是指正式沟通渠道以外的信息交流和传递，它不受组织监督，自由选择沟通渠道，如团体成员私下交换看法，朋友聚会，传播谣言和小道消息等都属于非正式沟通。非正式沟通是正式沟通的有机补充。非正式沟通往往能更灵活迅速地适应事态变化，省略许多烦琐的程序，并且常常能提供大量的、通过正式沟通渠道难以获得的信息，真实地反映人们的思想、态度和动机。因此，这种信息往往能够对管理决策起重要作用。非正式沟通的优点是不拘泥于形式，直接明了，速度快，容易及时了解到正式沟通难以提供的"内幕新闻"。非正式沟通能够发挥作用的基础是团体中良好的人际关系。其缺点表现为，非正式沟通难以控制，传递的信息不确切，易于失真、曲解，而且，它可能导致小集团、小圈子，影响人心稳定和团体的凝聚力。

（四）与老年人沟通时常见的问题

与老年人进行沟通时往往会出现一些问题或障碍，可归纳为以下六点：

1. 老年人通常比较固执，有时候容易极端化

老年因为有丰富的社会生活和家庭生活经验，所以不太容易听取别人的意见，容易按照自己的想法做事。例如，原本习惯对人发号施令的老人，成为被照顾者后，仍适应不了角色转换，不太喜欢听别人的意见。

2. 老年人的不良情绪与心理状态

老年人因疾病或功能丧失导致自尊受损，产生抑郁情绪或心理状态，进而发生拒绝沟通的状况。

3. 老年人因衰老而非常敏感

老年人感觉到自己的衰老，就会关注别人怎么看待自己的衰老，也会对其他人对自己的评价或对待自己的方式比较敏感，情绪也容易随之波动，常常发生拒绝沟通的现象。

4. 老年人不容易接受新事物

科技的进步有时候对老年人来说是一种压力，如网上购物、手机支付、扫码点餐、刷脸识别等。由于部分老年人不太熟悉智能手机的操作，所以会产生不耐烦和厌恶感，常常因不良体验而导致负面情绪产生。

5. 失落感所带来的不安和烦躁

随着年龄增长，许多熟悉的人和事物相继离去，沮丧的体验会变多，如伴侣或朋友离世带来的失落感，让老年人的情绪容易产生波动，很可能因此而变得更加抑郁，不爱说话。

6. 老年人感知觉器官的退化

由于老年人生理功能退化，如有重听、视力不良等，常会由于信息解读的错误而引起沟通不良。

(五) 与老年人良性沟通的技巧

与老年人进行良性沟通，宜遵循以下原则：

(1) 多倾听：老年人多喜欢表达，所以最重要的是让他们畅所欲言，给他们时间，让他们慢慢讲，听他们说。

(2) 亲切的态度：要和蔼可亲，平易近人，脸上常带微笑，让老年人感受到温暖与亲切。

(3) 适当的位置：不要让老年人抬起头或远距离跟你说话，那样他们会感觉你是高高在上、难以亲近的，应该近距离弯下腰去与老年人交谈，他们才会觉得与你是平等的，觉得你重视他(保持45度仰角、距离90厘米之内)。

(4) 多留意自己的脸部表情：发自内心的、诚恳的表情最重要，而非应付了事。

(5) 用心交流：眼睛要注视对方，视线不要游移不定，这会让老年人觉得你不关注他，同性间交谈时也可以拉着对方的手。

(6) 为对方而听：不是为了回答对方的话而听，而是为了了解他们而听，试着了解他们说话的动机。

(7) 给予充足的时间反应：老年人身体机能退化，不能走路或行动、说话缓慢是常见的事，有时候给对方更多反应的时间，直到对方全无反应时再补充也无妨。说话的速度要相对慢一些，语调要适中，有些老年人的听力下降，则须大声说话，同时还要注意对方的表情和反应，判断对方的需要。

(8)避免争执：争执是大家最常犯的、杀伤力最大的错误。有时候，争执并非双方无法沟通，而是由于坚持己见导致的。先退一步，以同理心去了解对方的感觉，再慢慢地沟通会较为恰当。

(9)真诚的赞赏：每个人都渴望自己被肯定，有些老年人就像小朋友一样，喜欢被表扬、夸奖，所以，你要真诚、慷慨地多赞美他，他就会高兴，谈话的气氛就会活跃很多。

(10)不妄下断语：多倾听、多理解对方，再去响应其感受，不要急着批评对方或其生活事件。站在对方的角度，越中肯越好。

(11)话题选择：要选择老年人喜爱的话题，如家乡、亲人、年轻时的事、电视节目等，避免提及老年人不喜欢的话题，也可以先多谈一谈自己，取得老年人的信任后，再展开别的话题。

(12)不要介意与其接触：聊天时，多握住老年人的手，让他有安全感，这是一种鼓励，会让他更加想与你互动；还有点点头、轻拍肩膀等，都是良性的鼓励与接触。

(13)有耐心：老年人一般都比较唠叨，一件事可以说很久或反复表达，不要表现出任何不耐烦，要耐心地去倾听。

(14)善用物品帮助表达：这不只是帮助我们表达，也可让老年人试着这样做。对于听力有障碍或手不方便移动的老人，往往更加有效。例如，试着让他指东西，或我们指着某事物询问他："是指这个吗?"再点头响应，都是不错的方式。

(15)善于应变：遇到谈话进行不顺畅或老年人情绪有变化时，尽量不要急于劝说，先用手轻拍对方的手或肩膀表示安慰，稳定其情绪，然后尽快转移话题。

三、访谈时的主要工作内容

个案管理员在访谈沟通前的准备工作将直接关系到任务的成败，因此，要针对老年人的心理和生理以及其他复杂问题进行综合分析，花时间做好前期准备工作。一般来说，主要应围绕资料整理、心理建设、周全预备、拟定提纲四个方面进行准备(见表6-2)。

表 6-2　　　　　　　　　　　访谈沟通时的基本工作内容

项目	内　　容
资料整理	1. 要认真了解老年案主的基本信息和档案资料。 2. 要掌握老年人身心衰弱的症状或表现，必要时还需向专家咨询。 3. 可以向老年案主身边熟悉的人收集资料或信息。 4. 要理解老年人身心问题的关键点。

续表

项目	内　　容
心理建设	1. 与老年人相处时，难免会因沟通不畅导致误会和不必要的冲突。 2. 要运用沟通技巧表现出关心与尊重的态度。
周全预备	1. 精心设计安排面谈场所，为面谈顺利进行创造条件。 2. 在约见老年案主前准备好一些辅助工具，如老花镜、助听器、纸、笔等。 3. 初次见面时的穿着应符合老年人的审美，不要过于随意。
拟定提纲	为了明确面谈目的，个案管理员应在面谈前草拟一份面谈提纲，一般包括以下内容： 1. 介绍自己与自己所在的机构。 2. 了解老年案主的困难。 3. 确定老年案主的期待。 4. 简要说明本次会谈的目的和内容。 5. 说明个案管理员的角色和义务。 6. 探讨下次面谈的时间、地点和内容。

个案管理员与老年案主及家属初次面谈时的工作重点包括：

(一)自我介绍

一般从自我介绍开始，包括介绍自己及工作部门、个案管理员的工作内容等。在进入正题前，可以稍做寒暄(参考前文中"有意义的关系"相关内容)，有助于营造良好的谈话气氛，缓和老年案主的紧张情绪，使个案管理员更容易接近老年人。

(二)界定案主的问题

要了解案主是出于哪些原因才来寻求帮助的。在界定案主问题时，个案管理员对个案表达同理心的能力是很重要的。通过表达同理心，能够营造鼓励案主主动诉说的氛围。

(三)明确期望和义务

面谈沟通时的一个重要任务是明确个案管理员与个案对各自的期望，并通过协商减少差异，达成共识。

(四)激励并促进案主进入角色

初次面谈是个案管理员与案主建立专业关系的开始。个案管理员要帮助及引导个案逐渐接受自己案主的角色，以便双方能够相互配合，顺利开展工作。

（五）达成初步协议

个案管理员与案主彼此已经有了基本的了解，就可以达成初步协议，内容包括可以提供的服务、对案主的复杂问题的初步界定、相互的角色期望及暂定的工作时间长度等。

四、访谈的技巧

访谈是通过人与人之间的交流进而搜集信息和数据的一种方法，在访谈的过程中，不能仅仅依靠追问技巧或时而更换问题来探索受访者的内心需求，更要通过氛围的营造来帮助受访者表达那些不容易说出口的想法。访谈有五个重要的技巧（见图6-3）。

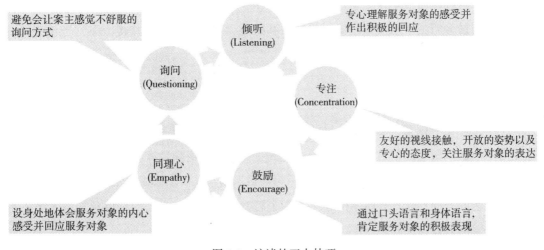

图 6-3　访谈的五大技巧

（一）同理心

同理心是指设身处地了解老年人的体验或处境，特别是情感方面的体验，并能够在沟通时真切地理解老年人的感受。同理心并非同情心（Sympathy），因此，个案管理员要知道如何用自己的"心"去了解及感受对方的"心"。

（二）倾听

倾听是一种获取老年人的信息的有效方式，有效的倾听需要时间、耐心和精力，不仅要用"耳朵"耐心聆听，还要用"脑子"分析对方语言背后的意思。在倾听过程中，个案管理员要注意语言和非语言的信息，并能适时地给予回应。

（三）鼓励

心理学研究发现，鼓励的作用非常强大，在确保物质生存条件的基础上，人类最需要的心理需求包括被理解，被肯定，被认可与被欣赏。心理学中的罗森塔尔效应，强调的就是鼓励所带来的巨大力量。老师曾经随机选择了两组学生，对一组学生说："你们是最聪明的孩子"，而对另一组学生则没有进行这种鼓励与暗示。几年后，老师发现，第一组学生比第二组学生表现得更加优异。

（四）专注

专注是指个案管理员运用语言与非语言沟通技巧，让案主觉得个案管理师是在意他、理解他的，进而能开放地谈论自己的情绪、认知与行为。专注的作用是让案主感觉他是有价值并值得被倾听的，从而鼓励案主将想法和感觉化为语言；案主觉得个案管理员想要听他说话，增强了其主动参与度。

（五）询问

个案管理员应视案主的情况，灵活运用封闭式、开放式或半开放式的问题，尽可能地在短时间内获取所需的信息。询问要能够达到目标，但应避免让案主有不舒服的感觉，在访谈过程中要注意下列询问方式：①避免"为什么"的问题；②不要一次问多项问题；③不要变更问题的方向；④不要暗示问题只有一个答案；⑤不要将自己的价值观加诸于案主身上；⑥不要问假设性的问题。

五、跨专业团队的沟通

沟通是团队合作的基础，但是，对于很多团队来说，可能会因为各种各样的原因使得彼此沟通出现障碍，拉低团队整体的工作效率。特别是团队逐渐扩大并引进不同专业的成员时，沟通障碍问题会越来越凸显。不同专业的团队成员间，可通过正式及非正式沟通渠道，强化彼此的工作默契，让案主获得最好的照护。常用的跨专业沟通策略与技巧有：

(1)互动：通过练习倾听、表达同理心等，让对方复述你所要传达的信息。

(2)协助：各专业之间要彼此学习，互相支持，乐于互相帮助。

(3)激励：在长期护理过程中彼此需要互相鼓励，坚持不懈，寻求正能量。

（4）担当：负责是担当的前提，在沟通中不做虚夸的承诺，要有实际行动，不仅要对事情负责，更要确保服务品质。

（5）尊重：通过沟通产生信任，彼此尊重是合作的重要基础。

（6）共享：把握机会，分享知识、价值观、成果、愿景等。

程序方法（一）

个案管理员整理了陈奶奶的问题后，认为必须与陈奶奶沟通并找出原因，解决问题。个案管理员将陈奶奶无法与其他老年人建立良性互动关系列为首要解决的问题。因为当陈奶奶有了新朋友之后，在团体互动过程中，如参与老年公寓举办的各项活动时，陈奶奶会观察其他伙伴的行为模式来调整自己。

个案管理员运用"有意义的连接"的基本原则，协助陈奶奶建立与第一位新朋友吴奶奶的连接。陈奶奶是一位高级知识分子，有丰富的健康保健知识，而吴奶奶较欠缺这方面的知识，个案管理员教导陈奶奶"有意义的连接"基本原则中"知识分享"的优势，让吴奶奶觉得对方是真诚地关心她而与其结为朋友，陈奶奶也非常高兴有了新朋友。

个案管理员利用这次机会与陈奶奶做了一次沟通交流，运用访谈的五大技巧中倾听和同理心的技巧，去了解为什么陈奶奶会对工作人员的服务有意见。了解之后，个案管理员将"有意义的连接"中"不要只顾着讨论自己"的道理分析给陈奶奶听，改变了陈奶奶的态度。至于陈奶奶常怀疑自己的东西被人拿走，而且未经求证就前往领导办公室投诉的问题，个案管理员认为可能是陈奶奶出现了记忆退化，联络机构的驻点医师为陈奶奶做认知程度的诊断，作为后期认知训练计划的参考。

表 6-3　　　　　　　　　　　个案沟通评价

序号	任务实施成果	评判标准	是/否
1	熟悉什么是有意义的连接	是否能以陈奶奶的案例说明"有意义连接"的基本原则及应用	
2	熟悉与老人沟通的技巧	是否能说出至少七种与老年人沟通的技巧	
3	掌握访谈沟通时的技巧	是否能说出访谈沟通的五项技巧，是否能以陈奶奶的案例说明如何运用这些技巧	

程序方法(二)

第一步：学习与老年个案、跨专业团队沟通的基本技巧。

第二步：结合医院中的实际照护案例，开展沟通技巧练习。

第三步：总结与老年人沟通时的常见问题及技巧、与跨专业团队沟通的常见策略和技巧(见表6-3、表6-4)。

表6-4 基本沟通技巧

与老年人沟通时常见的问题	
与老年人良性沟通的技巧	
跨专业团队沟通的策略与技巧	

练习实践

一、小组实践

全班同学分成若干小组，以小组为单位讨论下列内容(见表6-5、表6-6)，可向优胜者颁发个案沟通技巧模范五颗星。

表6-5 小组练习实践表

1组	"有意义的连接"的基本原则是什么？	
2组	与老年人展开沟通或对话的三类提问方式是什么？	
3组	与老年人良性沟通技巧有哪些？	
4组	个案管理员在访谈前会做哪些准备？	
5组	常见的跨专业团队沟通的策略和技巧有哪些？	

部分	分值	练习内容	评价标准
1	20	团队合作	发言人介绍团队组成及各自承担的任务，按时完成
2	30	海报或 PPT 制作	图文并茂、具有科学性
3	20	专业知识写作	内容正确、规范
4	30	语言表达能力	声音洪亮，能注意到同学的反应，表达生动，能脱稿对话
	100		

表 6-6　　　　　　　　　　　　小组练习评分标准表

二、个人检测

（一）填空题

1. "有意义的连接"基本三原则是：（　　　）、不要只顾着讨论自己和注重（　　　）、（　　　）。

2. 与老年人展开沟通对话时，提问的三种方式分别是（　　　）提问、开放式提问和（　　　）提问。

3. 个案管理员在访谈沟通时，应从四个方面做准备，分别是（　　　）、（　　　）、周全预备和（　　　）。

4. 访谈的五个重要技巧是（　　　）、倾听、（　　　）、专注和（　　　）。

5. 常用的跨专业沟通策略与技巧有（　　　）、协助、（　　　）、担当、（　　　）和共享。

6. 老年人通常比较（　　　），有时容易极端化，不容易接受（　　　）、（　　　）退化，这些都会给沟通带来问题。

7. （　　　）是建立有意义关系的第一步，其次是找出对方想听的（　　　），最后是掌握正确（　　　）与老年人展开对话。

（二）判断题

1. 记得对方的名字、不要只顾着讨论自己、注重"知识分享、提供支持"是建立有意义连接的基本三原则。　　　　　　　　　　　　　　　　　　　　　　（　　　）

2. 封闭式提问通常使用"为什么""如何""能不能"等词语进行发问。　　（　　　）

3. 开放式提问通常使用"是不是""对不对""有没有"等词语进行发问。（　　　）

4. 老年人因衰老而非常敏感，不容易接受新事物，失落感所带来的不安和烦躁，等

等，这些都会造成沟通问题。 （　　）

5. 要与老年人进行良性沟通，应遵循多倾听、用心交流、经常争执、妄下断语等原则。

（　　）

6. 倾听、专注、询问、同理心和鼓励是五个重要的访谈技巧。 （　　）

7. 沟通是团队合作的基础，彼此尊重，产生信任是合作的重要元素。 （　　）

(三)多选题

1. 老年人常见的沟通问题有(　　)

　　A. 通常比较固执，有时极端化　　　B. 存在不良情绪与心理状态

　　C. 容易接受新事物　　　　　　　　D. 感知觉器官的退化

　　E. 因衰老而非常敏感

2. 跨专业团队沟通的常用策略和技巧是(　　)

　　A. 互动　　　　B. 激励　　　　C. 担当　　　　D. 尊重

　　E. 独享

(四)简述题

1. 与老年人沟通中常见的问题是什么？

_____

_____

_____

2. 与跨专业团队成员沟通的常用策略和技巧是什么？

_____

_____

_____

3. 与老年人良性沟通的技巧有哪些？

_____

_____

_____

4. 个案管理员与老年案主及家属初次面谈时的工作重点是什么？

_____

_____

_____

（五）综合题

如果养老公寓领导安排你作为个案管理员与李爷爷沟通，你该怎么做？

李爷爷，76 岁，患有慢性病，儿女工作繁忙，无暇照顾他，故被送往高档养老公寓。李爷爷退休前是大学教授，长期从事教育工作，做事认真，对人对己要求严格。他经常对养老公寓工作人员的服务质量、态度提出各种意见，且无法与其他退休老人建立良好关系。李爷爷对健康有一定认知，比较相信网上所谓养生专家的言论，不遵从医生与管家的安排。

拓展学习

（一）知识链接

老年性耳聋是指随着年龄增长，双耳听力对称性、渐进性下降，以高频听力下降为主的感觉神经性耳聋。其主要原因是听觉器官的退化所致。这种退化过程快慢不一，终生不停，而且年龄越大，老化越快。其病因，除增龄性老化外，还有如遗传、饮食、环境、精神因素等。老年性疾病，如高血压、动脉硬化、高脂血症和糖尿病等是加速老年性聋的重要因素。

与老年人进行沟通时，首先，应评估听力。检查老年人的听力下降的程度，同时了解与老年人沟通和语言交流的能力及方式。其次，与老年人沟通时的注意事项包括：①沟通的环境宜安静，交谈时说话吐字清楚且速度稍缓，不要高声喊叫。②对老年人不理解的语言，应给予解释而不是简单地重复。③多用眼神或身体语言交流，如说话时倾身向前以表示对老年人的话题感兴趣，适时夸大面部表情以传达各种情绪，激发交谈的欲望，增进对交谈内容的理解。④对视力较好的老年人可借助写字板、字卡或其他辅助器具与其交谈。⑤适度使用触摸方式来传递信息，以表示对老年人的热情和关爱。

（二）学习资源

微信公众号（微信视频号）：上海老年大学。课程：《心理健康与积极心态》

本小节"个人检测"参考答案：

（一）填空题

1. 记得对方的名字、知识分享、提供支持。

2. 封闭式、半开放式。

3. 资料整理、心理建设、拟定提纲。

4. 同理心、鼓励、询问。

5. 互动、激励、尊重。

6. 固执、新事物、感知觉器官。

7. 寻找共同点、话题、沟通方式。

（二）判断题

1. 对；2. 错；3. 错；4. 对；5. 错；6. 对；7. 对。

（三）多选题

1. ABDE；2. ABCD。

（四）简述题

1. 第一，老年人通常比较固执，有时候思想容易极端化；第二，老年人的不良情绪与心理状态；第三，老年人因衰老而非常敏感；第四，老年人不容易接受新事物；第五，失落感所带来的不安和烦躁；第六，老年人感知觉器官的退化。

2. 一是互动，通过练习倾听、表达同理心等，让对方复述你所要传达的信息；二是协助，各专业之间要彼此学习，互相支持，乐于互相帮助。三是激励，在长期护理过程中需要彼此互相鼓励，坚持不懈，寻求正能量；四是担当，负责是担当的前提，在沟通上不做虚夸的承诺，要有实际行动，不仅要对事情负责，更要确保服务品质；五是尊重，通过沟通产生信任，彼此尊重是合作的重要元素；六是共享，把握机会分享知识、价值观、成果、愿景等。

3. (1)多倾听，(2)亲切的态度，(3)适当的位置，(4)多留意自己的脸部表情，(5)用心交流，(6)为对方而听，(7)给予充足的时间反应，(8)避免争执，(9)真诚的赞赏，(10)不妄下断语，(11)话题选择，(12)不要介意与其接触，(13)有耐心，(14)善用物品帮助表达，(15)善于应变。

4. 一是自我介绍。一般从自我介绍开始，包括介绍自己及工作部门、个案管理员的工作内容等。在进入正题前，可以稍做寒暄。二是界定案主的问题。要了解案主是出于哪些原因才来寻求帮助的，通过表达同理心，营造鼓励案主诉说问题的氛围。三是明确期望和义务。面谈沟通时的一个重要任务是明确个案管理员与个案对各自的期望，并通过协商减少差异，达成共识。四是激励并促进案主进入角色。初次面谈是个案管理员与案主建立专业关系的开始。个案管理员要帮助及引导个案逐渐接受自己应有的角色，以便双方能够相互配合，顺利开展工作。五是达成初步协议。内容包括可以提供的服务、对案主的复杂问题的初步界定、相互的角色期望及暂定的工作时间长度等。

（五）综合题

个案管理员运用"有意义的连接"的基本三原则，协助李爷爷结识了第一个新朋友刘爷爷。李爷爷是一位高级知识分子，从事教育工作多年，而刘爷爷是传统中医大师，在健康保健上颇有建树，但最近在为孙子的学习而发愁。个案管理员教导李爷爷"有意义的连接"基本三原则中"知识分享"的优势，让刘爷爷觉得对方是真诚关心他，两人结为朋友。

个案管理员与李爷爷多次沟通交流，运用倾听、同理心两种技巧，了解为什么他对工作人员的服务有意见。了解之后，个案管理员将"有意义的连接"基本三原则中"想让别人喜欢我们的做法，可能会适得其反"的道理分析给李爷爷听，让李爷爷的态度有所改变。

工作任务 6.2　居民委员会的建立

学习目标

➤ 了解居民委员会的组成与制度要求
➤ 了解居民委员会建立的目的与活动内容
➤ 了解个案管理员在居民委员会中的角色与功能

能力标准

表 6-7 　　　　　　　　　　　　　　能力标准对照表

能 力 标 准	
知识	1. 居民委员会的组成和制度要求
	2. 居民委员会的功能和职责分工
	3. 个案管理员在居民委员会中的角色与功能
技能	1. 协助居民成立居民委员会
	2. 协助居民参与社区治理工作
	3. 发挥个案管理员的组织、解决、协调和赋能作用
态度	1. 遵纪守法，保护老年人的合法权益
	2. 鼓励老年人参与社区治理，营造"家"的气氛
	3. 积极对待问题，及时协商解决

学习方法

1. 以小组形式学习本节中的案例，加深对居民委员会的组成、制度、功能和职责等内容的认知。

2. 通过阅读教材和网络学习资源，掌握成立居委会所需的支持政策、设立方式、功能和制度。

3. 通过观看视频和开展照护机构调研，个案管理员了解居民委员会的相关知识，认清个案管理员在居民委员会的角色和功能，协助居委会开展治理工作。

教学案例

某老年高端公寓社区为更有效地服务入住的老年人，并让老年人发扬自助助人的精神，在社区成立了居民委员会。居民委员会能维护老年人的权益，并能反映老人们的集体意见，作为社区提升服务质量的依据和参考。最近三个月内，公寓社区居民投诉的问题包括早饭的馒头越来越小，口感不好；菜单上的菜品与实际菜品有偏差；约十天前感觉米饭变硬；大家的口味不一致，有的老人觉得菜咸，有的觉得淡；公共区域的沙发和椅子需要清洗；院内施工影响休息；疫情期间有些员工不戴口罩。个案管理员整理了这些问题并反映给相关部门，同时准备与居民委员会召开会议，共商解决方案。

问题讨论

作为个案管理员，你如何向相关部门反馈问题？如果召开居民委员会，你需要做哪些准备工作？

基本知识

一、《中华人民共和国老年人权益保障法》的规定

《第一章 总则》第六条：保障老年人合法权益是全社会的共同责任。国家机关、社会团体、企业事业组织应当按照各自职责，做好老年人权益保障工作。居民委员会、村民委员会和依法设立的老年人组织应当反映老年人的要求，维护老年人的合法权益，为老年人服务。

《第四章 社会服务》第三十八条：地方各级人民政府和有关部门、基层群众性自治组织，应当将养老服务设施纳入城乡社区配套设施建设规划，建立适应老年人需要的生活服务、文化体育活动、日间照料、疾病护理与康复等服务设施和网点，就近为老年人提供服务。倡导老年人互助服务。发扬邻里互助的传统，提倡邻里间关心，帮助有困难的老年人。

二、居民委员会的设立

(一)成立居民委员会的目的

为了鼓励老年社区(养老机构)居民参与社区治理工作,让居民有更多的参与感与获得感,同时通过亲身居住体验为社区发展建言献策,社区可组织成立老年社区居民委员会。

(二)居民委员会的组成

老年社区(养老机构)居民委员会一般设置主任一名,委员若干名。主任和委员通过推荐和选举产生,要能够代表社区内老年人的意愿,反映老年人的意见建议,公道正派,能发挥正能量,协助老年社区(养老机构)的日常管理工作,协调老年人与老年社区(养老机构)的关系,监督机构工作,维护老年人的合法权益。

(三)居民委员会的产生方式

1. 推荐委员人选

由老年社区内的居民提名推荐居民委员会的委员人选,为了防止提名推荐的老年人人选过于分散,可以采用条块分区推荐方式,即以每个单元为单位,各单元分别推荐 1—2 名委员人选。

2. 投票选举

由老年社区的工作人员协助组织开展委员投票选举,根据得票多少确定人选。社区要在一定范围内及时公布委员会的主任和委员名单。

3. 委员任期

居民委员会的任期为三年,到任前一个月重新选举新的居民委员会成员。任期内如果发生居民委员会委员退出(去世或退住),则按照原推选结果依次递补,也可以另行推选。居民选举委员会的成员变动,应当及时公布。

三、居民委员会的功能

(一)维护老年人的合法权益

发挥居民委员会的积极作用,反映社区内老年人的呼声,团结本社区老年人,努力实现"老有所养，老有所医，老有所学，老有所教，老有所为，老有所乐"。

（二）增强社区居民的归属感

居民委员会应充分利用自身的角色功能，让老年人理解在老年社区（养老机构）是"住养"而非"治病"，老年人与工作人员是亲人而非"医生与病人"的关系，鼓励并带动老年人参与社区发展，营造"家"的气氛，增强老年人与老年社区（养老机构）之间的黏性。

（三）促进和谐发展

发挥居民委员会的作用，落实民主管理参与制，收集意见并积极反馈，落实结果。倡导社区内的老年人与工作人员一家亲的正向理念，促进老年社区（养老机构）健康和谐的发展。

（四）监督审核

居民委员会有权利和义务监督各项日常管理工作，如可提出查看工作现场、查看工作流程和工作记录等。

（五）满意度反馈

协助老年社区（养老机构）向全院老年人及家属发放满意度调查问卷，督促机构改进服务。

四、居民委员会的职责分工

居民委员会的职责内容涉及院内老年人生活的方方面面，可以适当进行分工，各委员主要负责某一方面的工作，具体涵盖以下五个方面：

（一）餐饮服务质量监督

（1）对餐厅卫生、食品安全进行检查，可提出查看现场制作流程、采购食品来源记录和相关工作记录。

（2）每月召开一次会议，老年社区（养老机构）的领导及餐饮服务负责人参加。针对饭菜价格、饭菜质量、卫生环境等方面提出改进意见。

（3）在特殊情况（食堂中毒、突发传染疾病期）发生后，配合食堂工作人员的工作。

(二)文体活动服务质量监督

(1)对老年社区(养老机构)内的活动安排提出意见建议。

(2)配合社工组织形式多样的、有益老年人身心健康的文化娱乐活动,有能力的老年人可在活动中担任志愿者。

(三)收费及捐赠工作监督

(1)对老年社区(养老机构)的各项收费项目进行监督,提出合理化意见或建议,特别是在价格调整时,应了解原因,协助做好沟通工作。

(2)对捐赠的款物使用情况进行监督。根据老年社区(养老机构)定期公布的接受捐赠款物情况,对款物的使用和去向进行监督。

(四)矛盾调解

(1)帮助老年人协调解决生活中遇到的难题,及时反映老年人关注的热点问题。

(2)协助老年社区(养老机构)调解老年人与社区(机构)之间的误会或矛盾。

(五)邻里互助

鼓励老年人之间互帮互助,发扬团结友爱精神。组织健康活力老年人成立志愿小组,定期探访高龄、空巢、失独等有特殊困难的老年人。

五、居民委员会的会议制度

居民委员会会议一般每月召开一次,或者根据实际需要随时召开。会议由个案管理员协助委员会主任组织召开,需提前通知相关参会人员。

(一)参会人员

会议除居民委员会的主任、委员参加外,还要有老年社区(养老机构)的领导参加,还可根据会议主题内容邀请老年社区(养老机构)相关部门的负责人参加。个案管理员要全程参会并做好会议记录。

(二)会议召开

老年社区(养老机构)领导向委员会报告近一个月与老年人相关的工作进展情况及下一

个月的工作计划；委员分别就自己的分工领域内需要解决的问题向老年社区(养老机构)的领导进行反馈，并提出意见和建议，商议解决办法。

（三）会议结果与改进措施公示

会议结束后，由个案管理员整理、汇总意见或建议，协调各部门落实改进措施，并于一周内在老年社区(养老机构)内公示。

六、个案管理员在居民委员会中的角色与功能

（一）组织者

个案管理员应协助居民委召开会议、发现问题、反馈问题、组织活动等。

（二）问题解决者

个案管理员可以通过居民委员会了解居民的身心问题，针对居民或案主的多重复杂问题或需求来寻求解决方案。

（三）资源协调者

个案管理员应了解可利用的资源，并能协助居民委员会解决问题，做好沟通与协调工作。

（四）赋能者

个案管理员能以居民代理人的角色替居民争取应有的权利，并鼓励委员代表老年人表达意见或建议。

程序方法(一)

个案管理员是居民委员会召开会议的协助者，应发挥发现问题、反馈问题、组织会议等功能。会议除居民委员会的主任、委员参加外，还需邀请老年社区(养老机构)的领导，并根据会议内容邀请相关部门负责人。由于居民年龄大，使用电脑有困难，个案管理员应全程参会并做好会议记录(见表6-8)。

表6-8　　　　　　　　　居民委员会第×次会议记录

会议时间	年　月　日	会议地点	
主持人		会议记录	
参与人员	委员： 机构管理者： 个案管理员： 社工：		
会议内容	1. 早饭的馒头越来越小，口感不好，要求馒头发面时发大一点。 2. 菜单上的菜品与实际菜品有偏差。 3. 最近米饭较硬，大概十天前开始。 4. 老人的口味不一致，有的老人觉得菜咸，有的觉得淡。 5. 公共区域的沙发、椅子脏了，需要清洗。 6. 院内施工影响休息。 7. 有些员工在疫情期间未按规定戴口罩。		

　　在会议上，相关部门负责人给予的答复可能会引起争议，个案管理员应善用沟通技巧，避免双方起争执，引导双方以同理心去互相理解，最终找到双方都可以接受的方案。个案管理员还要做好问题反馈的整理，以便追踪考核（见表6-9）。

表6-9　　　　　　　　　居民委员会问题反馈表

类型	问题描述	责任人	解决方案
饮食	早饭的馒头越来越小，口感不好，要求馒头发面时发大一点	××	由于疫情的影响，有一段时间购买大润发的馒头，所以规格较大。之后购买供应商的馒头。上周招聘了面点师，馒头由食堂自己做。要求制作的馒头每个在80g以上，如有意见可以再提。
饮食	菜单上的菜品与实际菜品有偏差	××	与厨房沟通，确保按菜单执行，由居民委员会对菜品进行监督，并对厨房进行考核。
饮食	最近米饭嫌硬，大概十天前开始	××	更换大米品种所致，随后会调整米与水的比例。
饮食	老人口味不一致，有的老人觉得菜咸，有的觉得淡	××	在每个楼层准备调料罐，老人可以根据口味自助。

续表

类型	问题描述	责任人	解　决　方　案
环境	公共区域的沙发、椅子需要清洗	××	更换沙发套及餐椅套。
环境	院内施工影响休息	××	施工时间尽量与老人的休息时间错开，施工前提前应发布通知并公示时间。
服务	有些员工在疫情期间未按规定戴口罩	××	加强对员工的疫情防控的教育与考核。

程序方法(二)

第一步：学习成立居民委员会的法律法规、宗旨目标、职责分工、会议制度。

第二步：结合老年社区的案例，成立居民委员会，开展工作。

第三部：个案管理员认清自身角色与功能，协助居民委员会召开会议，解决问题(见表 6-10、表 6-11)。

表 6-10　　　　　　　　　　　居民委员会的组织评价

序号	任务实施成果	评判标准	是/否
1	理解成立居民委员会的宗旨与目标	是否能依据《老年人权益保障法》来阐述成立居民委员会的宗旨与目标	
2	掌握居民委员会会议制度	是否能阐述通过居民委员会会议获得反馈的过程	
3	理解个案管理员在居民委员会的角色与功能	是否能说明个案管理员在居民委员会中的角色与功能	
4	协助居民委员会召开会议	是否能阐述如何组织会议	

表 6-11　　　　　　　　　　　居民委员会

居民委员会的功能	
居民委员会的职责分工	
个案管理员的角色和作用	

练习实践

一、小组实践

全班同学分成若干小组，以小组为单位讨论下列内容(见表6-12、表6-13)，可向优胜者颁发居民委员会模范五颗星。

表 6-12　　　　　　　　　　　　小组练习实践表

1组	居民委员会的功能是什么？	
2组	居民委员会的职责分工是什么？	
3组	居民委员会应该如何设立？	
4组	居民委员会的会议制度是什么？	
5组	个案管理员在居民委员会中的角色和功能是什么？	

表 6-13　　　　　　　　　　　　小组练习评分标准表

部分	分值	练习内容	评价标准
1	20	团队合作	发言人介绍团队组成及各自承担的任务，按时完成
2	30	海报或 PPT 制作	图文并茂、具有科学性
3	20	专业知识写作	内容正确、规范
4	30	语言表达能力	声音洪亮，能注意到同学的反应，表达生动，能脱稿对话
	100		

二、个人检测

（一）填空题

1. (　　　　　　　　　)总则中明确规定保障老年人合法权益是全社会的共同责任。

2. 居民委员会的人员组成是主任(　　)名，委员若干名，总数不少于(　　)人。

3. 居民委员会的职责主要分别是(　　　　　)质量监督、文体活动服务质量监督、(　　　　　)工作监督、矛盾调解和邻里互助。

4. 个案管理员在居民委员会中承担的角色分别是（　　　）、问题解决者、（　　　）、赋能者。

5. 居民委员会的主要功能是（　　　）、增强社区居民归属感、（　　　）、监督审核和满意度反馈。

6. 个案管理员能以（　　　）的角色在会议上替居民争取应有的权利，并鼓励委员代表（　　　）表达意见或建议。

7. 个案管理员应了解自身在居民委员会中的角色与功能，协助居民委员会（　　　），鼓励居民参与（　　　），让居民有更多的参与感和获得感。

（二）判断题

1. 成立居民委员会是老年社区居民自己的事情，无须个案管理员参与。（　　　）
2. 老年社区居民委员会的任期为四年，到任前一个月重新选举。（　　　）
3. 居民委员会可以维护老年人的合法权益，增强社区居民的归属感。（　　　）
4. 居民委员会的职责分工有很多，如餐饮服务质量监督、文体活动服务质量监督、收费及捐赠工作监督等。（　　　）
5. 居民委员会会议一般每两个月召开一次，或者根据需要随时召开。（　　　）
6. 个案管理员要协助居民委员会召开会议、发现问题、反馈问题、组织活动等。（　　　）
7. 居民委员会有权利和义务监督日常管理的各项工作，可提出查看工作现场、查看工作流程和工作记录。（　　　）

（三）多选题

1. 个案管理员在居民委员会中的角色是什么？（　　　）
    A. 组织者　　B. 问题解决者　　C. 资源协调者　　D. 赋能者
2. 居民委员会的主要职责分工是什么？（　　　）
    A. 餐饮服务质量监督　　　　B. 文体活动服务质量监督
    C. 收费及捐赠工作监督　　　D. 矛盾调解
    E. 邻里互助

（四）简答题

1. 居民委员会的职责分工是什么？

2. 个案管理员在居民委员会中的角色和功能是什么?

(五)综合题

下面是一份养老机构居民委员会第 5 次会议的记录,如果你是个案管理员小黄,请根据会议内容,找出相应的解决方案,并填写反馈表(见表 6-14、表 6-15)。

表 6-14 　　　　　　　　　　**泰康申园居民委员会第 5 次会议记录**

会议时间	2021 年 4 月 30 日	会议地点	泰康申园养老院
主 持 人	小王	会议记录	小曹
参与人员	委员:李委员(餐饮负责人)、张委员(文体负责人)、孙委员(运营负责人) 机构管理者:赵主任　　　　　　　个案管理员:小黄 社工:小刘		
会议内容	1. 老人们反映早饭馒头小,口感差。 2. 养老院的菜单上的菜品与实际菜品存在很大偏差。 3. 最近米饭较硬,有时还有点夹生,老年人无法食用。 4. 养老院职工在疫期防控期间未按规定戴口罩,聚众聊天。 5. 养老院娱乐休息室的卫生差,地面常有水渍,打扫不及时。		

表 6-15 　　　　　　　　　　**泰康申园居民委员会问题反馈表**

类型	问题描述	责任人	解决方案
饮食	老人们反映早饭馒头小,口感差。		
饮食	养老院的菜单上的菜品与实际菜品存在很大偏差。		
饮食	最近米饭较硬,有时还有点夹生,老年人无法食用。		

续表

类型	问题描述	责任人	解决方案
服务	养老院职工在疫期防控期间未按规定戴口罩，聚众聊天。		
环境	养老院娱乐休息室的卫生差，地面常有水渍，打扫不及时。		

拓展学习

（一）知识链接

"社区"一词，最早是由德国社会思想家滕尼斯于 1887 年在其代表作和成名作《共同体与社会——纯粹社会学的基本概念》一书中提出的。《〈民政部关于在全国推进城市社区建设的意见〉的通知》（中办发〔2000〕23 号）将社区定义为："社区是指聚居在一定地域范围内的人们所组成的社会生活共同体。目前城市社区的范围一般是指经过社区体制改革后做了规模调整的居民委员会辖区。"

社区这一词的初始含义，是指人们生活的共同体和亲密的伙伴关系，但随着经济的发展、社会的变化、文明的进步，其内涵、外延、结构、功能及其形态都在不断地更新和变化，人们对社区的认识也日益丰富和复杂。社区的四个基本要素包括人口、地域、组织结构和文化。

（二）学习资源

武留信 . 健康管理师社区管理分册[M]. 北京：人民卫生出版社，2016.

本小节"个人检测"参考答案：

（一）填空题

1.《中华人民共和国老年人权益保障法》。

2. 1、3。

3. 餐饮服务、收费及捐赠。

4. 组织者、资源协调者。

5. 维护老年人的合法权益、促进和谐发展。

6. 居民代理人、老年人。

7. 开展会议、社区治理工作。

（二）判断题

1. 错；2. 错；3. 对；4. 对；5. 错；6. 对；7. 对。

（三）多选题

1. ABCD；2. ABCDE。

（四）简述题

1. 一是餐饮服务质量监督，二是文体活动服务质量监督，三是收费及捐赠工作监督，四是矛盾调解，五是邻里互助。

2. 一是组织者，个案管理员应协助居民委召开会议、发现问题、反馈问题、组织活动等。二是问题解决者，个案管理员可以通过居民委员会了解居民的身心问题，针对居民或案主的多重复杂问题或需求来寻求解决方案。三是资源协调者，个案管理员应了解可利用的资源，能协助居民委员会委员解决问题，做好沟通协调工作。四是赋能者，个案管理员能以居民代理人的角色替居民争取应有的权利，并鼓励委员代表老年人表达意见或建议。

（五）综合题

根据会议内容，结合个案管理员的角色功能，制定解决方案。

工作任务 6.3　居民投诉的处理

学习目标

➢ 了解倾听居民声音的意义

➢ 了解居民献策的重要性

➢ 了解居民建言献策的管理办法

➢ 了解居民建言献策的形式与程序

➢ 了解投诉管理流程

➢ 了解如何处理投诉事件

能力标准

表 6-16　　　　　　　　　　　　　能力标准对照表

能 力 标 准	
知识	1. "顾客的声音"的重要性 2. 服务对象投诉管理流程 3. 建言献策事项管理
技能	1. 灵活处理投诉事件 2. 建言献策的征集、管理与奖励 3. 准确填写投诉登记表、建言献策表
态度	1. 以人为本，做好服务 2. 及时处理投诉，做出满意答复 3. 重视建言献策，积极协调

学习方法

1. 以小组形式学习本节中的案例，加深对居民投诉处理的认识。

2. 通过阅读教材和网络学习资源，掌握处理居民投诉的流程、建言献策的流程。

3. 通过观看视频和开展照护机构调研，个案管理员学会及时与投诉人沟通，了解问题发生的原因并转交给相关负责部门处理，提升居民满意度。

教学案例

案例一

住在失智楼层的薛爷爷的家属觉得老人最近的纸尿裤用量增加了不少，家属做了一天用量的跟踪，发现从早上八点到下午三点，老人更换了 3 个纸尿裤。从下午三点到第二天早上八点，老人更换了 9 个纸尿裤。家属认为按照白天 7 个小时更换 3 个纸尿裤的频率推算，晚上 17 个小时，只需要更换 6—7 个纸尿裤，但是现在每天都多用 2 个纸尿裤，一个月下来就多用了 2 包，怀疑护理员偷老人的纸尿裤，然后卖给别的老人，从中谋利，于是投诉到受理部门。

案例二

一位患有认知症的老年人在家摔倒导致腿部骨折，入住机构后，家属要求为老人做康复训练，期望老人能够重新站起来。机构为老人提供康复服务两个月后，老人的状况没有明显改善，康复师表示可以停止做康复了，家属投诉到受理部门，投诉康复师拒绝为老人做康复。

问题讨论

假设你是个案管理员，该如何处理家属投诉？给予相应处理后，如家属对结果不满意，你会怎么做？

基本知识

一、"顾客的声音"的重要性

"顾客的声音"是机构获得服务反馈的方式，通过服务或产品设计改善，满足顾客表面、潜藏或预期的需求，提升经营效益。想要通过搜集顾客的声音，洞察顾客的真实想法，就需要经过深度访谈、忠实记录与实地观察，清晰、完整地整理出顾客传达的信息，找到隐藏在顾客心中的重要期待。

在养老机构，开展以人为本的贴心服务，必须通过收集服务使用端的建议，敦促服务供给端不断与客户沟通，最终反映为服务改进与服务创新，让老年人感受到有温度的服务输送，进而提升服务满意度。养老机构通常都会提供一个平台，让老年人有机会表达对机构的发展规划、重大事项、制度建设、服务品质提升等方面的意见或建议。

二、服务对象投诉管理过程

（一）基本要求

1. 对工作人员的要求

(1)首诉负责要求。无论是否属于受理投诉的部门，当工作人员接到投诉时，都必须热情接待投诉人，运用沟通技巧，耐心倾听投诉人反映的问题，不得辩解，不得推诿。

(2)实事求是要求。受理投诉部门的工作人员在解决问题的过程中要以事实为依据，合理、公正、公平地处理投诉，保护当事人的合法权益。

(3)回避要求。办理投诉的工作人员与投诉事项或被投诉人有直接利害关系的，应当回避。

2. 投诉处理要求

(1)投诉内容涉及多个职能部门的，由主责职能部门牵头，其余部门必须配合处理。

(2)简单的投诉问题应该当日解决，并将结果反馈给投诉人。

(3)对于须开展调查的投诉事件，受理部门应在一定期限内，向投诉人员作出书面答复。对疑难、复杂的事件必须规定最迟答复日期，若有延迟应告知投诉人延期理由。

(4)书面答复要写明以下内容：①调查核实过程；②事实证据；③责任及处理意见。

（二）受理条件

1. 投诉对象

除本机构的员工外，还包括在机构内居住的老年人、其担保人或直系亲属。

2. 投诉诉求

应有明确的投诉对象、投诉内容和具体要求。

3. 受理方式

(1)建言信箱。在机构的公共接待大厅放置意见箱，接受不记名信件投诉和意见反馈。

(2)投诉电话。在机构的明显位置公布投诉及意见反馈电话，随时接受投诉和意见反馈。

(3)现场投诉。前台或楼层护士站在上班时间内可接受投诉及意见反馈。

(三)处理流程

1. 投诉确认

受理部门应做好投诉意见的信息收集、分析、整理，并填写《投诉处理登记表》(见表6-17)。

表 6-17 投诉处理登记表

投诉时间		被投诉人		投诉人		联系方式	
投诉问题							
投诉原因							
投诉处理方案							
投诉反馈							

负责人签字：

(1)信件材料投诉：应有投诉人本人的签名。

(2)口头投诉：受理部门应做好记录并形成投诉材料，投诉人应签字。

(3)电话投诉：应留有姓名、联系地址、联系方式。

2. 转介

受理部门根据投诉内容转介给相关业务部门。

3. 调查处理

(1)相关业务部门对投诉事件进行调查。

(2)将处理过程记录在案，由相关人员签字确认。

(3)特殊回复由院长/机构负责人审核并签名。

(4)对于部门有能力解决的问题，应尽快了解情况后及时安排，确保投诉问题于当天解决，并告知受理部门及时回复投诉人。

(5)对调解无效的事件，应告知投诉人的个案管理员，请个案管理员尽快了解情况并及时沟通。

(6)个案管理员有能力解决的问题，应确保投诉问题尽早解决，并及时回复投诉人。

(7)投诉问题涉及多部门或者需要采购配件、提供外部技术支持的，职能部门应积极协调，同时应反馈给受理部门，告知投诉人问题解决期限。

(8)投诉问题涉及整个机构，部门无能力解决的，应及时汇报院长/机构负责人，职能部门应积极协调，同时应反馈给受理部门，告知投诉人问题解决期限。

4. 回复

由受理部门进行统一回复，回复形式包括现场回复、电话回复、电子邮件回复、书信回复等。

5. 回访

(1)受理部门收到当事部门(或个人)的处理结果后，应在期限之内对投诉人进行回访。

(2)如果投诉人对处理结果满意即结案归档。

(3)如果投诉人对处理结果不满意，则可通过个案管理员了解原因并与投诉人沟通，再将问题交由当事部门重新处理，直到投诉人得到满意的回馈为止。

6. 归档

投诉处理完毕后，整理与事件有关的资料，阅卷归档并留档备查，有条件的可以扫描为电子档案进行保管。

7. 档案管理

投诉的相关记录应予以保存，保存期由机构自定义，一般不少于 3 年。

三、建言献策事项管理

(一)成立建言献策管理小组

1. 组成

由院长/机构负责人任组长，各部门负责人任组员。

2. 职责

(1)负责居民建言献策活动的策划、方案制订、组织实施与日常管理。

(2)负责居民建言献策项目及建议的收集、梳理、汇总，以及初审、评审会的组织与落实奖励等工作。

(3)负责跟进被采纳的建言献策项目的实施、效果评估及反馈工作。

(4)负责协调并解决实施过程中的具体问题。

（二）建言献策的内容与要求

1. 内容

建言献策的内容包括发展规划、重大事项、制度建设、日常服务管理等方面存在的问题、需求与建议。

2. 要求

（1）具有代表性或创新性，能促进机构管理、服务现状改进、完善或提升。

（2）具有可行性和可操作性，针对问题提出具体解决方法，并能应用于本机构的实际工作中。

（3）具有效益性，实施后能带来一定的经济效益、社会效益或其他效益。

（三）建言献策的形式与程序

1. 会议征集

结合工作实际，针对本机构的发展规划、重大事项、制度建设、品牌建设、存在问题的解决、日常服务管理的提升等，每季或不定期组织召开专题座谈会，征集居民意见和建议，其程序为：①相关部门组织召开专题会议；②参会居民根据会议主题提出建议；③工作人员做好会议记录，填写"居民建言献策会议记录表"（见表6-18）；④会后将"居民建言献策会议记录表"发送给各部门并着手解决问题。

表6-18 　　　　　　　　　　　**居民建言献策会议记录表**

会议名称					
时　　间		地　　点			
召集部门		主持人		记录人	
参加人员					
内容记录					

2. 书面征集

书面征集包括不定期的自行提议及定期的专项征集，个人或集体可通过实体意见箱或电子邮箱来建言献策。

（1）居民可将意见写在纸上，格式不限，投入指定的建言征集箱（院长信箱），电子版可发送至机构的电子邮箱。

（2）建言献策的纸质版稿件由机构专人负责收集汇总，并初步筛选出符合要求的建议，提交建言献策管理小组。

3. 建言献策的使用管理

建言献策项目被采纳后，由相关部门结合工作实际需要，制订实施方案并报请机构相关领导同意后，即可开始组织实施。

4. 奖励措施

建言献策一经采纳就可以给予奖励，以精神奖励为主，物质奖励为辅。

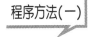

程序方法（一）

案例一：

受理部门收到投诉信息后，告知失智楼层的楼层主管，要求楼层主管尽快调查清楚护理员是否存在偷盗老人纸尿裤的行为。楼层主管了解情况后，观察了当班护理员一天，然后告知家属，护理员没有偷老人的纸尿裤，每天用量是正常的，但投诉人对处理结果不满意。个案管理员了解投诉人的问题后与护理部门进行沟通：第一，老人的纸尿裤是自己家里批发的，包装与品牌与机构内其他老人使用的都不一样，护理员是不可能拿这位老人的纸尿裤去卖给别的老人的。第二，该纸尿裤每个 0.6 元，护理员不可能会因为每个月多赚三四十块钱而丢了自己的工作。第三，导致老人晚上纸尿裤用量增多的主要原因是老人为失智状态，白天睡得多，晚上不肯睡或处于浅睡眠状态，其小便的次数自然就多了。另外，为了证实调查的真实性，个案管理员建议：如果家属还是不满意，可以在隔壁房间的空床位住两晚，机构免费提供三餐，由家属亲自确认老人的纸尿裤用量是否正常。

投诉反馈：家属听完解释后，表示对处理结果很满意，不需要住在机构里观察了。

案例二：

这是个简单的投诉事件，个案管理员向康复师了解情况后，当即对老人的家属进行解释：这个决定是根据两个多月的康复训练的实际情况做出的。目前由康复师帮助老人康复，可以实现每天被动锻炼 1 小时，但因为老人患有认知症，没有自主锻炼的意识，所以后续没有坚持康复。而跌倒后的康复仅仅依赖康复师是不够的，一定要有自主锻炼的意识和行动，这些在失智老人身上是很难实现的。因此，这位老人做康复的意义并不大，而且每月的康复费用也是一笔不小的开支。

投诉反馈:家属听了个案管理员的解释后表示可以接受,理解了康复师的用意,并对机构能为老人与其家属着想表示满意(见表6-19)。

表 6-19　　　　　　　　　　　　**居民投诉评价任务表**

序号	任务实施成果	评判标准	是/否
1	掌握居民投诉管理流程	是否能说明受理居民投诉时,对个案管理员的基本要求	
2	掌握居民投诉处理流程	是否熟悉处理居民投诉中个案管理员扮演的角色	
3	掌握居民建言献策形式与程序	是否熟悉建言献策会议的形式与程序	

程序方法(二)

第一步:学习处理居民投诉的流程以及建言献策的管理。

第二步:结合实际投诉案例,开展处理投诉的练习。

第三步:总结处理居民投诉的流程,以及建言献策的征集方式与管理办法(见表6-20)。

表 6-20　　　　　　　　　　　　**居民投诉处理**

个案管理员在处理居民投诉时扮演什么角色?	
居民投诉的处理流程是什么?	
建言献策的内容和要求是什么?	

练习实践

一、小组实践

全班同学分成若干小组,以小组为单位讨论下列内容(见表6-21、表6-22),可向优胜者颁发居民投诉处理模范五颗星。

表 6-21　　　　　　　　　　　　**小组练习实践表**

1组	"顾客的声音"的重要性是什么？	
2组	处理居民投诉的流程是什么？	
3组	个案管理员在处理居民投诉时扮演什么角色？	
4组	建言献策的内容和要求分别是什么？	
5组	居民投诉的主要方式是什么？	

表 6-22　　　　　　　　　　　　**小组练习评分标准表**

部分	分值	练习内容	评价标准
1	20	团队合作	发言人介绍团队组成及各自承担的任务，按时完成
2	30	海报或 PPT 制作	图文并茂、具有科学性
3	20	专业知识写作	内容正确、规范
4	30	语言表达能力	语音表达灵活，准确处理投诉问题
	100		

二、个人检测

(一)填空题

1. (　　　　)是机构获得服务反馈的方式，通过服务或产品设计改善，满足顾客表面、潜藏或预期的需求，提升经营效益。

2. 处理居民投诉时工作人员应遵循的三项要求是(　　)、实事求是要求、(　　　)。

3. 受理居民投诉的三种方式是建立信箱、(　　　)和(　　　)。

4. 投诉的处理流程是投诉确认、(　　)、调查处理、(　　)、(　　)、归档和档案管理。

5. 建言献策的主要内容是发展规划、(　　)、(　　)、日常服务管理等方面存在的问题、需求与建议。

6. 建言献策的形式有(　　)和(　　)。

7. 建言献策的要求是具有代表性或创新性、(　　)和可操作性、(　　)。

(二)判断题

1. 个案管理员应掌握投诉管理流程,当投诉人对处理结果不满意时,个案管理员不用再与投诉人沟通。 (　　)

2. 处理投诉流程要遵循首诉负责要求、实事求是要求和回避要求。 (　　)

3. 居民投诉只可以通过信件材料和电话投诉,机构不接受口头投诉。 (　　)

4. 由受理部门进行统一回复,比如现场回复、电话回复、电子邮件回复、书信回复。

(　　)

5. 建言献策无需代表性和创新性,只要求可行性和可操作性。 (　　)

6. 建言献策一经采纳可以给予奖励,以物质奖励为主,精神奖励为辅。 (　　)

7. 受理部门收到当事部门(或个人)的处理结果后,应在期限之内向投诉人进行回访,投诉人满意即可结案归档。 (　　)

(三)多选题

1. 处理居民投诉的流程是什么?(　　　)
   A. 投诉确认、转介　　　　　B. 调查处理
   C. 回复、回访　　　　　　　D. 归档、档案管理

2. 建言献策的内容有哪些?(　　　)
   A. 发展规划　　　　　　　　B. 重大事项
   C. 制度建设　　　　　　　　D. 日常服务管理

(四)简答题

1. 个案管理员在处理投诉过程中承担什么角色?

_____

_____

_____

2. 处理投诉对工作人员的三项基本要求是什么?

_____

_____

_____

3. 建言献策的主要内容和要求是什么?

4. 处理居民投诉处理的主要流程是什么?

（五）综合题

假如你是刘奶奶的个案管理员，该如何处理家属投诉?

刘奶奶患有认知症，出门时不小心摔倒，造成腿部骨折。家属将刘奶奶送往高端养老机构，要求做腿部康复训练，期望尽快重新站立。该机构为老人提供康复服务三个月后，老人的腿部状况没有明显改善，康复师小王建议家属停止康复，但家属表示不满，到公司投诉小王，说小王拒绝为老人做康复。

拓展学习

（一）知识链接

客户投诉调查显示，在存在小问题的客户中，平均有5个人会把问题讲出来。如果问题得到了适当的解决而他们还是不满意，那么有10个人会把问题讲出来。

在存在大问题的客户当中，那么有8个人会把问题讲出来，如果问题得到了适当的解决而他们还是不满意，那么有16个人会把问题讲出来。

在调查的1000家公司当中，平均50%的客户和25%的商业客户遇到问题时从来不投诉。人们不提出投诉主要有3个原因：①投诉会浪费他们的时间和精力；②他们认为投诉没有任何好处，没有人会关心他们提出的问题；③他们不知道投诉的方式和地点。

（二）学习资源

[美]罗伯特·W.卢卡斯.客户服务[M].北京：企业管理出版社，2006.

本小节"个人检测"参考答案：

（一）填空题

1. 顾客的声音。

2. 首诉负责要求、回避要求。

3. 投诉电话、现场投诉。

4. 转介、回复、回访。

5. 重大事项、制度建设。

6. 会议征集、书面征集。

7. 可行性、效益性。

（二）判断题

1. 错；2. 对；3. 错；4. 对；5. 错；6. 错；7. 对。

（三）多选题

1. ABCD；2. ABCD。

（四）简述题

1. 个案管理员应掌握投诉管理流程，当投诉人对处理结果不满意时，个案管理员应了解原因并与投诉人持续沟通，同时将问题交由负责部门重新处理，直到投诉人认为问题得到解决为止。

2. 一是首诉负责要求，无论是否属于受理投诉的部门，当工作人员接到投诉时，都必须热情接待投诉人，运用沟通技巧，耐心倾听投诉人反映的问题，不得辩解，不得推诿。二是实事求是要求，受理投诉部门的工作人员在解决问题的过程中要以事实为依据，合理、公正、公平地处理投诉，保护当事人的合法权益。三是回避要求，办理投诉的工作人员与投诉事项或被投诉人有直接利害关系的，应当回避。

3. 主要内容是发展规划、重大事项、制度建设、日常服务管理等方面存在的问题、需求与建议。主要要求是具有代表性或创新性，能促进机构管理、服务现状改进、完善或提升；具有可行性和可操作性，针对问题提出具体内容与解决方法，并能应用于本机构实际工作中；具有效益性，实施后能带来一定的经济效益、社会效益或其他效益。

4. 一是投诉确认。受理部门应做好投诉意见的信息收集、分析、整理，并填写《投诉处理登记表》。二是转介，受理部门根据投诉内容转介给相关业务部门。三是调查处理，相关业务部门对投诉事件进行调查。四是回复，由受理部门进行统一回复。五是回访，受理部门收到当事部门（或个人）的处理结果后，应在期限之内向投诉人进行回访。六是归档，投诉处理完毕后，整理与事件有关的资料，阅卷归档并留档备查。七是档案管理，投诉相关记录应予以保存，一般不少于三年。

（五）综合题

首先向康复师小王了解真实情况，随后对老人家属进行解释。这个决定是根据康复训练的实际情况做出的，目前康复师小王每天帮助刘奶奶被动锻炼 1 小时，但因为刘奶奶患有认知症，无自主锻炼的意识。跌倒术后康复一定要有自主锻炼的意识和行动，这些在刘奶奶身上很难实现。再加上每月的康复费用也是一笔不小的开支，所以小王建议停止康复训练。家属听完解释后，决定暂停康复训练，并对小王和养老机构表示感谢。

工作领域 个案管理与长期护理保险制度

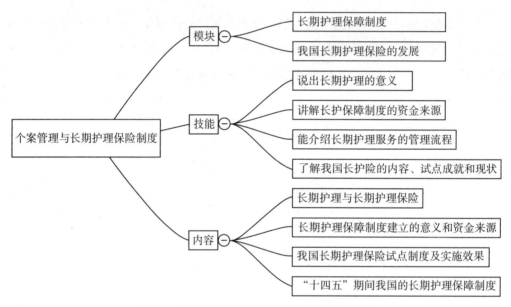

图 7-1　个案管理与长期护理保险制度思维导图

　　本章的第一节对长期护理保障制度做了说明，阐述长期护理与医疗护理之间的区别，分享发达国家长期护理保障制度的形式与筹资方式，对长期护理保障制度中的社会保险与商业保险方式的区别作了说明。第二节参考部分研究学者对长期护理保险试点城市的服务对象、资金来源、服务管理与照顾管理的分析、比较与说明，分享我国长期护理保险试点城市的成效，同时也对 2020 年国家医保局、财政部出台的《关于扩大长期护理保险制度试点的指导意见》做了分析。初级职业技能的核心是长期护理保障制度的基本知识认知，能理解长期护理保险试点城市的实施成效，并在常见的老年人发生照护需求，申请长期护理保险的情景中能实现对信息的提取、介绍以及资源连接。

工作任务 7.1　长期护理保障制度

学习目标

➤ 了解长期护理的意义

➤ 了解长期护理保障制度的资金来源

➤ 了解长期护理保障制度的服务管理流程

能力标准

表 7-1　　　　　　　　　　　　　　　能力标准对照表

能力标准	
知识	1. 长期护理的定义及其与医疗护理的区别 2. 长期护理保险的定义、形式和与商业保险的区别 3. 长期护理保障制度建立的意义 4. 长期护理保障制度的资金来源
技能	1. 知道长期护理和长期护理保险的意义 2. 了解长期护理保障制度的资金来源 3. 了解长期护理保障制度的服务管理流程 4. 初步理解我国长期护理保险的发展现状
态度	1. 培养热爱养老服务工作的情感 2. 树立投身养老产业的理想 3. 努力学好专业知识，在实践工作中丰富和发展自己

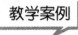

1. 以小组形式学习文中的案例，加深对长期护理的定义及其与医疗护理的区别的了解，掌握长期护理保障制度的资金来源的相关内容。

2. 通过阅读教材和网络学习资源，学习长期护理保险的定义、形式和与商业保险的区别。

3. 结合案例，小组讨论长期护理保障制度建立的背景、内容、流程和意义。

教学案例

上海市长期护理保险试点办法解读

2016年，国家"十三五"规划纲要提出"探索建立长期护理保险制度，开展长期护理保险试点"。同年6月，国家人社部明确本市作为全国首批开展长期护理保险试点的15个城市之一。根据国家人社部的要求，结合《上海市老年人权益保障条例》的有关规定，市政府发布了《上海市长期护理保险试点办法》。2017年1月起，在徐汇、普陀、金山三个区先行试点。试点工作推进较为顺利，总体情况符合预期。在总结先行试点经验的基础上，为将改革成果更多、更公平地惠及全市人民，本市修订了《上海市长期护理保险试点办法》，并将于2018年1月1日起，在全市开展长期护理保险试点工作。

修订后的《上海市长期护理保险试点办法》明确，年满60周岁的职工医保或居民医保参保人员，可自愿申请老年照护统一需求评估，经评估后，评估等级为二至六级的失能老人，由定点护理服务机构为其提供相应的护理服务，并按规定结算护理费用。

护理服务有以下三类：第一类是社区居家照护，由护理人员为居家的参保老人上门提供照护服务，或者在社区日间照料中心等场所集中提供照护服务；第二类是养老机构照护，由养老机构为入住的参保老人提供照护服务。护理服务内容有40余项，涵盖了基本生活照料和常用临床护理两类。这些项目都是失能老人急需的，又适宜在居家或养老机构开展的服务。今后，随着长期护理保险基金支付能力逐步增加、定点护理服务机构服务能力不断提升，还会继续增加相应的护理服务内容，为长期失能的参保老人提供更好的护理保障。第三类是住院医疗护理，仍按照现行的基本医保制度规定结算相关费用，即职工医保参保人员按职工医保规定执行，居民医保参保人员按居民医保规定执行。

　　全市试点工作启动后，有关申请老年照护统一需求评估、长期护理保险的服务内容、报销待遇、定点护理服务机构等相关信息，可以拨打服务热线咨询，也可以登录上海市人力资源社会保障局网站、上海医保网以及上海市综合为老服务平台查询，还可以通过上海市人力资源和社会保障局官方 APP"上海人社"查询。此外，全市试点刚刚起步，有关工作在逐步推进的过程中，希望暂未得到长期护理保险服务的老人能够予以理解。我们将不断优化办理流程、增加服务供给，让符合条件的老人尽快享受到相应的长期护理保险服务。

——《上海市长期护理保险试点办法》的政策解读. 中国上海［2018-07-19］

问题讨论

　　长期护理保障制度对老年人的意义有哪些？申办长期护理保险的工作流程是怎样的？

基本知识

一、长期护理

（一）长期护理的定义

　　经济合作与发展组织（OECD）将长期护理定义为围绕日常生活活动（ADL）提供的协助性服务，包括洗浴、穿衣、行走等。

　　美国健康保险协会（HIAA）对长期护理的范围定义则更为广泛，指"在一个较长时期内，持续地为患有慢性疾病（包括认知障碍）或处于伤残状态下（即出现功能性损伤）的人提供的护理服务，可以包括健康医疗服务（例如住院护理、愈后的医疗护理以及康复护理和训练）、社会服务、居家服务、运送服务、心理疏导和临终关怀等其他支持性服务"。

　　以上对"长期护理"的定义在两个维度上有所差异：一是导致服务需求的原因，可以包括身体机能性损伤和认知障碍；二是服务项目类别，可以包括生活照料服务、健康医疗服务、技术性服务以及运送和心理疏导等其他服务。

（二）长期护理与医疗护理的区别

　　长期护理必须持续一段很长的时间，且其服务与个人生活深入交织。它与医疗护理的内涵有所不同。医疗护理是指在医生的指导下，以治疗疾病或保全病人生命为目的而展开的，由专职医事人员来承担的一系列服务。一般来讲，医疗护理的专业性、针对性很强，会根据病人的病况，制定特定的医护程序，由专业护士来完成。

医疗护理大致可分为急性医护与慢性医护两种。急性医护主要是针对突发疾病治疗或健康恶化问题，导致生活方式被暂时中断的情况。例如，老年人因心血管阻塞导致脑梗，转介至医院就诊处接受诊断及住院治疗。而慢性医护强调的是对慢性疾病有效控制。故长期护理强调生活与照护服务的整合，针对因疾病、意外或症状发展所导致的日常生活功能损伤的失能及功能不全者提供服务(见表7-2)。

表 7-2　　　　　　　　　　医疗护理与生活照护的提供者

医疗护理		生活照护	
急性医护	慢性医护	长期护理	
		专业性护理	非专业性护理
地区医疗机构、康复医院、护理院等	地区医疗机构、诊所或家庭医师等	日间照料中心、居家医护、护养中心等	家庭照护、日间托老所、赡养机构等

二、长期护理保险

长期护理保险主要针对处于长期失能或因失能而产生功能障碍的保险人，加以补偿或改善个体功能而提供的护理保障和经济补偿制度安排。长期护理保险涉及服务人群、筹资方式等，会影响各地区不同的服务项目。

其服务人群主要是生活不能自理的老年人，经过一套完整的评估过程后(参考工作任务3.2)，可提供的服务项目包括提供安全的环境、生活护理、协助进食、协助服药、卧位护理、排泄护理、心理慰藉、失智护理等基本生活照料服务项目。有些地区的服务项目清单甚至延伸到包括吸痰护理、糖尿病足护理、换药、认知知觉功能障碍训练、偏瘫肢体综合训练等基本医疗护理项目，以确保服务项目精准，保障老年人医养集合照护的基本需求。

(一)长期护理保险形式

目前，全球有长期护理社会保险和商业保险两种形式。长期护理社会保险分为税收制与保险制。税收制由税收或开辟特定税目的税收支应，一般不另对受益人收取费用，税收制也可视为社会福利的一种形式。社会保险制以权利与义务对等原则，由被保险人、雇主以及政府按比率分担保费，在发生保险事故时请领给付。商业保险具有承保方式及承保内容多样化、保费厘定和条款设定灵活且市场化运营等优势。

2017 年国务院出台了《关于加快发展商业养老保险的若干意见》，商业养老保险是由商业保险机构提供的，以养老风险保障、养老资金管理等为主要内容的保险产品和服务，是养老保障体系的重要组成部分。发展商业养老保险，对于健全多层次养老保障体系，促进养老服务业多层次多样化发展，应对人口老龄化趋势和就业形态新变化，进一步保障和改善民生，促进社会和谐稳定等具有重要意义。

（二）社会保险和商业保险的主要区别

1. 责任主体不同

社会保险是政府主导，通过颁布法律来强制实施；商业保险则完全是市场化行为，由保险公司自行推出相关长期护理产品和服务，但要接受政府的监督与管理。

2. 筹资主体不同

由于责任主体不同，筹资主体也就不同。按发达国家或地区的实践来看，长期护理社会保险是雇主、雇员以及政府三方缴费；长期护理商业保险则由自愿购买保险的个人单方付费，在国外也有雇主将为雇员购买私人长期护理保险作为人力资源计划的一部分。

探索建立长期护理保险制度，是应对人口老龄化、促进社会经济发展的战略举措，是实现共享发展改革成果的重大民生工程，是健全社会保障体系的重要制度安排。建立长期护理保险，有利于保障失能人员的基本生活权益，提升他们的生活质量，弘扬中国传统美德；有利于增进人民福祉，促进社会公平正义，维护社会稳定；有利于促进养老服务产业发展和拓展护理从业人员就业渠道。

三、建立长期护理保障制度的意义

中国老龄化趋势日益严重，无法自理的老年人需要医疗护理，对长期护理的需求急剧增加。根据中国老龄科学研究中心的第四次中国城乡老年人生活状况抽样调查结果显示，2015 年全国失能、半失能老年人数约为 4063 万人，占老年人口的 18.3%；失智老年人数约为 1000 万人。无论失能老年人还是失智老年人，其人数都呈现出快速增长的态势。

目前，现有的医疗卫生与长期护理资源碎片化、服务与保障体系不健全，使得老年人难以得到可近、可获与可负担的服务，不仅影响晚年生活质量，也给家庭带来了沉重照护压力与经济负担。从国家战略的层面统筹解决老年人的健康养老问题已成为我国的一项基本国策。"十三五"规划纲要要求稳步提高社会保障统筹层次和水平，建立健全更加公平、更可持续的社会保障制度。

长期护理保障制度建设是迈入高龄社会的国家与地区积极发展的重点社会保障项目之一，与老年人口数、经济发达程度、文化、社会支持结构、服务资源提供以及老年人居家就地养老的期待等因素有密切关联。为应对人口老龄化程度加深、高龄老人群体规模上升带来的挑战，为减轻传统家庭养老护理模式给普通家庭带来的时间和经济压力，应加快社会化失能风险的分担，加快长期护理保障制度的试点推广。在这种背景下，党的十八届五中全会明确提出，"十三五"期间会探索建立与我国经济社会发展水平相适应、独立于医疗保险之外、资金来源多元化、具有社会保险性质的长期护理保险制度。

四、长期护理保障制度的资金来源

长期护理保障制度该如何取得稳定恰当的资金来源，如何认定参保范围和服务内容、筹建服务资源，以确保整体长期护理服务可近、可获，且能生生不息、持续发展，是各国与各地区所关注的重点问题。现今发展长期护理的国家中，主要以长期护理保险制或长期护理税收制作为其资金来源。

(一)长期护理保险制(简称"保险制")

保险制属于互助共济、责任共担、多渠道筹资的社会保险方式。通常由政府、雇主与被保险人三方分担长期护理保险费用，以保险费作为长期护理的主要财源。主要包含以下几个特性：稳定的财务基础，可落实的收支联动机制，具有互助性。保险制是由多主体共同承担参保成员失能风险的社会保障模式，该模式以德国、意大利、日本、韩国等国家为代表。

(二)长期护理税收制(简称"税收制")

税收制是指利用政府的税赋或公益基金实现多元化的收入，来支付长期护理的所有费用。税收制依据税收公平原则与量能课税原则，让高收入者承担较多，低收入者负担较少，借此减少贫富差距。该模式以英国、瑞典、丹麦、芬兰等国家与中国台湾地区为代表。

长期护理保障制度在发达国家与地区已经有几十年的发展历史，在制度选择、参保对象、资金来源和待遇给付标准，服务提供等方面的成熟经验，能够为我国构建高效、可持续性的长期护理保险制度提供有力借鉴。

程序方法

第一步：学习长期护理保险制度的定义、长期护理与医疗护理区别。

第二步：开展调查(结合案例和教学内容，做好长期护理保障制度基本资料的收集)。

第三步：结合相关信息进行讨论发言(见表 7-3、表 7-4)。

表 7-3　　　　　　　　　　　　　　　　　**评价任务表**

序号	任务实施成果	评判标准	是/否
1	理解长期护理的意义	能否阐述长期护理的意义	
2	了解长期护理与医疗护理的区别	能否说明长期护理与医疗护理的区别	
3	了解社会保险与商业保险的区别	能否说明社会保险与商业保险的主要区别	
4	了解长期护理保障制度的资金来源	能否举例说明长期护理保障制度的资金来源	

表 7-4　　　　　　　　　　　　　　　　　**长期护理保险制度**

长护险的定义	
长护险与医疗护理区别	
长护险的意义	
长护险的服务项目	
长护险的资金来源	
长护险与应对人口老龄化	
所在城市是否有长护险试点	
日本的长期护理保险形式	

练习实践

一、小组实践

全班同学分成若干小组，以小组为单位讨论下列内容(见表 7-5、表 7-6)，可向优胜者颁发长护险小达人奖。

表 7-5 小组练习实践表

1组	长期护理与医疗护理的区别是什么？	
2组	长期护理保险的概念和形式是什么？	
3组	长期护理保险制度建立的意义是什么？	
4组	长期护理保险制度的资金来源有哪些？	
5组	如何申请长期护理保险？	

表 7-6 小组练习评分标准表

	分值	项目	内　容
1	20	团队合作	发言人介绍团队组成及各自承担的任务，按时完成
2	30	海报或 PPT 制作	图文并茂
3	20	专业知识写作	内容正确、规范
4	30	语言表达能力	声音洪亮，能注意到同学的反应，表达生动，能脱稿对话
	100		

二、个人检测

（一）填空题

1. 经济合作与发展组织（OECD）将长期护理定义为围绕（　　　　）提供的协助性服务，包括洗浴、穿衣、行走等。

2. 以上对"长期护理"的定义在两个维度上有所差异：一是（　　　）；二是（　　　　）。

3.（　　　　　　）必须持续一段很长的时间，且其服务与个人生活深入交织，与医疗护理的内涵有所不同。（　　　　　）是指在医生的指导下，以治疗疾病或保全病人生命为目的而展开的，由（　　　　）来完成。

4. 目前，全球有长期护理（　　　　）和（　　　　）两种形式。（　　　　）以权利义务对等原则，由被保险人、雇主以及政府按比率分担保费，在发生保险事故时请领给付。（　　　　　）具有承保方式及承保内容多样化、保费厘定和条款设定灵活且市场化运营等优势。

5. 社会保险和商业保险二者之间的主要区别在于：（　　　　）、（　　　　　）。

6.（　　　　　）是迈入高龄社会国家与地区，积极发展的重点社会保障项目之一。

7. 长期护理保险服务人群主要是以生活不能自理的老年人，服务项目包括提供

（　　　）、（　　　）、（　　　）、（　　　）、（　　　）、（　　　）、（　　　）、（　　　）等基本生活照料服务项目。有些地区的服务项目清单甚至延伸到包括吸痰护理、糖尿病足护理、换药、（　　　）、（　　　）等基本医疗护理项目，确保服务项目精准，保障老年人医养集合照护基本需求。

（二）判断题

1. 美国健康保险协会（HIAA）对长期护理的提供的护理服务，包括健康医疗服务、社会服务、居家服务、运送服务、心理疏导和临终关怀等其他支持性服务。（　　　）

2. 老年人因心血管阻塞导致脑梗，转介至医院就诊处接受诊断及住院治疗属于慢性医护。（　　　）

3. 长期护理保险服务的人群主要是以高龄老年人为主。（　　　）

4. 社会保险具有承保方式及承保内容多样化、保费厘定和条款设定灵活且市场化运营等优势。（　　　）

5. 探索建立长期护理保险制度，是应对人口老龄化、促进社会经济发展的战略举措。（　　　）

6. 现今发展长期护理的国家中，主要以长期护理保险制或长期护理税收制作为其资金来源。（　　　）

7. 税收制是指利用政府的税赋或公益基金实现多元化的收入，来支付长期护理的部分费用。（　　　）

（三）多选题

1. 长期护理保险主要的服务项目包括：（　　　）
   A. 提供安全的环境生活护理　　　　B. 协助进食和服药、卧位护理
   C. 排泄护理和心理慰藉　　　　　　D. 卧位护理
   E. 失智护理等基本生活照料

2. 长期护理保障制度建设是迈入高龄社会国家与地区，积极发展的重点社会保障项目之一，与（　　　）有密切关联。
   A. 老年人口数和经济发达程度　　　B. 文化、社会支持结构
   C. 服务资源提供与老年人居家就地养老的期待
   D. 慢病管理需求　　　　　　　　　E. 精神慰藉需求

（四）简述题

1. 请简述长期护理与医疗护理的区别。

_____

_____

2. 请阐述长期护理保障制度的意义？

_____

_____

3. 长期护理保障制度下的社会保险和商业保险的区别是什么？

_____

_____

4. 长期护理保障制度的资金来源有哪些途径？

_____

_____

_____

（一）知识链接

表7-7　　　　　　　　　　各地区长期护理保障制度汇总

	地区	名称	制度	主要财源
长期照护	德国	《照护保险法》	社会保险	政府（30%）+劳资双方均摊70%
	日本	《介护保险法》	社会保险（混合）	社会保险（50%）+税收度（50%）
	韩国	《老人长期照护保险》	社会保险（混合）	社会保险（60%~65%）、税金补助（20%），以及自付额（居家服务15%），机构服务20%
	英国	国民保健服务 National Healthcare service，NHS	社会福利	中央地方税收
	中国台湾	《长照2.0》	社会福利	税收，烟酒税，遗产税，福彩金+自付额
	美国		商业	人民自购
		医疗救助（medicaid）	社会福利	补助型
	中国	长期护理险（规划）	社会福利	劳资双方均摊（规则）

（二）学习资源

中华人民共和国民政部网站：关注养老服务 http：//mzzt. mca. gov. cn/article/zt_zylfw/
智慧职教 http：//www. icve. com. cn/

本小节"个人检测"参考答案：

（一）填空题

1. 日常生活活动（ADL）。

2. 导致服务需求的原因、服务项目类别。

3. 长期护理、医疗护理、专业护士。

4. 社会保险、商业保险、社会保险、商业保险。

5. 责任主体不同、筹资主体不同。

6. 长期护理保障制度建设。

7. 安全的环境、生活护理、协助进食、协助服药、卧位护理、排泄护理、心理慰藉、失智护理、认知知觉功能障碍训练、偏瘫肢体综合训练。

（二）判断题

1. 对；2. 错；3. 错；4. 错；5. 对；6. 对；7. 错。

（三）多选题

1. ABCDE；2. ABC。

（四）简述题

1. 长期护理必须持续一段很长的时间，且其服务与个人生活深入交织。它与医疗护理的内涵有所不同。医疗护理是指在医生的指导下，以治疗疾病或保全病人生命为目的而展开的，由专职医事人员（护士）来承担的一系列服务。

2. 中国老龄化趋势日益严重，无法自理的老年人需要医疗护理，长期护理方面的需求急剧增加。目前，现有的医疗卫生与长期护理资源碎片化、服务与保障体系不健全，使得老年人难以得到可近、可获与可负担的服务，不仅影响晚年生活质量，也给家庭带来了沉重照护压力与经济负担。长期护理保障制度建设是迈入高龄社会国家与地区，积极发展的重点社会保障项目之一，与老年人口数、经济发达程度、文化、社会支持结构、服务资源提供与老年人居家就地养老的期待等因素有密切关联。

3. ①责任主体不同。社会保险是政府主导，通过颁布法律来强制实施；商业保险则完全是市场化行为，由保险公司自行推出相关长期护理产品和服务，但要接受政府相关的监督与管理。②筹资主体不同。由于责任主体不同，筹资主体也就不同。按发达国家或地区的实践来看，长期护理社会保险是雇主、雇员以及政府三方缴费；长期护理商业保险则由自愿购买保险的个人单方付费，在国外也有雇主将为雇员购买私人长期护理保险作为人力资源计划的一部分。

4. 在当今发展长期护理的国家中，主要以长期护理保险制或长期护理税收制作为其资金来源。

工作任务 7.2 我国长期护理保险的发展

学习目标

➢ 了解我国长期护理保险发展现状

➢ 了解我国长期护理保险试点成效

➢ 了解"十四五"规划中关于长期护理保险发展的内容

能力标准

表 7-8   能力标准对照表

	能 力 标 准
知识	1. 我国建立长期护理保险试点制度
	2. 长期护理保险试点的实施成效
	3. "十四五"期间建立长期护理保障制度（2021—2025）
技能	1. 了解我国长期护理保险发展现状
	2. 了解我国长期护理保险试点的成效
	3. 了解"十四五"规划中有关长期护理保险的内容
态度	1. 培养管理者、员工和老年人的风险规避意识和安全意识
	2. 热爱健康养老服务工作，为创建具有中国特色的老年长期照护体系而努力
	3. 树立爱岗敬业精神，培养良好的职业道德

学习方法

1. 以小组形式学习本节中的案例，了解我国长期护理保险发展现状、试点成效。

2. 通过阅读教材和网络学习资源，学习"十四五"规划中有关长期护理保险的内容。

3. 通过小组对案例的讨论，了解长期护理保险试点制度，帮助教学案例中的案主申请长期护理保险，减轻其经济负担并提升其长期护理质量。

教学案例

陈阿姨，75 岁，患有高血压、糖尿病，2 年前突发脑出血，出院后常年卧床，行动不便，需要定时翻身、糖尿病足部照料、日常洗浴等长期护理服务。今年陈阿姨所在的城市启动长期护理保险试点，为此，陈阿姨的子女到长期护理保险经办单位申请相关服务，经办单位派个案管理员去了解陈阿姨的具体情况。

问题讨论

长期护理保险制度试点城市中长期护理保险实施的特点是什么？我国长期护理保险试点的主要三类保障内容是什么？它已覆盖哪些人群？37 号指导意见对参保对象、保障范围、资金筹集、待遇支付、基金管理、服务管理、经办管理的指导思想是什么？

基本知识

一、我国建立长期护理保险试点制度

我国在"十三五"期间，基本形成了长期护理保险制度政策框架。2016 年人力资源和社会保障部印发《关于开展长期护理保险制度试点的指导意见》(后文简称《指导意见》)，决定在河北省承德市、吉林省长春市、上海市、重庆市等 15 市 2 省开展长期护理保险制度试点，目的在于探索建立以"社会互助共济方式"筹集资金，为长期失能人员的基本生活照料和医疗护理提供资金或服务保障的社会保险制度。

2017 年 12 月，15 个试点地区都出台了长期护理保险试点方案，《指导意见》出台后，学者们围绕长期护理保险特定试点城市的情况进行许多的研究——针对全国 15 个试点地区的长期护理保险实践，在比较分析不同试点地区制度框架的基础上，总结试点地区的制度特点等，提供有益的借鉴和参考。研究指出，试点期间，长期护理保险试点期间呈现出以下几个特点：

（一）覆盖人群

研究指出，试点期间，长期护理保险的覆盖人群主要分三种情况：

（1）仅覆盖城镇职工基本医疗保险参保人群（如齐齐哈尔市、成都市、承德市、上饶市、安庆市、宁波市和重庆市）；

（2）覆盖人群包括城镇职工医疗保险和城镇居民医疗保险的参保人员（如长春市）；

（3）城镇职工医保和城乡居民基本医疗保险两类参保人员全覆盖（有上海市、广州市、苏州市、荆门市、石河子市、南通市和青岛市）。

（二）服务对象

大部分试点地区都将"重度失能"群体作为保障对象。部分试点地区在此基础上扩宽了保障对象的范围，如苏州市和南通市将保障对象扩展到中度失能人员，成都市将保障对象划分为重度一级、重度二级和重度三级，上海市的保障对象覆盖照护二级至照护六级的失能人员，广州市将老人照护等级分成七级。

（三）保障内容与总支付水平

试点地区通过优化职工医保统筹账户结构，划转职工医保统筹基金结余，调剂职工医保费率等途径筹集资金，并根据护理等级、服务提供方式等制定差别化的保障政策，对符合规定的长期护理费用，基金支付水平总体上控制在70%左右。长期护理保险保障内容和保障水平可参考表7-9。

纵观15个试点地区的长期护理保障范围，绝大部分地区主要提供长期生活照料服务，部分地区提供长期医疗护理服务，个别地区两者都有，但服务的项目和内容有所差异。从学者调研的情况来看，失能群体（尤其是居家失能老年人）最迫切需要的长期护理服务是医疗护理、康复保健类服务。

我国在构建长期护理保障制度时采用的社会保险方式非常明显。因为我国长期致力于责任共担、保基本的制度构建，已经建立了基本养老保险、基本医疗保险、工伤保险、失业保险等社会保险制度，社会保险已成为我国社会保障体系的一个重要组成部分，处于核心的地位。在这种背景下，我国建立长期护理保险制度既遵循一贯的指导思想，又能较妥善地处理基本护理保障制度与其他社会保险制度之间的关系，扩大了我国社会保险制度的外延，又深化了内涵。

表 7-9   长期护理保险保障内容和保障水平

保障内容	保 障 水 平	地区
长期医疗护理服务	基金支付比例为90%,且实行床日包干管理,其中医疗护理170元/天;护理院医疗护理65元/天;居家医疗护理50元/天。社区巡护1600元/年(每周巡诊不少于2次)。 职工医保补偿比例为90%;居民医保的补偿比例为80%。 (1)机构照护和社区居家照护:基金支付70%,全月限额报销750元。 (2)居家自主照护:每人每日限额25元。	青岛市 长春市 石河子市
基本生活照料和与之密切相关的部分医疗护理服务	(1)医疗机构照护:按照医疗保险的相关规定;(2)养老机构照护:重度失能人员定额标准为26元/天,中度失能人员定额标准为20元/天;(3)社区居家照护:重度失能人员定额标准为30元/天,中度失能人员定额标准为25元/天。 (1)医疗机构照护:基金支付60%。每人日定额30元;(2)养老机构照护:基金支付55%。每人日定额25元;(3)社区居家照护:基金支付50%。每人日定额20元。 (1)医疗机构照护:基金支付70%。每人每床日限额150元;(2)养老机构照护:基金支付75%。每人每床日限额100元;(3)社区居家照护:基金支付80%。每人每日限额100元;(4)居家自主照护:每人每日限额40元。 (1)机构照护(医疗机构和养老机构):长期照护保险基金支付70%;(2)居家照护:长期照护保险基金支付75%。不设起付线,长期照护保险基金按50元/人/日的标准结算。 (1)医疗机构照护:基金支付70%。每床日定额60元;(2)养老机构照护:基金支付70%。每床日定额50元;(3)社区居家照护:基金支付70%。每日定额40元。(1)医疗机构照护:重度失能人员50元/人/天,中度失能人员按10元/人/天;(2)养老机构照护:重庆失能人员50元/人/天,中度失能人员按10元/人/天;(3)社区居家照护:每月限额1200元。 (1)医疗机构照护:基金支付60%,每人每日限额50元;(2)养老机构照护:基金支付50%,每人每日限额40元;(3)社区居家照护:每月限额750元。	苏州市 齐齐哈尔市 荆门市 成都市 重庆市 承德市 南通市 安庆市
长期基本生活照料和长期医疗护理服务费用	(1)医疗机构照护:每床日定额70元;(2)养老机构照护:每床日定额60元;(3)社区居家照护:每日限额50元。 (1)医疗机构照护:按照职工医保或居民医保的相关规定执行。(2)养老机构照护:基金支付85%;(3)社区居家照护:基金支付90%。 (1)机构照护和社区居家照护:基金支付75%,其中,基本生活照料费用不高于每人每天120元;医疗护理费用每人每月1000元。(2)居家自主照护:长期照护保险基金支付90%,其中,基本生活照料费用不高于每人每天115元;医疗护理费用每人每月1000元。	宁波市 上海市 广州市

　　失能群体既需要长期生活照料，又需要医疗护理和康复护理，所以应将医养结合服务纳入长期护理保障范围，并加强医养结合管理人才队伍建设，重点解决长期护理中专业性最强、难度最大的"医养分离"问题。

　　2016 年出台的《指导意见》要求加大护理服务从业人员培训力度，落实职业培训补贴政策；运用费用支付政策，引导保障对象优先利用居家和社区护理服务，鼓励机构服务向社区和家庭延伸；鼓励商业保险公司开发适销对路的保险产品和服务，发展与长期护理社会保险相衔接的商业护理保险。先行试点地区致力于探索降低医疗费用支出、减轻失能老人家庭照料及经济负担，维护失能老人的生活质量和尊严等。

　　2020 年 5 月 6 日，国家医保局官网挂网《关于扩大长期护理保险制度试点的指导意见（征求意见稿）》，决定扩大长护制度试点。2020 年 9 月，国家医保局和财政部联合发布《关于扩大长期护理保险制度试点的指导意见》，就长期护理保险的总体要求、基本政策、管理服务、组织实施提出了具体要求，并进一步明确了试点城市名单，在原有 15 个试点城市的基础上，增加了 14 个新的试点城市。

二、长期护理保险试点的实施成效

　　截至 2020 年 5 月，我国长期护理保险试点已覆盖全国 8854 万人，42.6 万人享受了长期护理险待遇，年人均基金支付 9200 元左右。除了试点城市以外，还有 50 余个城市自愿探索实施长期护理险，积极探索符合地方实际的长期护理保险制度基本框架，在参保范围、资金筹集、保障范围、支付标准、经办管理等方面大胆创新，积累经验。许多地区的长期护理保险交由保险公司经办，参与程度和合作方式各不相同，有的采取全流程委托方式，有的采取部分流程委托方式。可以看出，布局养老健康服务产业被商业保险公司视为人身险最具发展潜力的方向。长期护理保险试点实施以来成效显著：

（一）初步建立符合我国实际的长期护理保险政策体系

　　1. 相关配套文件皆能落地实施

　　15 个试点城市共出台长期配套文件 81 个，平均每个城市 5 个以上。这些文件涉及资金筹集、流程规则、服务范围、护理标准评定考核、待遇给付等方面。

　　2. 对筹资体系的多元探索

　　在资金筹备上，大部分试点城市探索建立了多元化的资金筹集，即个人缴费、单位缴费、医保统筹基金化转、政府财政补贴多方责任共担的筹集机制。从资金筹集形式看，有定额筹资模式和定比筹资模式两种方式（见图 7-2、图 7-3）。定额筹资模式是按照制度规定的特定额度标准来划转资金或缴纳保费；定比筹资模式是按一定比例划转或缴纳保费至护理基金。长期护理保险的保险费从医保基金划出，单位和个人一起承担，共同缴费，不需要多缴一份社保费，在目前的试点城市中，长期护理保险的筹资方式有 3 种。

（1）筹资方式一：按比例

以上年度居民人均可支配收入为基数，按一定的比例计算个人、医保基金和财政补助划出的费用。

（2）筹资方式二：定额筹资

规定每年划出的金额标准，比如江苏南通，每年从医保个人账户划出 30 元，医保基金划出 30 元/人，财政补助 40 元/人。

（3）筹资方式三：混合模式

职工医保的，按每月医保缴费基数的 0.3% 计算，将这笔钱转入长期护理保险，居民医保的每年多交 30 元。

3. 服务流程规划具体明确

参保人员或其委托代理人向长期护理保险承办机构提交申请资料，包括申请表、自评表、承诺书、相关病历资料等；符合失能评估条件的，由承办机构组织评估员进行失能评估并出具评估结论；对达到重度失能标准的，评估结论向社会公示；公示无异议的，由承办机构出具结论告知书至申请人；申请人自评定结论下达的次月起享受长期护理保险待遇。公示有异议的或者申请人对评估结论有异议的，可由申请人向承办机构提出复评申请，由承办机构组织评估专家进行复评。

筹资机制

定比模式　　平均每年筹资标准（单位：元，下同）

城市		医保基金	个人账户	个人缴费	财政补贴	单位缴费	其　他
安庆		15		20	5		
上饶		35	50		5*	5	
重庆		60	90				
齐齐哈尔		30	30				
广州		130					
石河子	职工	180		24			福彩公益金50万/年
	居民				40*		
南　通	职工	30	30	30	40		
	居民	30			40		
苏州	职工	70			50		
	居民	35			50		
注：上饶财政补贴限对财政供给单位或困难企业；石河子财政补贴针对重度残疾人和60岁以上老人							

图 7-2　试点城市筹资定额模式（数据取自中国医疗保险，2020）

筹资机制

定比模式

类型	城市		医保基金	个人账户	财政补贴
上年人均可支配收入	荆门		0.1%	0.15%	0.15%
上年工资总额	承德		0.2%	0.15%	0.05%
医保缴费基数	成都*		0.2%/月	0.1%-0.3%/月	退休人员0.1%/月
	上海	职工	1%（按季）		
		居民	略低于职工		
	青岛	职工	0.5%（按月）	0.2%（按月）	30元
		居民	不超过当年居民医保筹资总额的10%		
	长春	职工	0.3%/月	0.2%/月	0.2%/月
		居民		30元	30元

注：成都职工医保结余一次性划拨5000万元；长春城镇基本医保结余一次性划拨10%

其他　宁波从职工医保累计结余安排2000万元作为启动资金

图 7-3　试点城市筹资定比模式（2020 年）

在评估标准上，至少 10 个试点城市以日常生活活动能力巴氏评估国际量表（Barthel Index，BI）作为评估的主要标准，评定等级和支付待遇也有所不同。也有试点城市出台了各自的评定办法及标准。在保障内容上，多数试点地区的政策文件规定，以居家照护机构上门照护机构为主要形式。一般申请流程规则如图 7-4 所示。

申 请 流 程	
1	基本医保参保人群（老人、身心残疾者）
2	本人或家人提出申请
3	长期护理服务管理经办单位受理案件
4	护理管理评估专员（第三方评估）
5	拟定/核准各项长期照顾补助与计划
6	连接服务
7	定期评估、复评

图 7-4　申请流程规则（范例）

（二）经办服务

在经办服务上，主要有社保机构和商业保险公司经办两种模式。目前我国主要以商业保险公司经办为主，政府采用公开招标的方式，使国内优良的商业保险公司获得经办权利。

（三）服务管理

在服务管理上，大多采用定点机构资格准入和协议管理模式。多个试点城市对定点服务的准入资格条件都要求相当严格，以确保服务质量。同时，政府与经办单位对服务的监管流程亦有详细的规定。

三、"十四五"期间建立长期护理保障制度（2021—2025）

2020年国家医保局、财政部出台《关于扩大长期护理保险制度试点的指导意见》（简称"37号指导意见"）。37号指导意见的主要思想是以习近平新时代中国特色社会主义思想为指导，全面贯彻党的十九大和十九届二中、三中、四中全会精神，坚持以人民健康为中心，深入探索建立适应我国国情的长期护理保险制度，进一步健全更加公平、更可持续的社会保障体系，不断增强人民群众在共建共享发展中的获得感、幸福感、安全感。

37号指导意见的工作目标是探索建立以互助共济方式筹集资金，为长期失能人员的基本生活照料和与之密切相关的医疗护理，提供服务或资金保障的社会保险制度，力争在"十四五"期间，基本形成适应我国经济发展水平和老龄化发展趋势的长期护理保险制度政策框架，推动建立健全满足群众多元需求的多层次长期护理保障制度。

37号指导意见同时对参保对象和保障范围、资金筹集、待遇支付、基金管理、服务管理、经办管理等方面提出基本政策指示与管理服务办法：

（一）参保对象和保障范围

试点阶段从职工基本医疗保险参保人群起步，重点解决重度失能人员基本护理保障需求，优先保障符合条件的失能老年人、重度残疾人。

（二）资金筹集

探索建立互助共济、责任共担的多渠道筹资机制。筹资以单位和个人缴费为主，单位和个人缴费原则上按同比例分担，其中单位缴费基数为职工工资总额，起步阶段可从其缴纳的职工基本医疗保险费中划出，不增加单位负担；个人缴费基数为本人工资收入，可由其职工基本医疗保险个人账户代扣代缴。

（三）待遇支付

长期护理保险基金主要用于支付符合规定的机构和人员提供基本护理服务所发生的费

用。经医疗机构或康复机构规范诊疗，失能状态持续 6 个月以上，经申请通过评估认定的失能参保人员，可按规定享受相关待遇。根据护理等级、服务提供方式等方面的不同实行差别化待遇保障政策，鼓励使用居家和社区护理服务。对符合规定的护理服务费用，基金支付水平总体控制在 70% 左右。做好长期护理保险与经济困难的高龄、失能老年人补贴以及重度残疾人护理补贴等政策的衔接。

（四）基金管理

长期护理保险基金管理参照现行社会保险基金有关制度执行。基金单独建账，单独核算。

（五）服务管理

进一步探索对护理服务机构和从业人员管理和监督等制度的完善；做好参保缴费和待遇享受等信息的记录和管理；建立健全长期护理保险管理运行机制，明确保障范围、相关标准及管理办法；引入和完善第三方监管机制，加强对经办服务、护理服务等行为的监管；加强费用控制，实行预算管理，寻找适宜的付费方式。

（六）经办管理

引入社会力量参与长期护理保险经办服务，充实经办力量。同步建立绩效评价、考核激励、风险防范机制，提高经办管理服务能力和效率。健全经办规程和服务标准，优化服务流程，加强对委托经办机构的协议管理和监督检查。社会力量的经办服务费，要综合考虑服务人员、机构运行成本、工作绩效等因素，探索从长期护理保险基金中按比例或按定额支付，具体办法应在经办协议中约定。加快长期护理保险系统平台建设，推进"互联网+"等创新技术应用，逐步实现与协议护理服务机构以及其他行业领域信息平台的信息共享和互联互通。

程序方法

第一步：学习我国的长期护理保险制度。

第二步：以上海市为例，调查长期护理保险开展及长护险申请流程（见表 7-10）。

第三步：结合相关信息进行讨论。

表 7-10   **长期护理保险制申请流程**

1	基本医保参保人群(老人、身心残疾者)
2	本人或家人提出申请
3	长期护理经办单位受理案件
4	护理管理评估专员(第三方评估)
5	拟定/核准各项长期照顾补贴与计划
6	连接服务
7	定期评估复评

练习实践

一、小组实践

全班同学分成若干小组，以小组为单位讨论下列内容(见表 7-11、表 7-12)，可向优胜者颁发长护险知识小达人奖。

表 7-11   **小组练习实践表**

1组	我国长期护理保险试点制度的特点是什么？	
2组	长期护理保险保障内容和保障水平是什么？	
3组	我国长期护理保险的试点成效如何？	
4组	长期护理保险申请流程是什么？	
5组	"十四五"期间建立长期护理保障制度的要求。	

表 7-12   **小组练习评分标准表**

	分值	项目	内 容
1	20	团队合作	发言人介绍团队组成及各自承担的任务，按时完成
2	30	海报或 PPT 制作	图文并茂
3	20	专业知识写作	内容正确、规范

	分值	项目	内　　容
4	30	语言表达能力	声音洪亮，能注意到同学的反应，表达生动，能脱稿对话
	100		

二、个人检测

(一) 填空题

1. 失能群体(尤其是居家失能老年人)最迫切的长期护理服务是(　　　　)和(　　　　)服务。

2. 我国长期致力于责任共担、保基本的制度构建，已经建立了(　　　　)、(　　　　)、(　　　　)、(　　　　)等社会保险制度，社会保险已成为我国社会保障体系的一个重要组成部分，处于(　　　　)的地位。

3. 2020 年 9 月国家医保局和财政部联合发布《关于扩大长期护理保险制度试点的指导意见》，就长期护理保险的(　　　)、(　　　　)、(　　　　)、(　　　　)提出了具体要求。

4. 长护险探索建立互助共济、责任共担的多渠道筹资机制，筹资以(　　　　)和(　　　　)为主。

(二) 判断题

1. 我国在"十三五"期间，基本形成了长期护理保险制度政策框架，尝试为长期失能人员的基本生活照料和医疗护理提供资金或服务保障的社会保险制度。 (　　)

2. 长期护理保险试点期间覆盖所有户籍人群。 (　　)

3. 长护险试点期间的服务对象，大部分试点地区都将"重度失能"群体作为保障对象。 (　　)

4. 长护险试点地区的长期护理保障范围，绝大部分地区主要提供长期生活照料服务；部分地区提供长期医疗护理服务；个别地区两者都有，但服务的项目和内容有所差异。 (　　)

5. 对符合规定的长期护理费用，基金支付水平总体上控制在 90% 左右。 (　　)

6. 截止到 2021 年，长期护理保险已全国、全人口覆盖。 (　　)

7. 许多地区的长期护理保险交由保险公司经办,参与程度和合作方式各不相同,有的采取全流程委托方式,有的采取部分流程委托方式。   （   ）

(三)多选题

1. 长护险(试点)的覆盖人群包括：（   ）
   A. 城镇职工基本医疗保险参保人群
   B. 城镇职工医疗保险的参保人员
   C. 城镇居民医疗保险的参保人员
   D. 城镇职工医保和城乡居民基本医疗保险两类参保人员全覆盖
   E. 所有开展长护险(试点)城市的户籍人员

2. 37 号指导意见同时对(   )等提出基本政策指示与管理服务办法。
   A. 参保对象和保障范围   B. 待遇支付
   C. 资金筹集   D. 基金管理   E. 服务和经办管理

(四)简述题

1. 请说明开展长期护理保险制度试点城市中长期护理保险实施的特点。

2. 请说明我国长期护理保险试点的主要三类保障内容。

3. 请说明 37 号指导意见在资金筹集、服务管理、经办管理方面的指导思想。

4. 请正确说明我国长期护理保险试点主要覆盖三类人群的情况。

5. 案例中陈阿姨申请长护险的方法、流程和服务项目分别是什么?

拓展学习

（一）知识链接

长期护理保险服务项目

上海市长护险服务项目共两大类 42 项。其中基本生活照料类有 27 项，分别是：头面部清洁梳理、洗发、指/趾甲护理、温水擦浴、沐浴、协助进食/水、口腔清洁、协助更衣、整理床单、排泄护理、失禁护理、床上使用便器、人工取便术、晨间护理、晚间护理、会阴护理、药物管理、协助翻身、叩背排痰、协助床上移动、借助器具移动、皮肤外用药涂擦、安全护理、生活自理能力训练、压疮预防护理、留置尿管的护理、人工肛门便袋护理。常用临床护理有 15 项，分别是：开塞露/直肠栓剂给药、鼻饲、药物喂服、物理降温、生命体征监测、吸氧、灌肠、导尿(女性)、血糖监测、压疮伤口换药、静脉血标本采集、肌肉注射、皮下注射、造口护理、经外周静脉置入中心静脉导管(PICC)维护。

（二）学习资源

中华人民共和国民政部网站：关注养老服务 http：//mzzt. mca. gov. cn/article/zt_zylfw/
智慧职教 http：//www. icve. com. cn/

本小节"个人检测"参考答案：

（一）填空题

1. 医疗护理、康复保健类。
2. 基本养老保险、基本医疗保险、工伤保险、失业保险、核心。
3. 总体要求、基本政策、管理服务、组织实施。
4. 单位缴费、个人缴费。

（二）判断题

1. 对；2. 错；3. 对；4. 对；5. 错；6. 错；7. 对。

（三）多选题

1. ABCD；2. ABCDE。

（四）简述题

1. 长期护理保险试点期间呈现的特点有：①覆盖人群主要分三种情况；②大部分试点地区都将"重度失能"群体作为保障对象；③试点地区通过优化职工医保统筹账户结构，划转职工医保统筹基金结余，调剂职工医保费率等途径筹集资金。

2. ①长期医疗护理服务；②基本生活照料和与之密切相关的部分医疗护理服务；③长期基本生活照料和长期医疗护理服务费用。

3. ①资金筹集：探索建立互助共济、责任共担的多渠道筹资机制。②服务管理：进一步探索对护理服务机构和从业人员管理和监督等制度的完善；做好参保缴费和待遇享受等信息的记录和管理；建立健全长期护理保险管理运行机制，明确保障范围、相关标准及管理办法；引入和完善第三方监管机制，加强对经办服务、护理服务等行为的监管；加强费用控制，实行预算管理，寻找适宜的付费方式。③经办管理：引入社会力量参与长期护理保险经办服务，充实经办力量。同步建立绩效评价、考核激励、风险防范机制，提高经办管理服务能力和效率。健全经办规程和服务标准，优化服务流程，加强对委托经办机构的协议管理和监督检查。社会力量的经办服务费，要综合考虑服务人员、机构运行成本、工作绩效等因素，探索从长期护理保险基金中按比例或按定额支付，具体办法应在经办协议中约定。加快长期护理保险系统平台建设，推进"互联网+"等创新技术应用，逐步实现与协议护理服务机构以及其他行业领域信息平台的信息共享和互联互通。

4. ①仅覆盖城镇职工基本医疗保险参保人群(如齐齐哈尔市、成都市、承德市、上饶市、安庆市、宁波市和重庆市)；②覆盖人群包括城镇职工医疗保险和城镇居民医疗保险的参保人员(如长春市)；③城镇职工医保和城乡居民基本医疗保险两类参保人员全覆盖(有上海市、广州市、苏州市、荆门市、石河子市、南通市和青岛市)。

5. 在本节的案例中，个案管理员首先应初步审核陈阿姨的基本信息和健康状况，确认陈阿姨符合申请长期护理保险条件。因此，个案管理员安排了具备资质的评估员上门评估，根据评估结果，陈阿姨属于重度失能等级。个案管理员依照经办单位的服务项目，与家属讨论后，拟定陈阿姨的服务项目组合，包括生活护理、协助服药、卧位护理、排泄护理、糖尿病足护理、伤口换药共六项，并安排照护人员上门服务。

附　　录

评估对象基本信息表

姓名		
性别	□男　□女	小一寸彩照
民族	□汉族　　□少数民族＿＿＿＿＿	
出生日期	年　　月　　日	
籍贯	省　　　　市	
身份证号		
婚姻状况	□未婚　□已婚　□丧偶　□离异	
居住状况	□独居　□与配偶/伴侣居住　□与子女居住　□与父母居住 □与配偶和子女居住　□与兄弟姐妹居住　□与其他亲属居住 □与非亲属关系的人居住　□养老机构	
文化程度	□文盲　□小学　□初中　□高中　□技校　□职高　□中专　□大专　□本科 □硕士（及以上）　□不详	
宗教信仰	□无　□有	
职业类别	□政府机关人员　□事业单位人员　□企业职工　□个体户　□自由职业　□无业	
收入来源	□机关事业单位离退休金　□城乡居民养老保险　□供养人员补贴　□低保金 □子女抚养/补贴　□亲友资助　□其他	
医疗类别	□公费医疗　□职工医保　□居民医保　□商业医疗保险　□自费　□其他	
子女状况	□有子女（儿子＿＿＿个；女儿＿＿＿个）　□无子女	
住房性质	□自有产权住房　□租赁住房　□借住　□廉租房　□公租房　□其他	
信息采集渠道	□本人　□家属　□病历　□医院诊断　□健康档案　□其他	
参与评估人员	□本人　□子女　□亲属　□朋友　□居委会工作人员　□其他	

附表 2 　　　　　　　　　老年人能力评估表(日常生活活动评估表)

进食:指用餐具将食物由容器送到口中、咀嚼、吞咽等过程	分	10分,可独立进食(在合理的时间内独立进食准备好的食物)
		5分,需部分帮助(进食过程中需要一定帮助,如协助把持餐具)
		0分,需极大帮助或完全依赖他人,或有留置营养管
洗澡	分	5分,准备好洗澡水后,可自己独立完成洗澡过程
		0分,在洗澡过程中需他人帮助
修饰:指洗脸、刷牙、梳头、刮脸等	分	5分,可自己独立完成
		0分,需他人帮助
穿衣:指穿脱衣服、系扣、拉拉链、穿脱鞋袜、系鞋带	分	10分,可独立完成
		5分,需部分帮助(能自己穿脱,但需他人帮助整理衣物、系扣/鞋带、拉拉链)
		0分,需极大帮助或完全依赖他人
大便控制	分	10分,可控制大便
		5分,偶尔失控(每周<1次),或需要他人提示
		0分,完全失控
小便控制	分	10分,可控制小便
		5分,偶尔失控(每天<1次,但每周>1次),或需要他人提示
		0分,完全失控,或留置导尿管
如厕:包括去厕所、解开衣裤、擦净、整理衣裤、冲水	分	10分,可独立完成
		5分,需部分帮助(需他人搀扶去厕所、需他人帮忙冲水或整理衣裤等)
		0分,需极大帮助或完全依赖他人
床椅转移	分	15分,可独立完成
		10分,需部分帮助(需他人搀扶或使用拐杖)
		5分,需极大帮助(较大程度上依赖他人搀扶和帮助)
		0分,完全依赖他人
平地行走	分	15分,可独立在平地上行走45m
		10分,需部分帮助(因肢体残疾、平衡能力差、过度衰弱、视力等问题,在一定程度上需他人搀扶或使用拐杖、助行器等辅助用具)
		5分,需极大帮助(因肢体残疾、平衡能力差、过度衰弱、视力等问题,在较大程度上依赖他人搀扶,或坐在轮椅上自行移动)
		0分,完全依赖他人
上下楼梯	分	10分,可独立上下楼梯(连续上下10~15个台阶)
		5分,需部分帮助(需他人搀扶,或扶着楼梯、使用拐杖等)
		0分,需极大帮助或完全依赖他人
日常生活活动总分	分	上述10个项目得分之和
日常生活活动分级	级	0 能力完好:总分100分 1 轻度受损:总分65~95分 2 中度受损:总分45~60分 3 重度受损:总分低于40分

附表 3　　　　　　　　　　　　　　　　　精神状态表

认知功能	测验	"我说三样东西，请重复一遍并记住，一会儿会问您：苹果、手表、国旗。"
		画钟测验："请您在这儿画一个圆形的时钟，在时钟上标出 10 点 45 分。"
		回忆词语："现在请您告诉我，刚才我要您记住的三样东西是什么？"（回答不必按顺序）
	分	0 分，画钟正确（画出一个闭锁圆，指针位置准确），且能回忆出 2—3 个词
		1 分，画钟错误（画的圆不闭锁，或指针位置不准确），或只回忆出 0—1 个词
		2 分，已确诊为认知障碍，如老年痴呆
攻击行为	分	0 分，无身体攻击行为（如打/踢/推/咬/抓/摔东西）和语言攻击行为（如骂人、语言威胁、尖叫）
		1 分，每月有几次身体攻击行为，或每周有几次语言攻击行为
		2 分，每周有几次身体攻击行为，或每日有语言攻击行为
抑郁症状	分	0 分，无
		1 分，情绪低落、不爱说话、不爱梳洗、不爱活动
		2 分，有自杀念头或自杀行为
精神状态总分	分	上述 3 个项目得分之和
精神状态分级	级	0 能力完好：总分为 0 分，1 轻度受损：总分为 1 分，2 中度受损：总分 2~3 分，3 重度受损：总分 4~6 分

附表 4   **感知觉与沟通评估表**

意识水平	分	0分，神志清醒，对周围环境警觉
		1分，嗜睡，表现为睡眠状态过度延长。当呼唤或推动其肢体时可唤醒，并能进行正确的交谈或执行指令，停止刺激后又继续入睡
		2分，昏睡，一般的外界刺激不能使其觉醒，给予较强烈的刺激时可有短时的意识清醒，醒后可简单回答提问，当刺激减弱后又很快进入睡眠状态
		3分，昏迷，处于浅昏迷时对疼痛刺激有回避和痛苦表情；处于深昏迷时对刺激无反应(若评定为昏迷，直接评定为重度失能，可不进行以下项目的评估)
视力：若平日戴老花镜或近视镜，应在戴眼镜的状态下评估	分	0分，能看清书报上的标准字体
		1分，能看清楚大字体，但看不清书报上的标准字体
		2分，视力有限，看不清报纸上的大标题，但能辨认物体
		3分，辨认物体有困难，但眼睛能跟随物体移动，只能看到光、颜色和形状
		4分，没有视力，眼球不能跟随物体移动
听力：若平时佩戴助听器，应在佩戴助听器的状态下评估	分	0分，可正常交谈，能听到电视、电话、门铃的声音
		1分，在轻声说话或说话距离超过2米时听不清
		2分，正常交流有些困难，需在安静的环境内或大声说话才能听到
		3分，讲话者大声说话或说话很慢，才能部分听见
		4分，完全听不见
沟通交流：包括非语言沟通	分	0分，无困难，能与他人正常沟通和交流
		1分，能够表达自己的需要及理解别人的话，但需要增加时间或给予帮助
		2分，表达需要或理解有困难，需频繁重复或简化口头表达
		3分，不能表达需要或理解他人的话
感知觉与沟通分级	级	0能力完好：意识清醒，且视力和听力评为0或1，沟通评为0
		1轻度受损：意识清醒，但视力或听力中至少一项评为2，或沟通评为1
		2中度受损：意识清醒，但视力或听力中至少一项评为3，或沟通评为2；或嗜睡，视力或听力评定为3及以下，沟通评定为2及以下
		3重度受损：意识为清醒或嗜睡，至少一项评定为4，沟通评定为3；或意识为昏睡/昏迷

附表5

社会参与评估表

生活能力	分	0分，除个人生活自理外(如饮食、洗漱、穿戴、二便)，能料理家务(如做饭、洗衣)或当家管理事务
		1分，除个人生活自理外，能做家务，但不够好，家庭事务安排欠条理
		2分，个人生活能自理；只有在他人帮助下才能做些家务，但质量不好
		3分，个人基本生活事务能自理(如饮食、二便)，在督促下可洗漱
		4分，个人基本生活事务(如饮食、一便)需要部分帮助或完全依赖他人帮助
工作能力	分	0分，原来熟练的脑力工作或体力技巧性工作可照常进行
		1分，原来熟练的脑力工作或体力技巧性工作能力有所下降
		2分，原来熟练的脑力工作或体力技巧性工作明显不如以往，部分遗忘
		3分，对熟练工作只有一些片段保留，技能全部遗忘
		4分，以往的知识或技能全部磨灭
时间/空间定向	分	0分，时间观念(年、月、日、时)清楚；可单独出远门，能很快掌握新环境的方位
		1分，时间观念有些下降，年、月、日清楚，但有时相差几天；可单独来往于近街，知道现住地的名称和方位，但不知回家路线
		2分，时间观念较差，年、月、日不清楚，可知上半年或下半年；只能单独在家附近行动，对现住地只知名称，不知道方位
		3分，时间观念很差，年、月、日不清楚，可知上午或下午；只能在左邻右舍间串门，对现住地不知名称和方位
		4分，无时间观念，不能单独外出
人物定向	分	0分，知道周围人们的关系，知道祖孙、叔伯、姑姨、侄子侄女等称谓的意义；可分辨陌生人的大致年龄和身份，可用适当称呼
		1分，只知家中亲密近亲的关系，不会分辨陌生人的大致年龄，不能称呼陌生人
		2分，只能称呼家中人，或只能照样称呼，不知其关系，不辨辈分
		3分，只认识常同住的亲人，可称呼子女或孙子孙女，可辨熟人和生人
		4分，只认识保护人，不辨熟人和生人
社会交往能力	分	0分，参与社会，在社会环境有一定的适应能力，待人接物恰当
		1分，能适应单纯环境，主动接触人，初见面时难让人发现智力问题，不能理解隐喻语
		2分，脱离社会，可被动接触，不会主动与人接触，谈话中有很多不适词句，容易上当受骗
		3分，勉强可与人交往，谈吐内容不清楚，表情不恰当
		4分，难以与人接触
社会参与总分	分	上述5个项目得分之和
社会参与分级	级	0 能力完好：总分0—2分 1 轻度受损：总分3—7分 2 中度受损：总分8—13分 3 重度受损：总分14—20分

附表6　　　　　　　　　　**长期护理失能等级评估指标(日常生活活动能力)**

序号	指标	分值	评 估 标 准	得分
6	用厕	0	需要极大的帮助或完全依赖他人	
		5	需部分帮助(需他人帮心整理衣裤、坐上/蹲上便器等)	
		10	自理(能够使用厕纸、穿脱裤子等)	
7	平地行走	0	卧床不起、不能步行、移动需要完全帮助	
		5	在较大程度上依赖他人搀扶(≥2人)或依赖他人帮助使用轮椅等辅助工具才能移动	
		10	需少量帮助(需1人搀扶或需他人在旁提示,或在他人帮助下使用辅助工具)	
		15	独立步行(自行使用辅助工具,在家及附近等日常生活活动范围内独立步行)	
8	床椅转移	0	完全依赖他人,不能坐	
		5	需大量帮助(至少2人,身体帮助),能坐	
		10	需少量帮助(1人搀扶或使用拐杖等辅助工具或扶着墙、周围设施,转移时需他人在旁监护、提示)	
		15	自理	
9	上下楼	0	不能,或需极大帮助或完全依赖他人	
		5	需要部分帮助(需扶着楼梯、他人搀扶、使用拐杖或需他人在旁提示)	
		10	独立上下楼(可借助电梯等,如果使用支具,需能独自完成穿、脱动作)	
10	洗澡	0	洗澡过程中需他人帮助	
		5	准备好洗澡水后,可自己独立完成	
上述评估指标总分为100分,本次评估得分为_____分				
评估人员(签章):1.　　　　　　　　2.				

附表7　　　　　　　　长期护理失能等级评估指标(认知能力评估表)

序号	指标	分值	评 估 标 准	得分
11	时间定向	0	无时间观念	
		1	时间观念很差，年、月、日不清楚，可知上午、下午或白天、夜间	
		2	时间观念较差，年、月、日不清楚，可知上半年或下半年或季节	
		3	时间观念有些下降，年、月、日(或星期几)不能全部分清(相差两天或以上)	
		4	时间观念(年、月)清楚，日期(或星期几)可相差一天	
12	人物定向	0	不认识任何人(包括自己)	
		1	只认识自己或极少数日常同住的亲人或照护者等	
		2	能认识一半日常同住的亲人或照护者等，能称呼或知道关系等	
		3	能认识大部分共同生活居住的人，能称呼或知道关系	
		4	认识长期共同一起生活的人，能称呼并知道关系	
13	空间定向	0	不能单独外出，无空间观念	
		1	不能单独外出，少量知道自己居住或生活所在地的地址	
		2	不能单独外出，但知道较多有关自己日常生活的地址	
		3	不能单独外出，但能准确知道自己日常生活所在地的地址	
		4	能在日常生活范围内单独外出，如从日常居住小区内独自外出购物等	
14	记忆力	0	完全不能回忆即时信息，并且完全不能对既往事物进行正确的回忆	
		1	对既往事物能有少部分正确的回忆，没有近期记忆	
		2	能回忆大部分既往事物，记住1个词语	
		3	能回忆大部分既往事物，记住2个词语	
		4	能够完整回忆既往事物，记住3个词语	

上述评估项目总分为16分，本次评估得分为_____分

评估人员(签章)：1.　　　　　　　2.

附表8　　　　　　　　**长期护理失能等级评估指标(感知觉与沟通能力评估表)**

序号	指标	分值	评 估 标 准	得分
15	视力	0	完全失明	
		1	只能看到光、颜色和形状(大致轮廓),眼睛可随物体移动	
		2	视力有限,看不清报纸上的大标题,但能辨认较大的物体	
		3	能看清楚大字体,但看不清书报上的标准字体,辨别小物体有一定困难	
		4	与日常生活能力相关的视力(如阅读书报、看电视等)基本正常	
16	听力	0	完全失聪	
		1	讲话者大声说话或说话很慢,才能部分听见	
		2	正常交流有些困难,需他人在安静的环境中大声说话才能听到	
		3	在轻声说话或说话距离超过2米时听不清	
		4	与日常生活习惯相关的听力基本正常(如能听到门铃、电视、电话等声音)	
17	沟通能力	0	完全不能理解他人的言语,也无法表达	
		1	不能完全理解他人的话,只能以简单的单词或手势表达大概意愿	
		2	勉强可与他人交流,谈吐内容不清楚,需频繁重复或简化口头表达	
		3	能够表达自己的需要或理解他人的话,但需要时间或给予帮助	
		4	无困难,能与他人正常沟通和交流	
上述评估项目总分为12分,本次评估得分为_____分				
评估人员(签章):1.　　　　　　　2.				

参 考 文 献

英文部分：

1. Sonja L. Rosen MD, David B. Reuben MD, Geriatric Assessment Tools[M]. Mount Sinai J of Med, 2011.

2. Case Management Society of American (CMSA)[M]. Standards of Practice for Case Management, 2016.

3. Kane, A.R. Kane, R.L.Ladd, R.C. The Heart of Long Term Care[M]. New York, The Oxford University Press, 1998.

4. Bower, K.A. Case Management and Clinical Paths[M]. Journal of Obstetric, Gynecologic, & Neonatal Nursing, 1997.

5. Cesta, T. & Falter, E.. Case Management: Its Value for Staff Nurses[J]. Amer ican Journal of Nursing, 1999.

6. Rothman, Jack, Sager, Jon Simon, Case Management, Integrating Individual and Community Practice[M]. Allyn and Bacon, Boston, 1998.

7. Scharlach, A. Gitunta, N. Mill-Dick. Case Management in Long-term Care Integration: An Overview of Current Programs and Evaluations[J]. Berkely: UCLA, Center for the Advanced Study of Aging Service, 2001.

8. Kiwood, T.. Toward a Theory of Dementia Care: Ethics and Interaction[J]. The Journal of Clinical Ethics, 1998.

9. Sam Fazio, Douglas Pace, etc. The Fundamentals of Person-Centered Care for Individuals with Dementia[J].The Gerontologist, Volume 58, 2018.

10. Lee, D. Mackenzie, A. & Dudley, B.S.. Case Management: A Review of the Definitions and Practices[J]. Journal of Advanced Nursing, 1998.

11. Flacker JM.. What is a Geriatric Syndrome Anyway[J]? Journal of the American Geriatrics Society, 2003.

12. Leavell, H. R. & Clark, E.G.. Preventive Medicine for the Doctor in His Community; an epidemiologic approach[J]. New York: McGraw-Hill, 1965.

13. Chapman, L., Smith, A., Williams, V., & Oliver, D.. Community Matrons: Primary Care Professionals' views and Experiences[J]. Journal of Advanced Nursing, 2009.

14. Preen, D. B., et al.. Effects of a Multidisciplinary, Post-discharge Continuance of Care Intervention on Quality of Life, Discharge Satisfaction, and Hospital Length of Stay: A Randomized Controlled Trial[J]. International Journal for Quality in Health Care, 2005.

15. Chen, L. K., *et al.*. Effectiveness of Community Hospital-based Post-acute Care on Functional Recovery and 12-month Mortality in Older Patients: A Prospective Cohort Study[J]. Ann Med, 2010.

16. Mitsuo, Nagamachi. Kansei Engineering: A New Ergonomic Consumer-oriented Technology for Product Development[J]. International Journal of Industrial Ergonomics, 1995.

17. Mahoney, F.I. and Barthel, D.W.. Function evaluation: The Barthel Index[J]. Maryland State Medical Journal, 1965.

18. Lawton, M. P. &Brody, E. Assesssment of Older People: Self-maintaining and Instrumental Activility of Daily Living[J]. Gerontoloiest, 1969.

19. Folstein, M., Folstein, S. E., & McHugh, P.. Mini-mental State: A Pactical Method for Grading the Cognitive State: A Practical Method for Grading the Cognitive State if Patient for the Clinical[J]. Journal of Psychiatric Research, 1975.

20. Sheikh, J. H., & Lesavage, J. A.. Geriatric Depression Scale (GDS): Recent Evidence and Development in short version[J]. Clinical Gerontology, 1986.

21. Chan, J.C.. Clinical Validation of the Geriatric Depression Scale (GDS): Chinese Version [J]. Aging Health, 1996.

22. Mathias, S.Nayak, Iassacs, B.. Balance in Elderly Patients: the Get Up and Go Test[J]. Arch. Phys.Medical Rebhabil., 1986.

23. William, W. K. & Zung. M. D. A Rating Instrument for Anxiety Disorders [J]. Psychosomatics, 1971.

24. Zung, M. D. The Measurement of Affects: Depression and Anxiety [J]. Mod Probl Pharmacopsychiatry, 1974.

25. Paula, M.Lantz, Kristie, Keeton, Leah, Romano, Amy, Degroff, Case Management in Public Health Screening Programs: the Experience of the National Breast and Cervical Cancer Early Detection Program[J]. J Public Health Manag Pract, 2004.

26. Zimmerman，M. A. & Rappaport，J.. Citizen Participation，Perceived Control and Psychological Empowerment［J］. American Journal of Community Psychology.，1988.

27. Beckett，C. & Horner，N.，Essential Theory for Social Work Practice［M］. London：SAGE Publications Ltd，2016.

28. Dance F.，Larson C，The Functions of Human Communication：A Theoretical Approach［J］. N.Y.，Holt，Rinehart and Winston，1976.

29. Kane，Robert L.，"Choosing and Using an Assessment Tool，" Assessing Older Persons［J］. New York，2000.

中文部分：

1.《中华人民共和国老年人权益保障法》(1996，2013)

2.《关于推进医疗卫生与养老服务相结合的指导意见》(2015)

3.《2010 年第六次全国人口普查主要数据公报(第 1 号)》，国家统计局网，http://www.stats. gov.cn/tjsj/tjgb/rkpcgb/qgrkpcgb/201104/t20110428_30327. html.

4.《2016 年第四次中国城乡老年人生活状况抽样调查》

5.《2015 年全国 1% 人口抽样调查主要数据公报》，中国网，(http://www. china. com. cn/news/txt/2016-04/20/ content_38288171. htm)

6. 全国老龄工作委员会办公室. 中国人口老龄化发展趋势预测研究报告［N］. 中国社会报，2006-2-27.

7. 杜鹏，翟振武，陈卫着. 中国人口老龄化百年发展趋势［J］. 人口研究，2005.

8.《人口结构与抚养比》，国家统计局网站，http://data. stats. gov. cn/easyquery. htm? cn=C01.

9. 世界卫生组织. 中国老龄化与健康国家评估报告［R］. 2016.

10. 世界卫生组织. 关于老龄化和健康的全球报告［R］. 2016.

11. 苏静静，张大庆. 世界卫生组织健康定义的历史源流探究［J］. 中国科技史杂志，2016.

12. 何玉东，孙湜溪. 美国长期护理保障制度改革及其对我国的启示［J］. 保险研究，2011.

13. 郝君富，李心愉. 德国长期护理保险：制度设计、经济影响与启示［J］. 人口学刊，2014.

14. WHO. ICOPE 老年人整合照护社区干预措施指南［J］. 2019.

15. 李月，陆杰华. 我国老年人社会参与：内涵、现状及挑战［J］. 人口与计划生育，2018.

16. 中欧社会保护研究项目：《中国老年服务和长期照护制度的发展》.

17. 李宗派. 探讨个案管理概念与实务过程［J］. 小区发展季刊，2003.

18. 张文琼，吴淑琼. 整合健康与长照服务国际经验与政策启示［J］. 小区发展季刊，2003.

19. 郭凤霞，徐南丽. 个案管理师的角色与必备能力[J]. 慈济护理杂志，2002.

20. 卢美秀，林秋芬，魏玲玲. 个案管理与临床路径[J]. 护理杂志，1997.

21. 李丽传. 个案管理师角色与功能[J]. 护理杂志，1999.

22. 侯佳惠. 创见代间共好家庭——增能赋权式长者照顾服务模式之研究[J]. 小区发展季刊，2017.

23. 卫生福利部（2017）. 照顾管理评估量表操作手册[G]. 台湾地区.

24. 冯景景，张利，Sally Chan. 长期照护评估工具的研究进展[J]. 中国康复理论与实践，2019.

25. WHO. 全球前十位死亡原因[EB]. https：//www. who. int/zh/news-room/fact-sheets/detail/the-top-10-causes-of-death，2016.

26. 1990—2017 年中国及其各省的死亡率、发病率和危险因素：2017 年全球疾病负担研究的一个系统分析[DB/OL].

27. 袁蓓蓓. 加强公共卫生服务提供以推进中国全民健康覆盖[J/OL]. 2019.

28. 北京泰康商学院. 个案管理师专业资质培训，2020.

29. 《中华人民共和国基本医疗卫生与健康促进法》.

30. 谢佩伦，陈静敏. 护理人员引领小区老人慢性病照护管理模式——系统性文献回顾探讨[J]. 2016.

31. 李丽传. 应用个案管理提升出院准备服务[J]. 护理杂志，2001.

32. 李孟智，廖妙清. 台湾中期照护的展望[J]. 医学与健康期刊，2012.

33. 方鹏骞. 中国医疗卫生事业发展报告（2014）[M]. 北京：人民出版社，2015.

34. 唐钧. 中国长期照护出路之一：急需检讨的医养结合[J]. 2018.

35. 陈晓梅，韩彤珍，陈静敏. 以系统性文献回顾探讨连续性照护模式对于慢性病患照护之成效[J]. 护理杂志，2014.

36. 国务院关于深化医疗保障制度改革的意见[S]. 2020-2-25.

37. 黄明贤. 临床老年医学[M]. 中国台湾：合记图书出版社，2014.

38. 戴桂英，吴淑琼. 美国老人医疗保险急性后期照护的发展[J]. 卫生杂志，2006.

39. 孟颖颖. 我国"医养结合"养老模式发展的难点及解决策略[J]. 中国养老研究院，2016.

40. 国家卫健委. 《2019 年我国卫生健康事业发展统计公报》.

41. AgeClub. 中高端养老机构客户画像深度洞察研究报（2020）.

42. AgeClub. 500+用户调研：复盘入住过程，五大关键触点决定长者如何选择中高端养老机构，2020.

43. 林慧淳. 人生课题：该不该接父母同住、就近照顾？[J]. 康健杂志，2018.

44. 施巍巍. 国内外老年人长期照护制度研究综述[J]. 哈尔滨工业大学学报(社会科学版)，2009.

45. 裴晓梅，房莉杰. 老年长期照护导论[M]. 北京：社会科学文献出版社，2010.

46. 邱怡玟. 长期照护个案管理[J]. 护理杂志，2007.

47. 苏建宁，江平宇，朱斌，李鹤岐. 感性工学及其在产品设计中的应用研究[J]. 西安交通大学学报，2004.

48. 张家铭，蔡智能. 老年人之周全性评估 Formosan[J]. Med，2003.

49. 王丽娜，姜春燕. 老年综合评估的临床应用进展[J]. 中国全科医学，2018.

50. 冯辉. 国内外养老服务需求评估标准及实践介绍[J]. 中国康复理论与实践，2019.

51. 林怡光、陈佩雯. 小区咨商模式在老人服务上的应用[J]. 辅导季刊，2009.

52. 肖结红. 空巢老人问题探析[J]. 巢湖学院学报，2006.

53. 刘焜辉. 老年期的临床心理讲座(一)[J]. 咨商与辅导，2010.

54. 王硕. 西藏城市老年人社会交往评价及其结构的研究[D]. 北京：中央民族大学，2011.

55. 《广州市老年人照顾需求等级评定指引(试行)》.

56. 庄秀美，黄玟娟，周怡君，林郁舒. 照顾管理团队的多专业整合与专员证照建制的必要性之探讨[Z]. 两岸社会福利论坛，2015.

57. 张淑卿，陈妍杏. 长期照护专业间合作策略——以台湾地区小区照护场域运用为例[J]. 长期照护杂志，2013.

58. 胡月娟，江蕙娟. 长期照护专业间合作策略——以机构照护场域为例[J]. 长期照护杂志，2013.

59. 段伴虬. 北京泰康养老社区个案管理师专业知识培训，2020.

60. 黄玉慈，宋芝涵，梁茜帆. 专业团队间的合作模式及其差异性[EB/OL]. https：//blog. xuite. net/wdt5861/twblog/130104781/track.

61. 黄源协. 从"巧语"到"现实"——伙伴关系与专业团队运作模式之建构，2016.

62. 夏立平，樊帆，卞龙艳，叶文琴. 个案管理师角色功能与角色混淆概述[J]. 中国实用护理杂志，2014.

63. 郭凤霞，徐南丽. 个案管理师的角色与必备能力[J]. 慈济护理杂志，2002.

64. 李丽传. 个案管理师角色与功能[J]. 护理杂志，1999.

65. 甘莉，林侑华，杨蓉. 台湾护理个案管理发展与个案管理师[J]. 护理管理，2015.

66. 张淑卿. 长期照护需求及前景介绍[Z]. 长期照护专业人力共同课程训练营，2011.

67. 邓恩远，卞国风. 社会工作方法与实务[M]. 北京：北京大学出版社，2009.

68. 周丽华. 长期照护资源与运用[Z]. 长期照护专业人力 level 1 课程训练营，2011.

69. 曾丽娟，莫藜藜，顾美俐. 社会工作个案：理论与实务[M]. 台北：五南出版社，2011.

70. 黄源协，陈伶珠，童伊迪. 个案管理与照顾管理[M]. 东京：双叶出版社，2017.

71. 刘玟宜，郑春秋，张弘哲，等. 护理个案管理导论[M]. 台湾：华杏出版社，2017.

72. 许士军. 管理学[M]. 东华书局，1984.

73. 刘长梅. 与听力障碍患者的沟通技巧[N]. 山东大学耳鼻喉眼学报，2005.

74. 刘惠贤，徐亚瑛. 怎么跟老人有效的沟通？[J]. 健康世界，2005.

75. 李宗派. 探讨沟通概念与技巧"如何与老人和失智症患者保持和谐之关系[J]. 台湾老人保健学刊，2009.

76. 李宗派. 沟通技巧：如何与老人施政者保持和谐的关系[J]. 老年人保健学刊，2005.

77. 《中华人民共和国老年人权益保障法》（2018年12月29日第十三届全国人民代表大会常务委员会第七次会议第三次修正）.

78. 潘屹. 长期照护保障体系框架研究：以青岛市长期医疗护理保险为起点[J]. 山东社会科学，2017.

79. 李强，厉昌习，岳书铭. 长期照护保险制度试点方案的比较与思考[J]. 农村观察，2018.

80. 谭睿. 我国长期护理保险制度的实践及思考[J]. 卫生经济研究，2017.

81. 杨文生. 山东省长期护理保险制度试点调查[J]. 保险理论与实践，2017.

82. 邓晶，邓文燕. 长期护理保险第一批试点城市保险筹资方案比较分析[J]. 中国卫生政策研究，2017.

83. 程煜，沈亦骏. 中国试点地区长期护理保险制度的比较与思考——基于五个试点地区的政策文本分析[J]. 公共治理评论，2017.

84. 戴卫东. 积极稳妥推进长期护理保险试点的思考[J]. 中国医疗保险，2017.

85. 钟仁耀. 上海市社会长期护理保险制度的基本特征与改革路径[J]. 上海立信会计金融学院学报，2017.

86. 戴卫东. 中国长期护理保险制度构建研究[M]. 北京：人民出版社，2012.

87. 中国保险行业协会. 中国长期护理调研报告（发布稿）[S]. 2016-12-30.

88. 柯文娟. 长期照护趋势与模式探讨.

89. 刘晓雪，钟仁耀. 长期护理保险的国际比较及对我国的启示[J]. 华东师范大学学报（哲学社会版），2017.